生物反馈技术及应用

胡　斌　王锐当◎编著

TECHNOLOGY AND APPLICATION OF BIOFEEDBACK

北京理工大学出版社
BEIJING INSTITUTE OF TECHNOLOGY PRESS

图书在版编目（CIP）数据

生物反馈技术及应用/胡斌，王锐当编著. —北京：北京理工大学出版社，2020. 7
（2023. 6重印）

ISBN 978 - 7 - 5682 - 8656 - 5

Ⅰ. ①生…　Ⅱ. ①胡…　②王…　Ⅲ. ①行为疗法 - 教材　Ⅳ. ①R749. 055

中国版本图书馆 CIP 数据核字（2020）第 116257 号

出版发行 / 北京理工大学出版社有限责任公司
社　　址 / 北京市海淀区中关村南大街 5 号
邮　　编 / 100081
电　　话 / （010） 68914775（总编室）
　　　　　（010） 82562903（教材售后服务热线）
　　　　　（010） 68944723（其他图书服务热线）
网　　址 / http：//www. bitpress. com. cn
经　　销 / 全国各地新华书店
印　　刷 / 廊坊市印艺阁数字科技有限公司
开　　本 / 787 毫米 × 1092 毫米　1/16
印　　张 / 17. 25
彩　　插 / 4
字　　数 / 384 千字
版　　次 / 2020 年 7 月第 1 版　2023 年 6 月第 2 次印刷
定　　价 / 92. 00 元

责任编辑 / 王佳蕾
文案编辑 / 朱　言
责任校对 / 周瑞红
责任印制 / 李志强

序　言

神经精神疾病已成为威胁人类健康的首要因素，是严重的公共卫生和社会问题。最新全国流行病学调查显示，我国成年人群中精神疾病和物质成瘾的终生患病率约为 16.6%，占中国疾病总负担的第二位。加强脑功能研究，发现神经精神疾病和相关疾病的发病机制及新型诊疗手段是实现国家全民健康这一重大战略需求的重要途径。

近年来，随着脑成像等技术的应用，人们在脑工作机制研究和脑重大疾病防治等方面取得了长足进步。但是，神经精神疾病和相关脑科学研究仍面临严峻的挑战，亟须建立针对脑疾病预测和诊断的精准模型，开发脑科学研究的新工具，研制治疗脑疾病的新药，研发适合国人的生物医疗产品等。加强精神疾病的防治是多方位的，不仅需要关注新药研制，生物反馈治疗、认知行为治疗等被临床证明安全有效的辅助疗法也更加需要重视，建立相应的指南和规范，推动其发展。

生物反馈在一些神经精神疾病的治疗中已经取得了很好的效果，我们需要推动此类生物医疗产品的开发，开展相关临床研究，使其能推广应用，普惠更多民众。关于生物反馈行业的发展，我有如下建议：

- 加快生物反馈从业人员执业标准、培训和认证体系的建立，规范行业发展，保证服务质量。

- 建立中国人的脑电数据库。应在采集规范、数据共享和数据安全等方面统一规划和制定标准，实现多中心协作。数据库将为发现不同疾病的神经标志物和实现神经反馈提供科学依据。

- 用科技手段来改善目前生物反馈的服务模式。利用远程医疗技术，由专业医院和科室提供医疗方案、数据分析和技术培训，在基层医院开展使用和测试，推广生物反馈的应用，让它服务于更多民众。

- 未来要发展可穿戴式、智能化的生物反馈系统，实现远程的、随时随地的训练，降低治疗成本。

2019 年 7 月，中国医学救援协会神经生物反馈治疗与干预分会成立。作为国内第一个专门致力于生物反馈研究和应用的专业组织，希望它在相关人才的培养和认证，生物反馈治疗规范的建立、推广和应用，多学科人员的交流合作等方面发挥重要作用。胡斌教授作为该分会的首任会长，近年来在生物反馈系统的开发等方面进行了开创性的研究，并将心理生理推理应用于心理及精神障碍的诊断，为精神心理疾病的临床诊疗做出了积极贡献。

本书记录了国内外在生物反馈方面的最新进展，除了介绍生物反馈的基本理论，还对各类疾病的训练方案进行了汇总，并用治疗案例进行了详细的说明。这些将帮助医生，尤其是精神科医生、心理咨询师及其他相关人员理解生物反馈，参与到生物反馈治疗的推广实施工作中来。

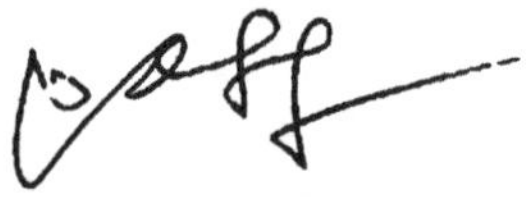

中国科学院院士

北京大学第六医院院长

2019 年 10 月

前　　言

在我们进行抑郁症项目的研究中，切身体会到精神病患者对于新疗法的渴望、医院对生物反馈系统的需要，以及生物反馈专业人员的缺乏。

生物反馈是传感器技术、计算机技术、医学、心理学、精神病学的交叉学科，生物反馈专业人员需要特殊的技能和培养方式。缺乏专业人员已经制约了生物反馈在中国的发展。

生物反馈在欧美已成为医疗体系的一部分，生物反馈治疗师的培训和认证已经正规化。在此背景下，我们发起和成立了中国医学救援协会神经生物反馈治疗与干预分会，此分会将成为培养中国生物反馈治疗师以及相关专业人士交流的平台。我们也需要一本书，将生物反馈的最新研究成果和实践介绍给未来的生物反馈治疗师和训练师们。

本书的目标读者是对生物反馈感兴趣的医生、精神科医生、心理及教育界的人士，以及生物反馈系统的研发人员等。我们的目标是：①让读者对生物反馈有整体了解，包括原理、系统、训练方法、流程等；②让读者具体了解生物反馈如何干预某一种疾病，包括原理、训练方案、效果、案例等。

在本书的编写上，我们遵循了下面的原则。

新：近 20 年来生物反馈在治疗精神疾病方面的发展迅速，包括多动症、抑郁、焦虑障碍、自闭症谱系障碍等。在书中我们介绍了国际和国内的新研究报告及实践。

实用：本书不仅介绍了生物反馈的理论，还介绍了国内外的生物反馈系统。对于生物反馈应用的领域，不仅包括各种疾病，还包括面向健康群体的训练。对于每一应用领域，不仅列出了理论基础、训练方法，还给出了具体的干预案例。

重点突出：本书侧重于生物反馈对情绪障碍方面的干预。在生物反馈方法方面，我们着重于神经反馈（脑电波生物反馈）、HRV 训练和肌电生物反馈，因为这几种反馈信号复杂且应用面广。

本书内容既包括作者近些年关于心理生理计算的研究成果，又融入了生物反馈治疗的实践经验（锐脑中心）。由于我们研究和实践的局限性，并且生物反馈又内容庞杂，发展迅速，错误和不足之处敬请读者批评指正。

在本书的编写过程中，我们团队的研究人员和工作人员在最新研究报告的翻译和整理、插图绘制等方面进行了很多工作，在此表示感谢。北京理工大学出版社的编辑们在本书的排版、校对方面进行了大量工作。我们的研究和治疗工作繁重，本书的编写占用了很多的业余时间，在此感谢家人和朋友们的理解和支持。最后，感谢我国精神健康领域的唯一院士——陆林院士对本书出版的支持，并为本书作序。

编著者

2019 年 10 月

目　录

第 1 章

生物反馈的历史和现状

实践需要理论的指导。第二次世界大战后，数学家诺伯特·维纳（Norbert Wiener）提出了控制论（Cybernetics），即通过反馈来控制一个系统——这个系统可以包括机器和动物。社会行为学家斯金纳（Skinner）提出了操作性条件反射理论，即条件性的正向/负向的反馈会“督促”生物个体产生自发的行为，从而养成新的习惯或习得新的技能，斯金纳箱（一种动物实验仪器）就证实了老鼠可以通过反馈习得新的行为。美国芝加哥大学乔·卡米亚（Joe Kamiya）博士的试验证明人可以觉察、预测以及调整脑电波中的 α 波。美国科学家斯塔门（Stermann）通过实验证实猫可以通过操作条件反射来增强脑电波中的 SMR 波（更强的 SMR 波可以减少癫痫的发作概率）。这些先驱们的试验引导着研究工作者将更多的生物信号纳入生物反馈的研究范围，如肌电信号、皮肤电阻、血氧含量、心率等。通过视觉、听觉的反馈，被试者得以觉察到自己的生理和心理状态，从而能够调整自己的生理指标。脑电波的研究也进一步深入，更广泛的频段、更多的量化参数被引入到反馈系统，生物反馈得以在更多方面如治疗癫痫、多动症（ADHD，注意力缺陷多动障碍）、慢性疼痛等方面发挥作用。

1.1 生物反馈的发展历史

1.1.1 控制理论

第二次世界大战后，数学家诺伯特·维纳编写了《控制论》一书（图 1－1），提出了术语“Cybernetics”，标志着一门新兴边缘学科的诞生和现代反馈概念的提出。

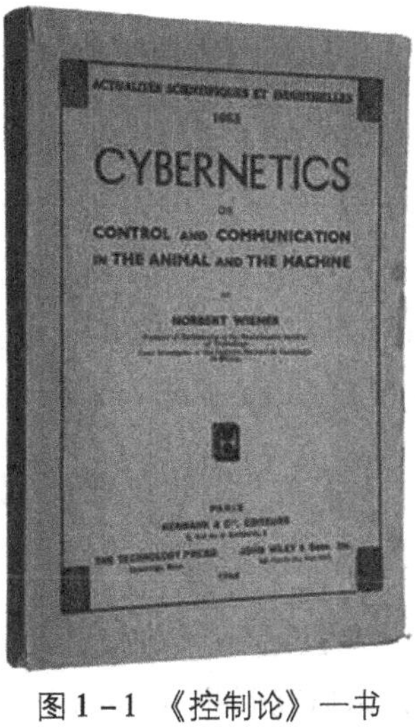

图 1－1 《控制论》一书

1894年11月26日，维纳出生于美国密苏里州哥伦比亚市，1964年3月18日在瑞典斯德哥尔摩市逝世，是一位美国数学家。1948年，麻省理工学院出版社出版了维纳的著作《控制论——关于在动物和机器中控制和通信的科学》。维纳借用了1845年法国物理学家安培创造的词语“Cybernetics”命名他的新学科，即“动物或机器中控制和交流的科学研究”。换句话说，它是关于人类、动物和机器如何相互控制和交流的科学研究。

控制论适用于最初被称为“循环因果关系系统”的“封闭信号循环系统”。也就是说，发生在系统中的行为会导致系统环境产生一些变化，该变化以某种方式反映在系统中（即反馈），从而触发系统的变更。《控制论》的基本目标是理解和定义目标系统的功能和系统参与循环的因果链，它的重点是事物（如数字、机械或生物等）如何处理信息，如何改变自身以更好地处理信息和对信息做出反应。

1.1.2 操作性条件反射和经典条件反射

条件反射区别于非条件反射，是指外界刺激与有机体反应之间建立起来的暂时性的神经联系。条件反射可分为经典条件反射（Classical Conditioning，也称巴甫洛夫条件反射）和操作性条件反射（Operant Conditioning，也称器械性条件反射）。虽然经典条件反射和操作性条件反射都涉及受环境刺激控制的行为，但两者的性质不同。

经典条件反射是基于刺激与生物学重要事件的配对的非自发行为。在经典条件反射中，刺激一般是来自外界的、显而易见的事物。例如，孩子看到甜食会垂涎欲滴，听到父母愤怒的声音会颤抖。事件的后果——流涎和颤抖是不可控的，也不是由他们自愿“选择”的。

在操作性条件反射中，刺激一般是行为主体设想的行为后果，如做完作业后得到的表扬、逃课后受到的批评等。行为面临强化（奖励）或惩罚时，有差别的刺激会强化或弱化这种行为。例如，孩子可以学会打开盒子将糖果放入里面，或学会避免接触热炉，在操作时，盒子和炉子是“有差别的刺激”。操作性条件反射的选择是自发的，即面对同一件事情，不同选择会导致不同后果，行为主体会从中抉择。

1.1.3 Biofeedback一词的提出——生物信号的自主控制

1969年，在美国加利福尼亚州圣塔莫尼卡市举行了一场具有里程碑意义的会议，会议的参与者在术语“反馈”（Feedback）的基础上创造了一个新术语：生物反馈（Biofeedback），即生物个体或生物信号的反馈。会议促成了生物反馈研究学会（Biofeedback Research Society）的成立，该学会后来更名为应用心理生理和生物反馈协会（The Association for Applied Psychophysiology and Biofeedback，AAPB）。

1.1.4 生物反馈研究的初尝试

1. 斯金纳箱

20世纪60年代，社会行为学家斯金纳带领研究人员将操作性条件反射应用到生物反馈中，以研究哪些生物指标可以被自我控制、自我调整。其中，斯金纳箱（Skinner Box）就是斯金纳发明的一个著名心理学实验装置。

斯金纳箱用于斯金纳的操作性条件反射实验。该实验的目标是让老鼠学会按下杠杆。为了让老鼠学会这一动作，斯金纳给它们安排了两种形式的反馈——正反馈和负反馈。在该实验中，正反馈是“如果老鼠按下了杠杆，它将会获得食物作为奖赏”，负反馈是“如果老鼠没有按下杠杆，它会受到电击”。结果显示，两种实验条件下的老鼠都学会了按压杠杆，且正反馈组中的老鼠学习速度更快。但在撤除正反馈（奖励）或者负反馈（惩罚）后，老鼠就会渐渐不再按压杠杆，且负反馈组的按压杠杆行为消失得更快。斯金纳的这一系列实验证实，动物可以通过反馈习得新行为，且正反馈带来的学习效果优于负反馈。

2. 针对人的生物信号反馈研究

1958 年，乔治·曼德勒（George Mandler）的研究小组探索了人类如何感知自主神经系统活动。通过心率、血糖、呼吸、面部温度和血容量等指标的测量，再结合实验者的自我认知问卷结果，研究者们发现生理信号和自我认知呈正相关。

1965 年，玛雅·莉西娜（Maia Lisina）将经典条件反射和操作性条件反射相结合，训练被试者改变血管直径，引发和显示反射性血流变化，从而使被试者自主控制皮肤温度。

1974 年，基梅尔（Kimmel）使用皮肤电反馈训练使被试者自主控制出汗。

此外，还有更多的研究者将更多的生物信号纳入了反馈实验，研究了被试者对生理信号的觉察、控制及其改变，并试图发现生理信号与被试者的生理状态和心理状态的关联。

1.1.5 脑电生物反馈

1924 年，德国工程师汉斯伯格（Hans Berger）发表了第一份人类脑电数据，提出了脑电图生物反馈（EEG Biofeedback）并确定了 α 节律、β 节律和睡眠轴。汉斯伯格认为脑电图（Electroencephalogram，EEG）类似于心电图，在衡量临床干预的效果方面具有诊断和治疗前景，并引入了术语 Elektren - kephalogramme（电极电位图，德语）。实验证明，意识的改变与 EEG 的变化有关，并与 β 节律的警觉性有关。在这份数据中，他记录了他的儿子克劳斯头皮的电位和一位癫痫病人病情发作时的脑电图。在以后几十年实践中，EEG 一直是诊断癫痫的重要工具。汉斯伯格也尝试进行了第一次量化脑电波（quantitative electroencephalogram，qEEG），即测量 EEG 频率的信号强度。

1. 感知 α 波

乔·卡米亚在 1968 年证明：人类脑电波的 α 节律在一定程度上可以被控制。他发明了一个测量被试者脑电波的研究装置，当被试者脑中的 α 节律出现时，装置上的灯就会发光。在装置的辅助下，大多数被试者可以预测到 α 节律的出现；经过学习后，有的被试者可以把自己的脑电波调整到 α 节律。该研究表明，被试者能学会区分 α 节律的存在与否，并且可以通过反馈练习将主要的 α 频率偏移 1 Hz。有将近 1/2 的被试者报告说他们经历了一种令人愉快的“α 状态”，其特征是“警觉状态下的平静”。这些例子可能有助于将 α 波生物反馈视为通向冥想状态的捷径。乔·卡米亚还研究了冥想状态下的脑电图。

1970 年，Brown 证明了 α - θ 生物反馈的临床应用，旨在研究 EEG 节律与主观状态的相关性。她使用视觉反馈训练使被试者的 α 波、β 波和 θ 波的活动幅度增大，并在这些频率的幅度增加时记录被试者的主观状态。针对这些研究，她还编写了一系列书籍，如“*New Mind, New body*”（1974）和“*Stress and the Art of Biofeedback*”（1977），对生物反馈的推广起到了很大作用。

2. NASA 和 Stermann 的猫

20 世纪 70 年代，美国科学家斯塔门（Stermann）进行了类似的实验，旨在探索猫是否可以增加它们的感觉运动节律（Sensori Motor Rhythm，SMR）。他将猫置于一个盒子之中并随时监测其脑电波，只有当猫的感觉运动节律增加时，它才会获得食物，如图 1－2 所示。结果，猫咪们很快就学会了如何控制脑电波来获得食物。

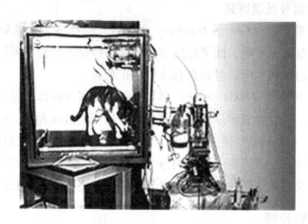

图 1－2　Stermann 的猫

几年后，Stermann 再次用实验室里的猫为美国国家航空航天局（National Aeronautics and Space Administration，NASA）做了一个试验。这一次，他测试的是暴露于月球着陆器表面的燃料对动物的影响。对于大多数猫，随着着陆器表面燃料（有毒烟雾水平）的增加，其大脑不稳定性呈线性发展：猫会开始嗜睡、头痛，接着出现幻觉、癫痫发作，最后死亡。然而，有些猫似乎拥有了一定的免疫力。Stermann 注意到，生命力更强的猫是几年前他在 SMR 大脑训练实验中使用过的猫。SMR 训练给了那些猫更稳定的大脑。这次偶然的发现促使 Stermann 产生了新的想法：训练人类的 SMR 波以控制他们的癫痫病。

3. SMR 和癫痫

SMR 训练在猫身上的成功，让 Stermann 开始尝试通过 SMR 训练减少癫痫发作。一位女性癫痫患者自愿参加了实验。该女性有 7 年不明原因的医学难治性癫痫发作史。临床脑电图显示，她的左脑感觉运动皮质尖峰和 5～7 Hz 慢波活动异常。尽管她之前已经在几家著名的医疗机构进行过治疗并且使用抗惊厥药物，但夜间全身性强直—阵挛性癫痫发作依然存在。

针对该患者，Stermann 运用视觉和听觉反馈来增加左脑感觉运动皮层 12～15Hz 的 EEG 的幅度，同时抑制该部位的较慢脑电波的活动，每周训练两次。经过长时间的不懈努力，在训练结束后该病患基本上再也没有过癫痫发作，还获得了加州驾驶执照。

Stermann 的成功，使研究者把目光投向了 α 波和 θ 波之外的波段，如 SMR 波和 β 波。更多的关于 qEEG 的研究也逐步展开。

4. 神经反馈在 ADHD 中的广泛使用

随着对 EEG 和生物反馈研究的逐步深入，基于 EEG 的生物反馈渐渐独立出来并获得了新的名字：神经反馈（Neurofeedback）。

在大多数研究者将目光放在快 β 节律上时，德国图宾根大学的心理学教授 Birbaumer 及其同事将重点放在了缓慢的皮层电位（Slow Cortical Potentials，SCP）。他们证明被试者可以学会控制这些电位，并且研究了慢皮质潜能在生物反馈治疗注意力缺陷多动障碍（Attention Deficit Hyperactivity Disorder，ADHD）、癫痫、偏头痛和精神分裂症方面的疗效。

1989 年，Lubar 与 Stermann 合作研究了 SMR 生物反馈治疗注意力障碍和癫痫。他们证明，SMR 训练可以提高患有 ADHD 的儿童的注意力和学习成绩。他们阐述了 ADHD 患者脑中 θ 波与 β 波比值的重要性，并制定了“θ 抑制 - β 增强”方案，有效地降低了这些脑电波比率，患儿的注意力和学习能力得到明显改善。

2013 年 7 月，美国食品药品监督管理局（Food and Drug Administration，FDA）批准用于测量 θ - β 比率的 EEG 评估辅助系统作为帮助诊断 ADHD 的工具。

1.1.6　生物反馈的应用

随着生物反馈在治疗 ADHD 方面的进展，20 世纪 90 年代开始，生物反馈逐步在美国、欧洲及全世界推广开来，生物反馈在一些疾病治疗方面的有效性开始得到认证，一些国家的医疗体系将其纳入疗法，并制定了相应的标准来规范其发展。

医疗体系的认可和相关人才的培养加速了生物反馈的推广。在此基础上，一些生物反馈的学术组织逐步建立起来，如美国的应用心理生理和生物反馈协会（AAPB）、生物反馈认证国际联盟（Biofeedback Certification Institute of America，BCIA）、国际神经反馈研究学会（International Society for Neurofeedback，ISNR）、欧洲生物反馈协会（Biofeedback Foundation of Europe，BFE）和瑞士的神经反馈组织（Neurofeedback Organization Schweiz，NOS）等。这些机构的工作内容包括但不限于指导生物反馈的应用、制定生物反馈人才培养的标准、培养生物反馈的从业人员和整合生物反馈设备厂商资源等，它们在推广生物反馈方面发挥起越来越重要的作用。

1.2　什么是生物反馈

2008 年 5 月 18 日，AAPB、BCIA 和 ISNR 一致同意通过如下关于生物反馈的定义：生物反馈是一个过程，使个人能够学习如何改变生理活动，以改善自身健康和机体功能。它用现代传感技术精确地测量人体生理信号（如肌肉电信号、脑电波、心率、呼吸等），利用计算机技术将生物信号放大处理并转换成人类可以直接觉察的图像、声音、触觉等信号，从而快速地反馈给受训者。受训者通过主观感受并自觉改变自身的生理信号，从而逐步改善身体和大脑的状态和功能，以达到改善状态、提高机能的目标。用脑电波作为反馈信号的生物反馈称为脑电波生物反馈或神经反馈。图 1 - 3 为脑电波生物反馈（神经反馈）的示意图。

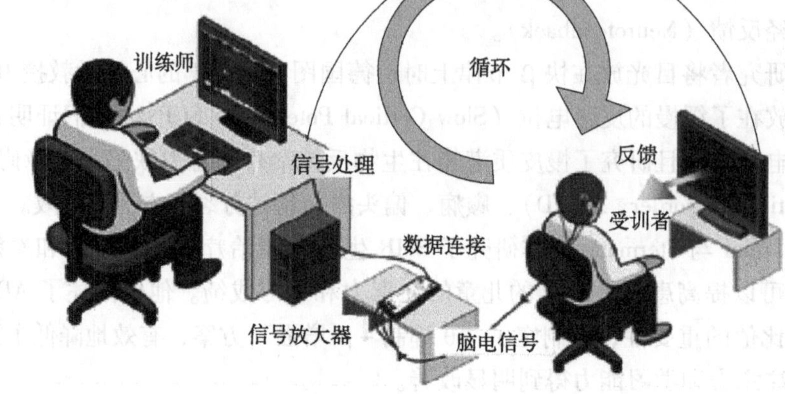

图 1－3　脑电波生物反馈的原理示意图

1.3　生物反馈的应用发展

1.3.1　生物反馈发展的技术因素

20 世纪 80 年代以来，个人计算机（Personal Computer，PC）越来越普及，为生物反馈的发展提供了基础。另外，随着电子技术的发展，各类传感器愈发小型轻便，且其精度越来越高，也使基于 PC 的生物反馈系统越来越普及。

1.3.2　生物反馈发展的文化因素

促进生物反馈发展的不仅仅是技术，文化因素也起到了作用。

静坐、冥想、禅修、正念在西方越来越受到重视，这为生物反馈的应用提供了环境。瑜伽和禅修实践者报告说，他们通过冥想练习改变的生理状态，用生物反馈训练能达到更佳的效果。所以，有些人称生物反馈为“西方的瑜伽”或者“电子化的禅修”。

另外，医疗方面的高支出促使人们寻找更有效、更经济的治疗手段。药物在一些疾病上作用有限甚至并不起作用，而且一些患者不能承受药物的副作用，他们开始不愿意服药，一些医生也不再把药物当作首选。

同时，公共卫生方面发生了一个重要的观念转变：预防大于治疗。20 世纪 60 年代至今，预防在人们心中的地位变得越来越重要。一些强调整体治疗的医生们也开始强调自我调整、自我控制的重要性。这些改变让人们开始通过追求更加健康的生活方式来调整自己的健康状态，比如健身、停止吸烟、控制体重、减少酒精和咖啡因的摄入等。越来越多的人开始加强对自身健康的关注——不仅是生理健康，也涵盖了心理与精神健康。人们开始明白：从疾病中恢复需要个体更主动的参与，“我的健康我做主”的理念深入人心。生物反馈中蕴含的“自我调整，自我控制”的原理正好与这一理念不谋而合，这也使生物反馈被越来越多的人接受。

生物反馈的逐步流行和被接受，让生物反馈治疗作为一个专业方向得到强化。越来越多专业且严谨的、针对不同疾病的研究的开展，建构了生物反馈作为循证医学的基础。

1.3.3　生物反馈的广泛应用

文献的发表数量反映了一个领域的历史状况、当下增长及未来的可能性。如图 1－4 所示，截至 2017 年 12 月，在 PubMed 上搜索关键词“生物反馈”，可见文献共 12 146 篇。从 20 世纪 80 年代开始，有关生物反馈的文献量开始快速增长。2011—2017 年，共新增相关文献 4 437 篇。

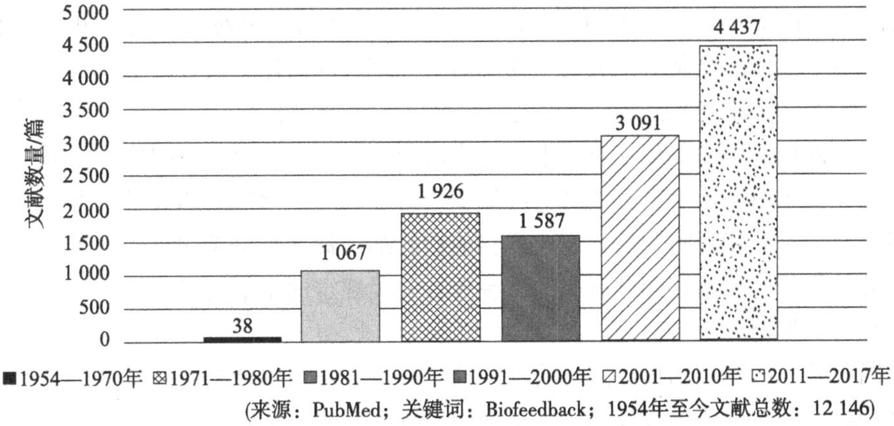

图 1－4　有关生物反馈的文献总数

1. 生物反馈治疗师及专业协会的诞生

生物反馈研究的逐步开展和在医疗、康复等方面的逐步应用，促进了研究人员、临床治疗师及康复需求人员的交流。1969 年，生物反馈研究学会（Biofeedback Research Society）在美国成立，这一学会即是美国应用心理生理和生物反馈协会（AAPB）的前身。它是一个非营利组织，旨在促进生物反馈的科学研究，推广先进的生物反馈的方法和实践。

1995 年，一个专注于神经反馈的国际组织——国际神经反馈研究学会（ISNR）成立了。它是神经反馈治疗师、培训师及相关的研究人员组成的专业组织，旨在“促进神经科学应用在临床实践、教育应用和科学研究中的卓越发展，让人类更好地理解和改善大脑功能”。

随着越来越多的人从事生物反馈治疗，生物反馈师的培训、实习、资格认证等越来越重要。因此，生物反馈认证国际联盟（BCIA）出现了。BCIA 是对生物反馈的从业人员进行专门培训和认证的机构。

2. 生物反馈在临床上的应用

随着生物反馈的科学研究和临床应用的进一步发展，生物反馈干预疾病的种类越来越多。生物反馈到底对哪些问题有效，有效性如何？医生、病人及生物反馈的从业者都想知道权威的答案。

1）有效性的定义

2008 年，AAPB 和 ISNR 成立联合工作组，研究统计已经发表的文献，对生物反馈的有效性进行了评定。

联合工作组建议将有效级别分为 5 级，这些级别的定义经过 AAPB 和 ISNR 的理事会认证。1 级到 5 级代表有效性从最弱到最强。

1 级：没有经验支持。即有一些未实证的研究案例发表，或发表的研究案例未经过同行评议来支持生物反馈对此疾病的治疗有效。

2 级：可能有效。至少有一项研究，其具有明确的测量结果并具有统计意义，但缺乏随机分配的对照组来支持生物反馈对此疾病的治疗有效。

3 级：大概有效。有多项观察性研究、临床研究、等待名单对照研究、单个对象的复制研究，或者多个个体的复制研究表明生物反馈对此疾病的治疗有效。

4 级：有效。该级别要求研究必须同时满足以下 6 个标准：

①与采用随机分配的非治疗对照组、替代治疗组或安慰剂对照组相比，显示出此治疗在统计学上明显优于对照治疗组，或者与已经证明有效的对照治疗组的效果相当。

②研究对象是有特定问题的特定人群，他们的纳入标准是可靠的、可操作的。

③研究使用了与所治疗问题有关的、有效且明确规定的结果指标。

④研究对数据的分析是适当的。

⑤诊断与治疗的变量和程序定义清晰，独立研究人员可以复制此研究。

⑥此治疗的优越性或等效性得到了至少两个独立的研究证实。

简单地讲，此级别要求研究具有随机对照组、研究结果可重复、需要有多个中心的研究来支持其有效性。这也是药物有效性实验要求达到的级别。

5 级：有效且具有特异性。在至少两个独立的研究中，证明此治疗方法在统计学上优于安慰剂治疗、药物治疗或其他的替代疗法，即有效且优于其他疗法。

2）生物反馈的有效性

2008 年，联合工作组在分析大量文献后，给出了一份生物反馈对治疗某种疾病有效性的名单（来源：AAPB 网站）。

1 级：没有经验支持（少量案例支持）。

- 自闭症
- 饮食失调
- 多发性硬化症
- 脊髓损伤

2 级：可能有效。

- 哮喘
- 脑瘫
- 慢性阻塞性肺病
- 抑郁症
- 糖尿病

- 纤维肌痛
- 足部溃疡
- 手肌张力障碍
- 肠易激综合征
- 某些运动疾病
- 心肌梗死
- 创伤后应激障碍
- 雷诺氏病
- 重复性劳损中风
- 耳鸣
- 小儿尿失禁

3 级：大概有效。

- 酒精中毒和药物滥用
- 关节炎
- 慢性疼痛
- 癫痫
- 排便障碍
- 头痛 - 小儿偏头痛
- 失眠
- 创伤性脑损伤

4 级：有效。

- 焦虑
- ADHD
- 头痛（成人）
- 高血压
- 颞下颌关节功能障碍
- 男性尿失禁

5 级：有效且有特异性。

- 尿失禁（女性）

说明：以上名录收录于 2008 年，尚未包括近 10 年的研究进展。本书的第 10 章至第 17 章将对一些主要疾病的应用进展做出说明。

3. 生物反馈在面向健康群体的训练（Peak Performance）方面的应用

生物反馈除了在临床和研究领域作为一种非药物的、经济的干预方法之外，也应用在面向健康群体的训练方面，特别是针对体育、音乐、舞蹈领域从业者及高层管理等人群。

用生物反馈来提高运动成绩，提高运动员的临场发挥水平已经是很多运动队的做法。运动心理咨询师已经将生物反馈结合到对运动员的指导当中，他们通过肌肉电信号生物反馈帮助运动员来精确控制动作，如高尔夫球、网球等运动的操作。通过神经反馈训练来帮助运动员克服赛前焦虑，稳定临场发挥；帮助运动员从受伤等应激事件中尽快恢复，消除恐惧，重回赛场；改善运动员的专注力、身体平衡能力、注意力的合理分配等。下面介绍一些典型的研究案例。

1）用生物反馈提高篮球运动员的响应时间和注意力

将18～28岁（男性和女性）不同水平（大学级、州级和国家级）的篮球运动员（$N=30$）随机分为3组：实验组、安慰剂组和对照组。实验组接受连续10天的心率变异性生物反馈训练，每次20min，包括通过起搏刺激个体的共振频率呼吸；安慰剂组连续10天显示激励视频片段10min，而对照组未给予任何干预。在第1次，第10次和第1个月的随访时，评估心率变异性、呼吸率、反应时间（反应和运动时间）、专注力和投篮的性能水平。

研究结果表明，生物反馈训练可以帮助训练有压力的运动员获得对其心理生理过程的控制，从而帮助运动员最大限度的发挥作用。

【引自：Role of Biofeedback in Optimizing Psychomotor Performance in Sports. Maman Paul, MSPT, Kanupriya Garg, MSPT, Jaspal Singh Sandhu, PhD】

2）用生物反馈改善中学生的注意力

这项研究的对象是50名年龄为16～18岁的高中学生。得到的结果表明，EEG－PAT可以用于提高专注力和注意力，并延长短时记忆广度。

【引自：Pop－Jordanova N, Cakalaroska I. Comparison of Biofeedback Modalities for Better Achievement in High School Students, Maced J Med Sci, 2008; 1 (2): 25－31.】

3）用神经反馈和肌肉电信号生物反馈提高音乐专业人士的表现水平

本研究的目的是确定α神经反馈和EMG生物反馈方案对提高小提琴家音乐表现的影响。样本为来自马其顿斯科普里音乐学院的12名学生。结果表明，α－EEG/EMG生物反馈能够增进自我调节并且改善音乐表现的质量。

【引自：Markovska－Simoska S, Pop－Jordanova N, Georgiev D. Simultaneous EEG and EMG biofeedback for peak performance in musicians. Prilozi, 2008; 29 (1): 239－52. PMID: 18709013. Egner T, Gruzelier J H. Ecological validity of neurofeedback: modulation of slow wave EEG enhances musical performance. Neuroreport, 2003; 14 (9): 1221－1224. doi: 10.1097/00001756－200307010－00006 PMID: 12824763.】

本研究表明，神经反馈α－θ训练可以改善音乐学院学生在压力条件下的音乐表现。

4）用生物反馈提高舞者的水平

α－θ神经反馈已被证明可以为音乐学生带来显著的专业性能提升。本研究旨在将这项工作扩展到不同的表演艺术之中，并比较α－θ神经反馈与另一种形式的生物反馈——心率变异性（Heart Rate Viability, HRV）生物反馈。24名拉丁舞演员被随机分配到3组，第一组接受α－θ神经反馈训练，第二组接受HRV生物反馈训练，第三组不接受干预。在训练前、后评估舞蹈水平。在生物反馈组中发现了性能改善，但是在对照组中未发现。研究结果表明，神经反馈和HRV生物反馈均以不同方式有益于表现。

【引自：Raymond J, Sajid I, Parkinson LA, et al. Biofeedback and dance performance: a preliminary investigation. Apply Psycho physiologic Biofeedback, 2005; 30 (1): 64－73. doi:

10.1007/s10484-005-2175-x PMID：15889586.】

5）用生物反馈提高高管的工作性能

一家公司的 23 名高管进行了 20 次生物反馈训练之后，他们参加重要会议时与员工进行关键性能评估讨论的水平以及演讲能力显著提高。

【引自：Cowan J D，Csoka L. Peak Achievement Training of the top executives of a Fortune 1000 Company：Improvements in an EEG measure concentration. NeuroTek，2004.】

本章小结

生物反馈从最初的控制论和操作性条件反射理论出发，受益于计算机、数据存储、传感器技术的快速发展，得以很快地应用到医疗行业。20 世纪 70 年代以来，生物反馈一直在临床应用，以帮助人类实现生理功能的自我控制。

生物反馈仪器的发展也走过了漫长的道路，近 40 年来，生物反馈指标侧重于脑电波、温度、肌电、睡眠和心血管系统，生物反馈、自我觉察、自我控制和自我改善的理念被越来越多的人接受。人们愿意在自己健康的保持及恢复方面发挥更多的主动性。反馈和强化学习是生物反馈的精髓。生物反馈已广泛地应用于疾病治疗、康复训练、压力管理，以及健康人群的身体机能提高等方面。

参考文献

[1] Kropfreiter Dieter. Biofeedback und Neurofeedback in Therapie und Training - Ein Grundlagenwerk für Anwender und Forscher，1 Auflage [M]. Hallein，2018.

[2] US. Association for Applied Psychophysiology and Biofeedback [J]. Biofeedback and Self-Regulation，1996，21 (1)：91.

[3] Thomas F Collura. Technical Foundations of Neurofeedback [M]. London：Routledge，2014.

[4] U. S. FDA permits marketing of first brain wave test to help assess children and teens for ADHD [R]. Rockwell：Food and Drug Administration，2013.

[5] Haus K M，Held C，Kowalski A，et al. Praxisbuch Biofeedback und Neurofeedback [M]. Berlin：Springer Medizin，2013.

[6] Ute Strehl. Neurofeedback：Theoretische Grundlagen - Praktische Vorgehen - Wissenschaftliche Evidenz [M]. Stuttgart：Kohlhammer，2013.

[7] Robert Coben，James R Evans. Neurofeedback and Neuromodulation Techniques [M]. Pittsburgh：Academic Press，2011.

[8] Jim Robbins. A Symphony in the Brain [M]. New York：Grove Press，2000.

[9] John N Demos. Getting Started with Neurofeedback [M]. New York：W. W. Norton & Company，2005.

[10] Anna Wise. The High-Performance Mind [M]. New York：The Putnam Publishing Group，

1995.
[11] 王庭槐．生物反馈及其机理进展［J］．医学信息，2002（10）：39 -43.
[12] 张苏范，毕希名，周燮生．生物反馈［M］．北京：北京科学技术出版社，1987.
[13] Kleinman，Kenneth，M. Stress and the art of Biofeedback. Barbara B. Brown［J］. The Quarterly Rereiw of Biology，1978.
[14] Mulholland T，Peper E. Occipital alpha and accommodative vergence，pursuit tracking，and fast eye movements［J］. Psychophysiology，1975，8（5）：556 -575.

第2章 生物反馈系统

生物反馈是一个过程，使用户能够学习如何改变生理活动，以改善身体健康和机能。用精确的仪器测量生理活动，如脑电波、心脏功能、呼吸、肌肉活动和皮肤温度，这些仪器可以快速准确地将信息“反馈”给用户。这些信息的呈现通常与思维、情绪和行为的变化相结合用以支持所需的生理变化。随着时间的推移，这些变化可以在不使用仪器的情况下持续下去。

生物反馈系统（包括测量肌肉压力或张力、呼吸或脑电波等的装置）实际上是高度复杂的生理记录设备以及音频和视觉教学显示系统的组合。生物反馈的治疗和训练过程就是生物反馈治疗师运用生物反馈系统指导用户完成训练的过程。通过生物反馈师的指导以及生物反馈系统的及时反馈，用户学会对自我生理状态的觉察和调整，从而达到重建身体良好状态、消除疾病、提高生活质量的目的。在生物反馈治疗过程中，受训者和生物反馈系统组成一个封闭系统，不断地接收生物反馈系统发出的正向或负向的反馈信息（视觉、听觉、触觉等）。生物反馈系统是整个生物反馈治疗和训练中不可或缺的部分。本章讲述生物反馈系统的整体结构、各个模块及模块间的相互通信。

2.1 概述

如图 2 -1 所示，生物反馈系统包括下面几个逻辑模块：

（1）生物信号采集。通过传感器来实现。很多系统支持多种传感器，反馈治疗师可以根据用户的情况选择一种或多种传感器。有的系统只支持一种传感器，如一些系统只做神经反馈训练，只支持脑电传感器。

（2）生物信号处理。将各种生物信号进行处理、综合，定义出何种生物信号的组合及相关的范围是训练期望的最佳生理状态。例如，我们定义期望心率为 70 ~75 次/min，呼吸

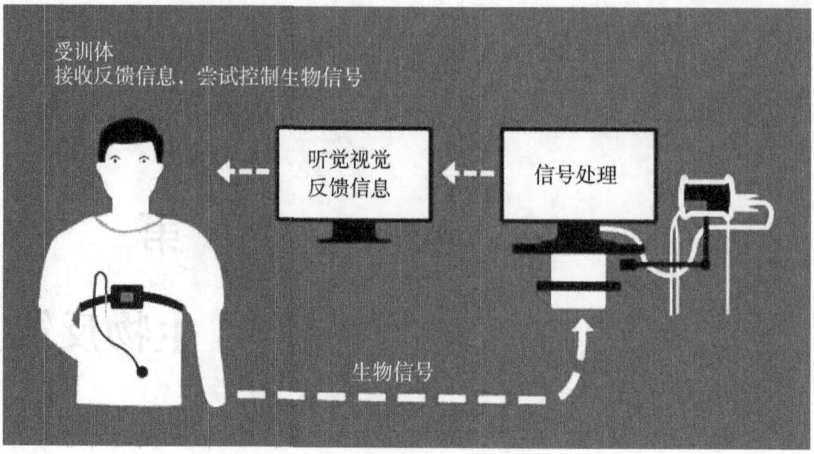

图 2－1　生物反馈系统示意图

为 13～15 次/min。目前，大多数生物反馈系统都支持治疗师为每个用户定义其个体化的生理训练指标。系统根据实时测量的生物信号值及训练期望的生物信号值，实时计算当前的反馈控制参数。

（3）对用户的反馈。计算出的反馈控制参数以各种形式向用户展现，让用户实时了解自己的状态及调整方向。目前，大多数系统支持视觉反馈，即通过图像的形式让用户了解自己的状态，如用笑脸表示好的状态，用哭脸表示不好的状态。有的系统支持听觉反馈，如好的状态会激活某种音乐等。目前，大多数生物反馈系统支持治疗师选择不同的反馈形式。

基于此逻辑模块，一般的生物反馈系统会包括下面的物理部件：

（1）传感器：有接触式和非接触式，以某种方式附着在人体某些特定部位。

（2）信号放大器：和传感器相连，将采集到的微弱信号进行放大，消除噪声，转化成数字信号。信号放大器一般通过 USB 接口或蓝牙与计算机相连。

（3）计算机及相关软件：进行生物信号的处理，按照生物信号和训练的目标，产生反馈控制参数。

（4）反馈设备：可以是显示器，也可以是其他的实体，如灯、按摩设备等。将反馈参数以某种形式向人的感觉器官展示，感觉器官包括眼、耳、鼻、舌、身等。

2.2　人体生物信号的采集

将人体的生物信号精确且连续地采集是生物反馈的第一步，也是保证训练效果的基础。信号采集装置包括传感器和信号采集器（也称放大器，主要用于对微弱信号进行放大）。传感器包括各类的电极，如脑电电极、心电电极、红外温度电极等，它们直接接触或非接触地固定于身体某个部位。

信号采集的质量取决于传感器的质量和信号采集器的质量。以下是反映信号采集设备质量的主要指标：

（1）信号的采样率；

（2）信号的精度（分辨率、位数）；

（3）信号的信噪比（dB）。

在采购生物反馈系统时要检查信号采集器的这些技术指标，判断设备是否满足质量需求。

下面列出了常用于生物反馈的人体生物信号，每种信号的详细采集方法以及生理心理状态的关系会在第 3 章详细描述。

1. 肌电图

肌电图（Electromyogram，EMG）是指用肌电仪记录下来的肌肉生物电图形。使用表面电极来检测来自骨骼肌的肌肉动作电位，这些电位会引发肌肉收缩。所以用肌电图可以监测某一肌肉的收缩或放松状态。图 2－2 为表面肌电信号采集的示意图。

2. 温度

可用热敏电阻检测不同部位的温度，如额头、手指或脚趾的温度（图 2－3）。手指温度的上升通常是小动脉血管舒张的结果，反映人体进入放松状态。

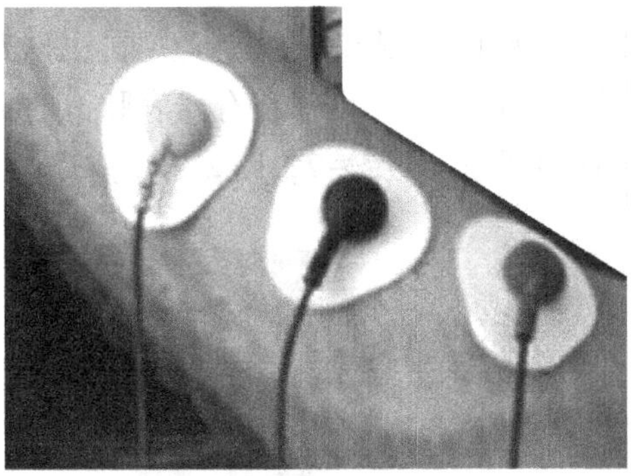

图 2－2　表面肌电信号采集

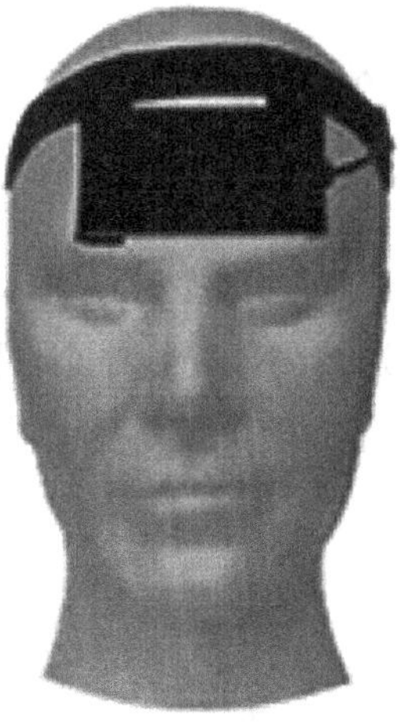

图 2－3　头部温度采集

3. 皮肤电阻

皮肤电阻（Electrodermography，EDG）反映人体的导电性，一般由放置在手腕或手指上的电极测量（图 2－4）。皮肤电阻反映外分泌汗腺活动，体现个体对意外刺激、唤醒和担忧以及认知活动的反应。

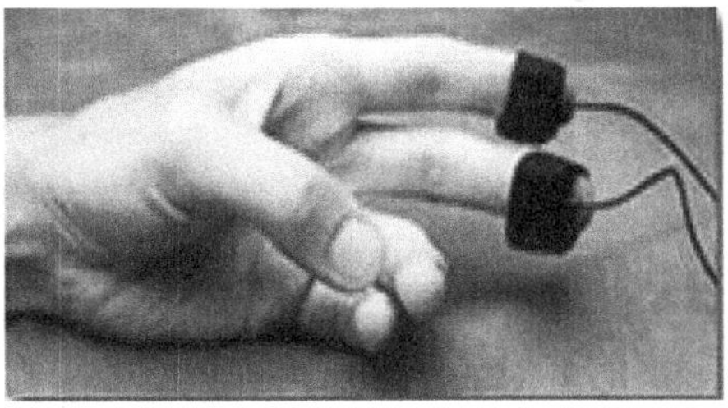

图 2－4　皮肤电阻采集

4. 脑电波

脑电图仪测量人体头皮部位的大脑电活动。脑电波是复杂的生物信号，将在后面的章节详细介绍。神经反馈治疗师利用脑电波作为输入信号，在治疗成瘾、ADHD、学习障碍、焦虑症（包括忧虑、强迫症和创伤后应激障碍）、抑郁症、偏头痛和全身性癫痫发作等方面发挥重要作用。图 2－5，图 2－6 所示为脑电波的两种采集方式。

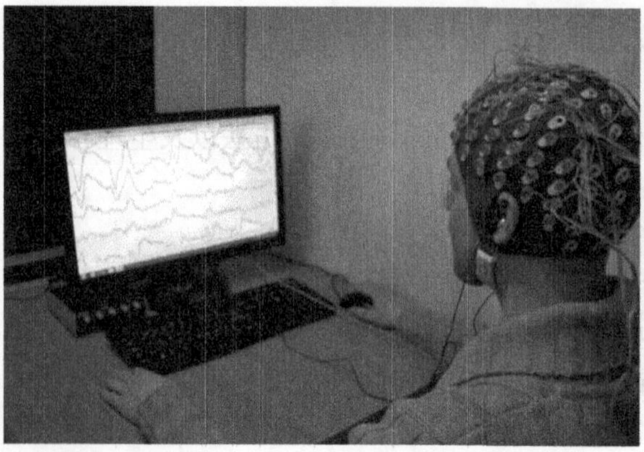

图 2-5 多通道脑电波采集

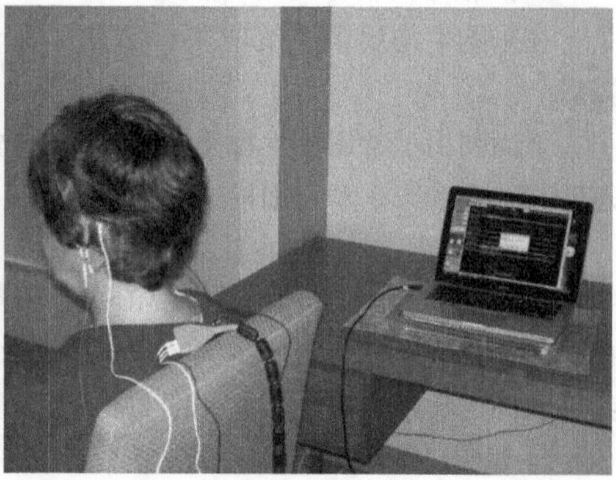

图 2-6 脑电波采集-无帽子系统

5. 血容量脉搏

光电容积描记术（Photo Plethysmo Graphy，PPG）是使红外光穿过组织，并测量流经血管的血液对这种光的吸收程度的操作过程。它可用于检测由心跳控制的血流速率，也称为血容量脉搏（Blood Volume Pulse，BVP），这是一种非侵入性方法，可以在有浅表脉搏的身体任何位置进行测量。最常见的测量脉搏的位置是手指和耳垂（图 2-7，图 2-8）。

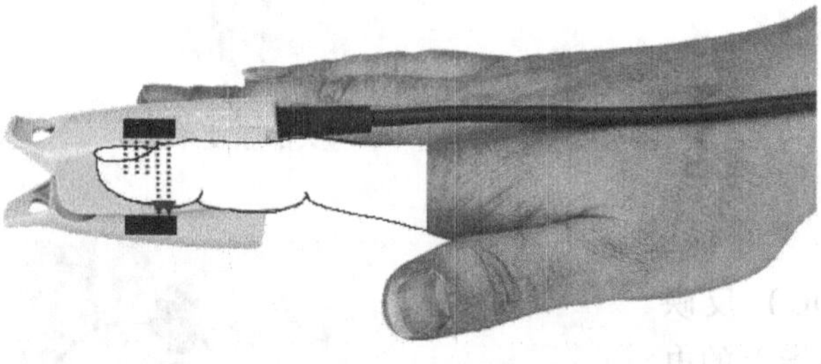

图 2-7 使用 PPG 技术测量心率的设备

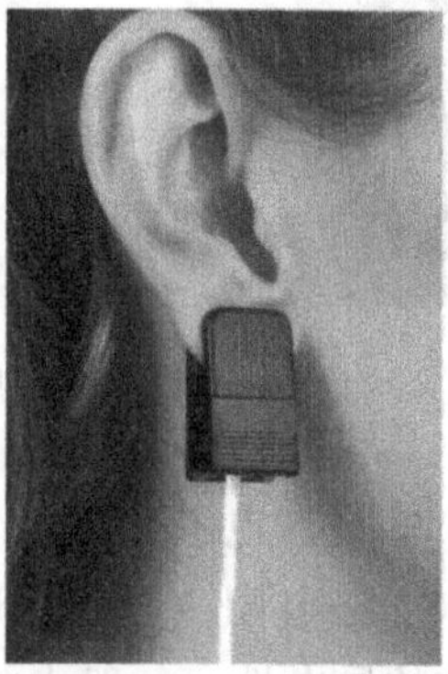

图 2-8 在耳垂测量 BVP

6. 心电图

使用放置在躯干、手腕或腿上的电极测量心脏的电活动，将测得的信号以图形的方式呈现，即心电图（Electrocardiogram，ECG）（图 2-9）。从 ECG 可以获得精确的心率及心率变异性。

7. 呼吸记录仪

呼吸记录仪使用柔性呼吸带放置在胸部、腹部或两者周围，通过传感器记录有关胸部和腹部相对膨胀/收缩，来测量呼吸率等呼吸参数（图 2-10）。

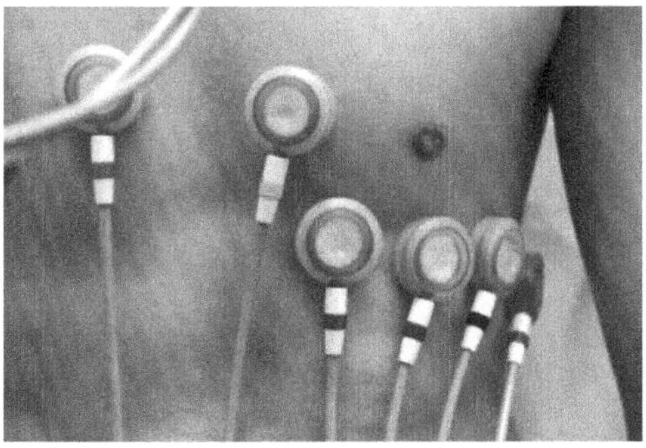

图 2 -9 ECG 采集 - 胸部

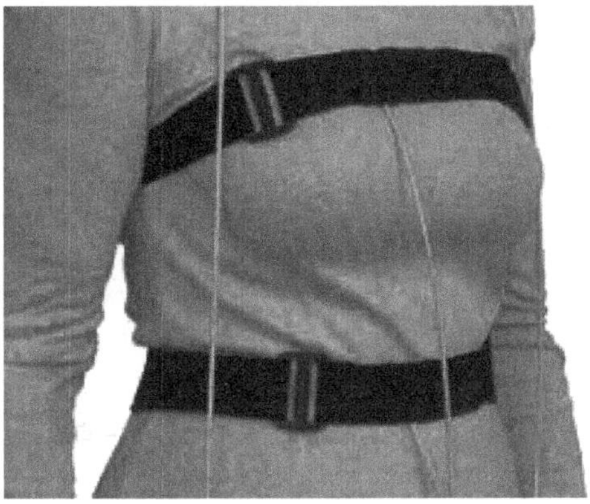

图 2 -10 呼吸带采集呼吸参数

8. 二氧化碳检测仪

通过红外探测器测量个体呼出气体中的二氧化碳（CO_2）的含量。呼出气体中 CO_2 的含量反映了呼吸的质量（图 2 -11）。

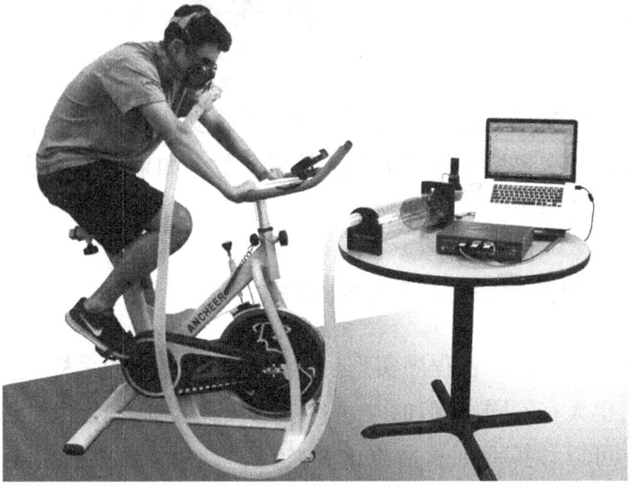

图 2 -11 呼出气体中 CO_2 监测分析系统

9. 脑血管造影

脑血管造影（Hemoencephalography，HEG）是一种近红外成像（Near Infrared）技术。正如其名称所描述的，它通过测量头皮反射回来的光的颜色差异，推测大脑中含氧（O_2）和未含氧血液的相对含量。HEG 用于治疗和研究 ADHD 和偏头痛（图 2 -12，图 2 -13）。

10. 脑血流量

通过附着在头部某些点处的电极，连续测量位于电极之间的结构组织的电导率，从而推算出两点之间的血容量和脑血流量（Rheoencephalography，REG），因为生物阻抗的变化是由血容量和脑血流量产生的（图 2 -14）。

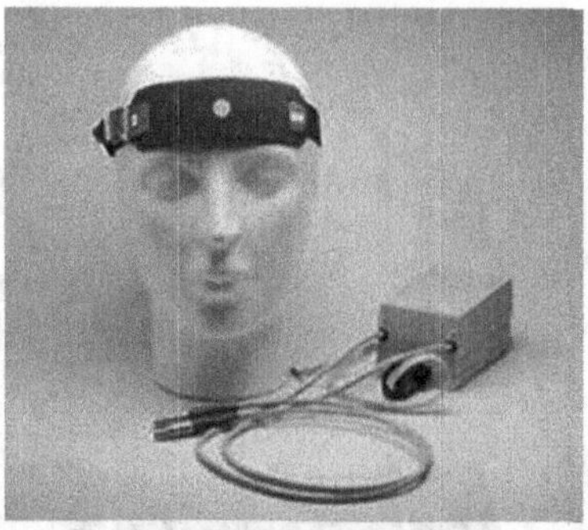

图 2－12 近红外测量脑血氧含量－前额

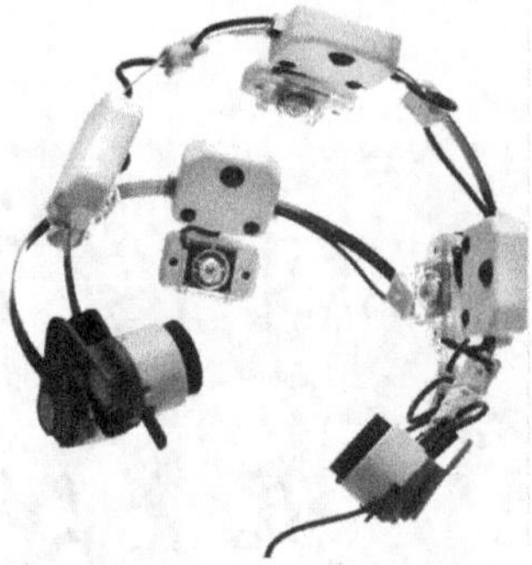

图 2－13 近红外测量脑血氧含量—全脑

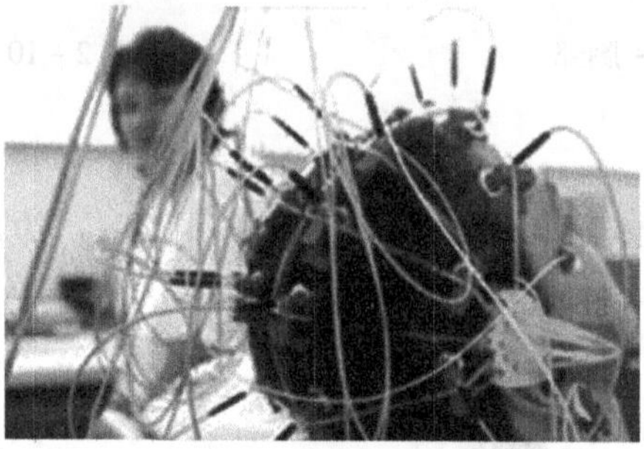

图 2－14 脑血流量测量示意图

治疗师在选购生物反馈系统时，首先要明确此系统支持何种生物信号，是否满足自己要做的生物反馈的要求；其次要检查设备的具体技术参数，如采样率、信噪比及相关的环境参数等，看是否满足自己的需求。

2.3 从生物信号到反馈控制参数

这一部分的功能一般由计算机程序实现。不同的生物信号的采样率、数据通道及数据特征不同，处理的方法也大有不同。例如，放置在额头的双通道温度采集器，采集两个通道的温度数据，处理程序可以计算双通道数据的平均值，如果训练目标是温度上升，可以计算前、后温度的差值，根据差值产生反馈控制参数。但是，对于脑电数据的处理就会很不同，首先要去除一些干扰信号，如眼动信号；其次要进行滤波、傅里叶变换等；最后根据训练目标产生反馈控制参数（图 2－15）。

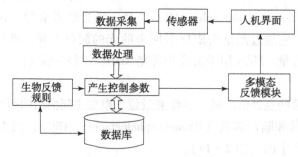

图 2－15 生物反馈系统的逻辑模块图

2.4 反馈控制参数的可视化

反馈控制参数最终以直观且易于觉察的方式呈现给受训者。目前，大多数系统支持视觉和听觉两种形式的反馈，有的系统还支持触觉反馈，也有的系统提供外接的实物接受反馈，如用反馈控制参数来控制一个玩具火车的运动、控制一个物体的颜色（图2-16）等。

常用的反馈形式有以下几种：

（1）播放视频。反馈控制参数控制视频的播放/暂停、视频的明暗、显示的大小、视频播放的速度、声音的强弱等。

（2）控制游戏。用反馈控制参数作为游戏的一个控制参数，如在开车游戏中，用反馈控制参数控制车的速度（图2-17）。

（3）控制虚拟现实（Virtual Reality，VR）的场景。如控制场景的切换速度、明暗等。

（4）控制外接的实物。如控制按摩椅、控制一个物体的颜色及运动等。

（5）合成视频或音频片段。如利用反馈控制参数和素材库合成视频和音乐。

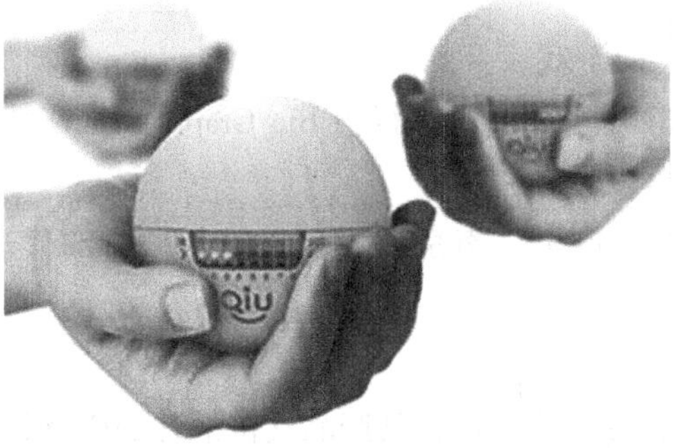

图2-16 反馈球，颜色发生变化（附彩插）

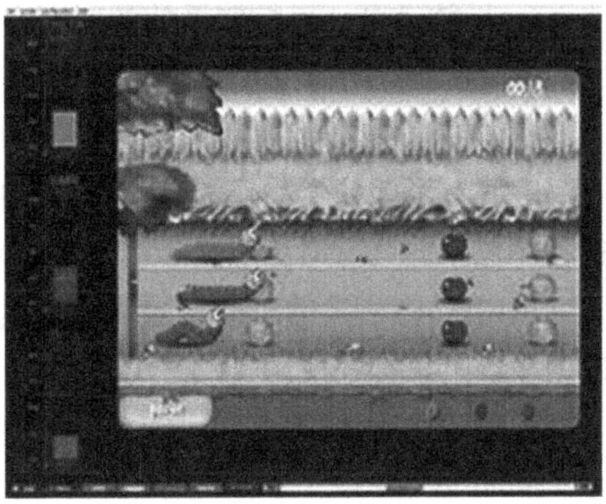

图2-17 反馈游戏

2.5 流行的生物反馈系统

生物反馈系统经过40多年的发展，已经成为二类医疗设备，也经常作为小巧新颖的家用设备出现。下面介绍主流的生物反馈系统。

2.5.1 医用生物反馈系统

本节列举了截至2019年7月各个医疗设备厂商官方网站的信息。

1. 加拿大 Thought Technology 公司的 Bio Graph Infiniti

Thought Technology（TT）是一家在生物反馈领域耕耘了很长时间的公司，其产品支持下列的生物信号采集：

- 额头双通道温度，TT-PIR
- 皮肤电阻（皮肤导电性）

- 皮肤温度，接触式
- 呼吸带
- 脑电波
- 心电图
- 血流量
- 表面皮肤肌肉电信号
- 阴道传感器测量骨盆底肌肉的肌电活动

设备：有从双通道到8通道的不同产品系列。

软件：Bio Graph Infiniti是一个通用的生物反馈平台，支持不同的数据处理模块和反馈模块，治疗师可以利用这些模块定制自已的反馈程序包。该平台支持下列形式的反馈：

- 参数直接显示，如柱状图等。
- 播放视频，可用反馈参数控制视频的播放效果，包括明暗、大小、灰度、音量、播放或暂停。
- 播放DVD，播放效果类似视频。
- 播放动画，可控制播放的速度、播放或暂停。
- 播放音乐，可控制音量、播放或暂停。
- 支持第三方的游戏，多为基于Flash Player的游戏。

一些有经验的生物反馈治疗师根据自己的经验开发并出售运行于Bio Graph Infiniti之上的程序包。一些反馈游戏也陆续开发出来，用户可以单独购买。

国内代理：TT的产品获得了中国药监局的医疗许可，南京伟思公司是其国内的代理。国内很多医院都在使用TT公司的系统。

2. 荷兰Mind Media公司

Mind Media是一家在生物反馈领域耕耘了很长时间的公司，其产品支持下列的生物信号采集：

- HEG，用于额头
- 皮肤电阻（皮肤导电性）
- 皮肤温度，接触式
- 呼吸带
- 脑电波
- 心电图
- 血氧含量
- 表面皮肤肌肉电信号
- 阴道传感器测量骨盆底肌肉的肌电活动
- 压力

设备：有从4通道到32通道的不同产品系列。

软件：BioTrace是一个通用的生物反馈平台，支持不同的数据处理模块和反馈模块，治疗师可以利用这些模块来定制自己的反馈程序包。该程序包支持下列形式的反馈：

- 参数直接显示，如柱状图等。
- 播放视频，可用反馈参数控制视频的播放效果，包括大小、明暗、播放或暂停。
- 播放 DVD，可控制播放或暂停。
- 播放动画，可控制播放或暂停。
- 播放音乐，可控制播放或暂停。
- 游戏。

国内代理：Mind Media 的产品在国内称为 Spirit，由思必瑞特生物反馈公司经销，在国内用于医疗、心理、体育等行业。

3. 美国 BrainMaster 公司

BrainMaster 是一家着重于神经反馈的公司，其产品支持下列的生物信号采集：

- 经颅近红外感应器（Near Infrared，NIR）
- 皮肤温度，接触式
- 脑电波
- 表面皮肤肌肉电信号

设备：有从双通道到 24 通道的不同产品系列。

软件：BrainAvatar 是其软件，与其他系统相比，它一个通用的生物反馈平台，支持不同的数据处理模块和反馈模块，治疗师可以利用这些模块定制自己的反馈程序包。该程序包支持下列形式的反馈：

- 参数直接显示，如柱状图等。
- 播放视频、DVD、动画等，支持多种反馈效果。
- 游戏。
- 支持光反馈眼镜，用不同频段的光进行反馈。
- 支持触觉反馈。

国内代理：其产品通过了美国和欧盟的药监局认证，但尚未获得中国药监局认证。目前无国内代理。

4. 广州润之杰医疗器械公司

广州润之杰医疗器械公司生产的神经反馈系统获得了医疗器械的认证。其产品支持下列的生物信号采集：

- 脑电波

设备：支持单通道前额脑电波采集。

软件：不详。

5. Neuracle

目前，其产品已经用在研究领域，用于 BCI 接口。

6. 其他设备厂商

（1）MindField。一家德国厂商，进入这个行业的新秀。其产品 MindMaster 支持生物反馈和神经反馈。

（2）BeeMedic。一家瑞士厂商，其产品为在欧洲和美国认证的医疗设备，其硬件是

NeurpAmp，软件是 Cygnet，只支持神经反馈。

2.5.2 非医疗系统

基于技术的成熟性，家用的生物反馈系统主要局限于单一的、成熟的传感器，如肌电传感器、心率、皮肤导电率等。基于移动电子设备的普及性，一般用手机、平板电脑作为信号处理和反馈设备。目前，市场上流行的主要基于下面几类。

1. 基于盆底肌的反馈训练

由于盆底肌训练的私密性及盆底肌训练系统的成熟性，这类家用设备比较常见。具体细节可参见第 17 章。

2. 基于心率、心率变异性的反馈训练

这类反馈训练通过夹在耳垂或手指上的设备获得心率等数据，再通过蓝牙和移动电子设备连接，通过电子设备提供反馈的游戏、音乐等（图 2 – 18）。

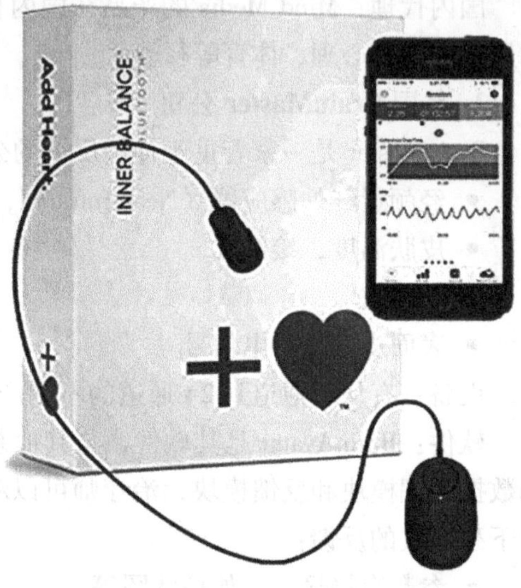

图 2 – 18 基于心率、心率变异性的家用生物反馈设备

目前，流行的产品如下：

- HeartMath
- emWave

3. 基于皮肤导电性的训练

基于皮肤导电性的训练采用类似的传感器、蓝牙、移动设备的系统模式。

目前，流行的产品如下：

- eSense
- thePip

4. 基于前庭脑电波的反馈训练

由于前庭无发区的脑电波可以被干式电极采集，市场上也有作用于前庭的脑电波反馈系统。

目前，流行的产品如下：

- Muse 2
- Neurosky
- Brainlink
- Myndplay

由于脑电波信号微弱，容易被环境干扰，这类设备的可靠性还需要提高。

2.6 如何选择生物反馈系统

生物反馈系统在生物反馈治疗中发挥着关键的作用，好的生物反馈系统的使用寿命为 3 ~ 5 年，因此要慎重选择。下面介绍选购生物反馈系统应当考虑的因素和步骤。

2.6.1 要做基于哪些生物信号的反馈

在选购生物反馈系统之前，首先要明确要做什么样的生物反馈？要针对哪一类疾病做生物反馈？需要的生物反馈信号有哪些？这些可以咨询有经验的生物反馈治疗师。在学习完本书后，相信读者也会自己给出答案。一般情况下，应当考虑下列问题：

- 是否要做脑电生物反馈？（因为脑电信号复杂，采样率要求高，使设备的复杂性和成本上升）
- 是否只做脑电生物反馈？
- 还要做什么生物反馈，心电或肌电信号？
- 在一次反馈中，要同时采集哪些生物信号？应该有多少个信号通过？

例如，准备做双通道脑电生物反馈，在脑电生物反馈同时监测皮肤电阻。那么，需要一台设备，其至少有 3 个信号通道，其中 2 个通道需要高采样率，1 个通道可以是低采样率，此设备至少支持脑电电极和皮肤电阻电极。

2.6.2 是否需要医疗设备资质

如果要进行生物反馈治疗，即用神经反馈技术来帮助患者恢复健康，在大多数国家要求此过程由有资质的生物反馈治疗师来操作有医疗设备资质的生物反馈系统。生物反馈系统属于二类医疗设备。目前，有下列的生物反馈系统通过了中国国家药监局的医疗设备认证：

- 加拿大 TT 公司的生物反馈系统
- 思必瑞特
- 润之杰

2.6.3 医疗设备厂商的历史和信誉

有关医疗设备厂商的历史、信誉及规模也是需要考虑的因素。因为生物反馈系统的商业化进程只有 40 年左右，而且生物反馈系统的技术门槛并不高，很多医疗设备厂商会尝试进入此领域。一些新的产品在功能上会满足要求，但是在性能、可靠性方面未得到验证，而且基于 2.6.4 节的原因，很难进入实用阶段。为了以后的延续性，要选择历史较长的大型医疗设备厂商。

2.6.4 医疗设备及系统是否被广泛使用

目前，市场上销售的生物反馈系统，即使是医疗设备，大多数也只是满足了系统安全性的要求，并没有关于疗效的报告。有些系统声明其可以起到放松的效果，仅此而已。所以，生物反馈系统如何治疗注意力障碍，以及如何有效地治疗抑郁等其他症状，取决于生物反馈治疗师如何使用生物反馈系统。

广泛使用的生物反馈系统，由于生物反馈治疗师的相互交流和经验总结，逐步产生了成熟的训练方法，如 Thompson 基于 TT 的治疗方法、瑞士锐脑中心基于 TT 的治疗方法等。这些成熟的治疗方法使新治疗师可以很快地进入治疗环节，缩短学习周期。目前，全球最广泛使用的生物反馈系统是 Thought Technology 的硬件及软件系统 Bio Graph Infinity，很多生物反馈治疗师在此系统上开发了具有特殊功能的软件包。

2.6.5 培训、及时的技术支持及备用医疗设备方案

医疗设备的使用是一方面，如何给受训者制定个体化的训练计划进行训练，从而恢复健康则是另一方面。对于医疗设备厂商，其销售代理或第三方机构是否提供足够的培训，使治疗师可以完成生物反馈治疗的整体过程，是要考察的重要内容。

另外，如果医疗设备系统发生故障，是否能得到及时的支持，包括远程和现场支持也是需要考虑的。有的医疗设备厂商或销售代理提供备用设备方案，即在确定是设备故障后，保证在一定时间内将备用医疗设备送达，从而保证用户的治疗服务可以最少地受到影响。

2.6.6 反馈方式的多样性和可扩展性

在采购设备前除了考虑自己要治疗的症状，从而决定需要采集哪些生物信号，同时也要考虑自己面对的客户群。例如，注意力问题，可以有青少年客户群，也会有成年人客户群。如果是青少年客户群，要考虑他们的依从性和参与度，可以提供游戏等多种反馈方式。如果是有自闭症谱系障碍的用户，应考虑支持触觉反馈的形式。另外，要考虑的是系统可否提供反馈方式的可扩性，如随着使用时间的进行，可以添加新的游戏、新的反馈方式等。目前，成熟的系统都在逐步开发新的反馈游戏，或者增加系统的开放性。

本章小结

生物反馈干预是受训者和生物反馈组成的封闭系统，生物反馈治疗师、训练师是可以修改这个系统某些参数的外部干预者。在这个人和机器构成的系统中，生物反馈系统至关重要。功能完备、性能稳定的生物反馈系统是生物反馈干预的必要条件。

本章介绍了生物反馈系统的各个组成模块、功能及其相互作用。针对目前市场上流行的生物反馈系统，给出了如何选择满足自己需求的生物反馈系统的指导建议。

参考文献

[1] Toomim M. GSR biofeedback in psychotherapy: Some clinical observations [J]. Psychotherapy: Theory, Research, and Practice, 1975, 12 (1): 8 -33.

[2] Winfried Rief, Niels Birbaumer. Biofeedback: Grundlagen, Indikationen, Kommunikation, Vorgehen, 3. Auflage [M]. Stuttgart: Schattauer, 2011.

[3] Timon Bruns, Nina Praun. Biofeedback: Ein Handbuch für die therapeutische Praxis [M]. Göttingen: Vandenhoeck und Ruprecht, 2002.

[4] Gerhard H Eggetsberger. Biofeedback - Heilung durch Körpersignale, Hilfe bei: Muskelverspannungen, Migräne, Ängste, Sexualstörungen, u. v. a. m. [M]. Wien: Verlag Perlen Reihe, 1994.

[5] Richard Crevenna. Biofeedback, Basics und Anwendungen [M]. Wien: Maudrich, 2010.

[6] Alexandra Martin, Winfried Rief (Hrsg.). Wie wirksam ist Biofeedback - Ein therapeutisches Verfahren. 1. Auflage [M]. Bern: Verlag Hans Huber, 2008.

第3章 人体生物信号和生理心理状态

人体的生物信号是生物反馈的输入信号，人体生物信号与人的生理心理状态的关联度是进行反馈干预的基础。例如，随着脑电波中 α 波的增强，人感觉到平静和放松，所以可以通过增强 α 波的反馈训练达到个体的安静和放松，从而减少焦虑、应激反应等。本章讲述生物反馈中常用生物信号的生理机制、测量方法、生理心理状态关联以及它们在生物反馈中的应用。由于脑电波的复杂性，将在第 4 章单独对其进行讲述。

3.1 表面肌电信号

表面肌电信号（Surface Electromyography，SEMG）是神经肌肉系统活动时的生物电变化经表面电极引导、放大、显示和记录所获得的一维电压－时间序列信号，如图 3－1 所示。

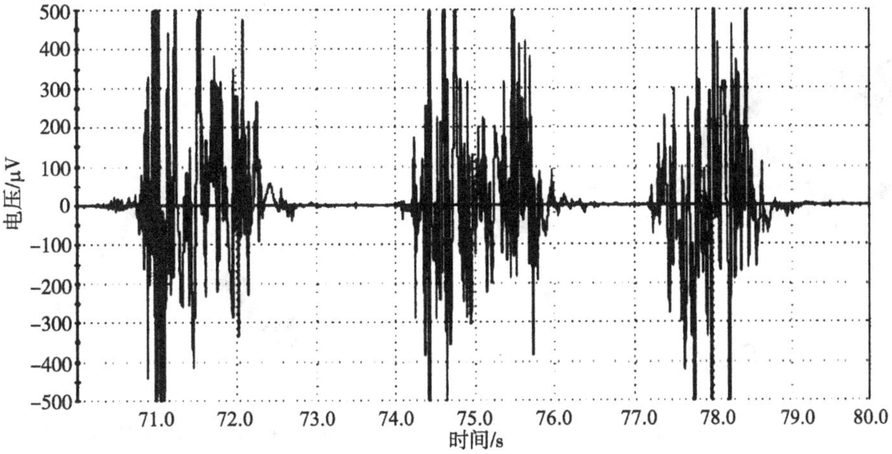

图 3－1　原始肌电图

3.1.1 生理机制

肌肉的活动是由中枢神经系统产生的复杂冲动引起的。这种冲动从大脑、脊髓通过运动神经通路最终达到肌肉纤维，出现相继的肌肉收缩，当神经冲动减少后便出现肌肉松弛。伴随肌肉活动产生的电活动称为肌电。肌电常常可以通过贴附在皮肤表面的电极测得（图3－2）。肌肉的紧张程度与肌电的高低呈一定比例，因此肌电是肌肉收缩或松弛程度的一个直接的生理指标。

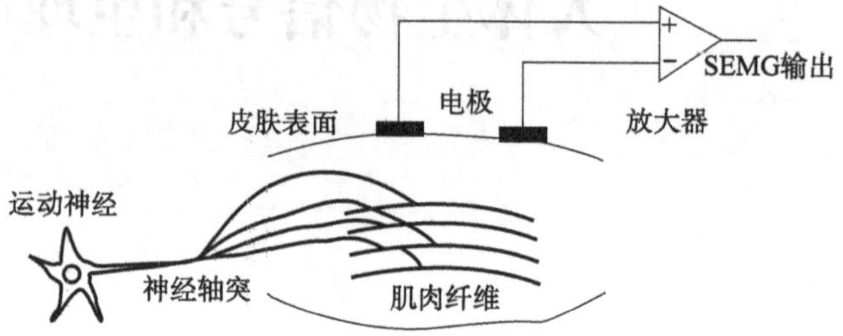

图3－2 肌电测量示意图

3.1.2 测量机制

肌电常常可以通过贴附在皮肤表面的电极测得。临床医生记录 SEMG 时使用一个或多个活动电极，放置在任何一个活动范围小于6英寸（1英寸＝25.4 mm）的目标检测肌肉和参考电极上。肌电信号的测量单位是微伏（μV）。

除了表面电极，临床医生也可以在肌肉内插入电线或针来记录肌电信号。虽然这对于被试者更痛苦且成本更高，但是信号更可靠，因为表面电极会从附近的肌肉接收到串音，并且它的使用也只仅限于浅表肌肉，而插入肌肉内的方法有利于获得深层肌肉的信号。电极所采集到的活动被记录下来，并以与表面电极相同的方式显示出来。

在生物反馈中，我们用的是表面电极。常用的有两种模式：一种是粘贴在体表的粘贴式表面肌电电极（电极片）（图3－3）；另一种是用于盆底肌肉的环形肌电电极（图3－4）。

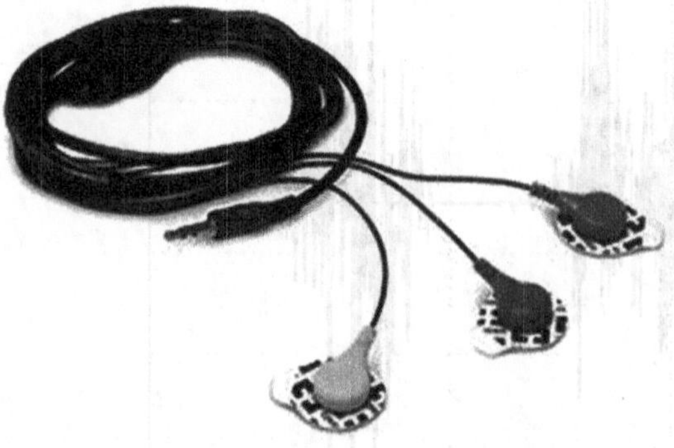

图3－3 粘贴式表面肌电电极

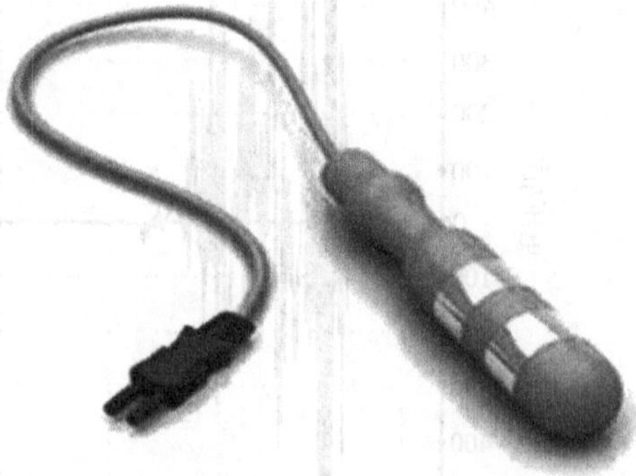

图3－4 用于盆底的环形肌电电极

在放置表面电极之前，通常要对皮肤进行剃除、清洁和去角质处理，以获得最佳信号。

3.1.3　SEMG 信号的分析

肌电图（Electromyography，EMG）是一种无序的波状时序图，从这些无序的波形中提取出有用的信息，产生反馈控制参数，是肌电生物反馈系统要完成的任务。目前，对于 SEMG 信号的分析多采用经典的线性时域分析、频域分析、小波分析及非线性分析方法等。

1. 时域分析

时域分析是将肌电信号看作时间的函数，计算信号均值、幅值等统计指标反映信号振幅在时间维度的变化。主要包括积分肌电值（Integrated Electromyogram，IEMG）、均方根值（Root Mean Square，RMS，图 3－5）和电活动水平（Electrical Activity，EA）等。其中，IEMG 和 RMS 可反映三个方面的信息：

（1）被激活肌纤维的数量，可在一定程度上反映肌肉力量的大小。

（2）肌纤维收缩的同步性，同步性越好，其数值越高。

（3）肌肉收缩激活（或募集）的速率，速率越快，数值越高。

由于肌电信号振幅和肌张力呈力－电对应关系，故时域指标可实时反映肌肉活动水平，所以可以很好地应用于肌肉的激活或放松训练。

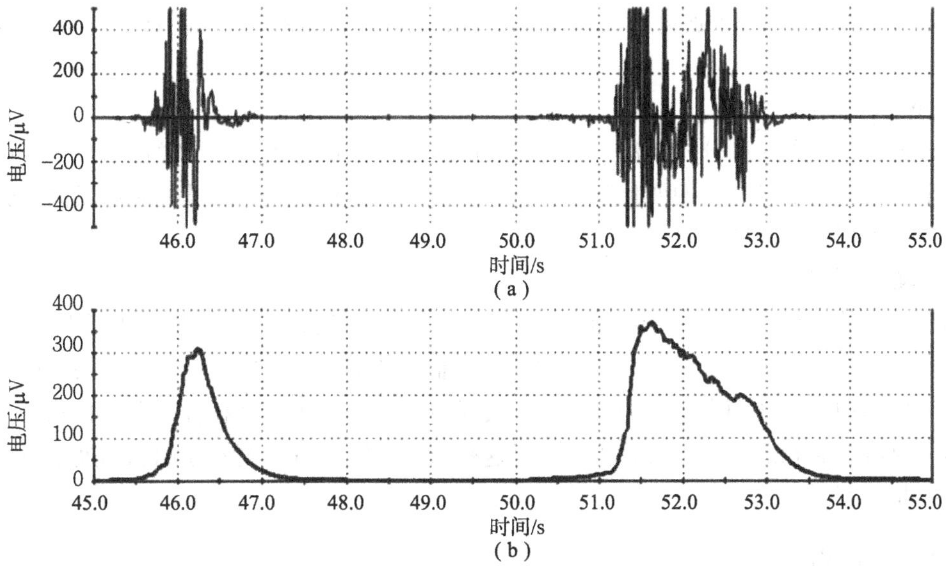

图 3－5　原始肌电图和均方根值

2. 频域分析

频域分析通过对 SEMG 信号做快速傅里叶变换，根据功率谱密度确定 SEMG 中不同频段信号分布情况。主要分析指标包括平均功率频率（Mean Power Frequency，MPF）和中位频率（Median Frequency，MF），如图 3－6 所示。其中，MPF 是反映信号频率特征的生物物理指标，其高低与外周运动单位动作电位的传导速度、参与活动的运动单位类型及其同步化程度有关。与时域指标相比，频域指标有以下三种优势：①在肌肉疲劳过程中均呈明显的直线递减型变化，而时域指标的变化则有较大的变异；②频域指标时间序列曲线的斜率不受皮下脂肪厚度和肢体围度的影响，而时域指标则易受影响；③频域指标时间序列曲线的斜率与负荷持续时间明显相关，而时域指标的相关性不明显。所以，MPF 和 MF 也是临床评价肌肉活动时其疲劳程度的常用指标。

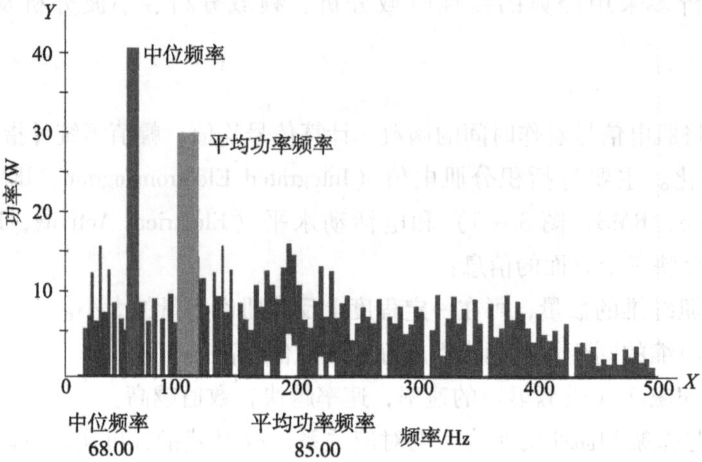

图 3-6　肌电信号的频域信息显示

在图 3-6 中，X 轴是频率，Y 轴是功率。这里中位频率是 68Hz，平均功率频率是 85Hz。

3. 小波分析

小波分析是一种时频分析方法，具有可变的时域和频域分析窗口，通过小波变换可在不同尺度下观察肌电信号频率的变化和时间的特性。小波分析可用于假肢控制和肌肉疲劳的评定，目前还处于研究阶段。

4. 非线性分析

由于肌肉的收缩与舒张是十分复杂的非线性过程，而 SEMG 的特性是非线性过程的反映。因此，非线性分析为肌肉功能评价和假肢控制等基础与应用研究提供了新的数据。一些研究学者提出用非线性动力学中的复杂度、关联时间、关联维、李雅普诺夫指数和熵 5 个物理量对一对收缩肌和舒张肌进行分析，认为这些非线性特征量能更好地标志和度量肌肉是处于收缩还是舒张状态。

3.1.4　应用

肌电是肌肉收缩或松弛的一个直接生理指标。肌电反馈仪把测得的肌电信号放大，然后整流、集合变成声光信号，告诉被试者他的肌肉是相对紧张或是松弛。被试者还可在声、光信号的提示下体会自己肌肉的细微变化，这些变化一般是感觉不到的。通过这种训练，可以使被试者对肌肉活动获得空前的自我控制能力，这种控制能力对于使紧张的肌肉松弛和恢复衰退肌肉的运动机能有特殊的意义。

（1）慢性疼痛。直接将电极置于慢性疼痛的肌肉处，尝试不同的状态，通过训练使肌肉松弛。

(2) 头痛（偏头痛、混合性头痛和紧张性头痛）。这些头痛的原因是头皮肌肉、面部肌肉或颈部肌肉过度紧张所致。做法是将电极置于相应部位，使肌肉松弛。

(3) 身体康复（脑瘫、不完全脊髓损伤和中风）。

(4) 颞下颌关节功能障碍（Temporomandibular Disorder，TMD）。

(5) 斜颈。

针对以上（3）~（5）三种疾病，在治疗师分析的基础上，主要是增加特定肌肉的控制力，即肌肉紧张训练。

(6) 大便失禁。

(7) 尿失禁。

(8) 肠易激综合征。

针对以上（6）~（8）三种疾病，一般采用环形的肌肉感应电极，放置于直肠或尿道，来训练对于盆底肌肉的控制度。

(9) 焦虑和忧虑。通过肌电反馈让受训者学会肌肉放松，消除杂念，来抵抗焦虑。一般采取粘贴式表面肌电电极置于额前表面肌或肩部肌。

3.2 皮肤导电性和皮肤电阻

人体是导体，人体的电阻和人的健康以及体重有关。人体电阻分为皮肤电阻（EDG）和内部组织电阻，皮肤电阻系数最大，血液电阻系数最小。人体内部组织的电阻一般为 1 000Ω 左右，但决定人体电阻的主要因素是皮肤，即表皮，皮肤导电性（Galvanic Skin Response，GSR）反映了人体的导电性能，GSR 和 EDG 成倒数关系，即 GSR = 1/EDG。

3.2.1 生理机制

汗腺及其周围的组织形成了一个电的环路，如果汗腺经常出汗，它就产生了相对于皮肤表面的负电势。当出汗增加时，皮肤表面和汗腺之间的电阻下降，结果造成皮肤导电性的增加。所以，皮肤导电性直接受汗腺影响，而汗腺又受控于交感神经。在紧张、焦虑、恐惧等情况下，交感神经兴奋，出汗增加，因而使皮肤导电性能增加。皮肤导电性是情绪活动的一个重要指标。

3.2.2 测量机制

测量皮肤导电性时，一般将一个活动电极置于活动部位（如手掌表面），将一个参考电极置于相对不活动部位（如前臂），在两个电极上施加一种人体感觉不到的微弱电流，通过两个电极之间的电压差和电流，推算出电流通过皮肤的容易程度（导电性），即

物体的导电性 = 电压/电流

皮肤导电性是用（μS）微西门子表示，皮肤电阻以 kΩ（千欧）衡量。

皮肤导电性的测量是简单和直接的。在实际的反馈中，经常将活动电极和参考电极均置于手部，是因为手部汗腺丰富，如图 3 -7 所示。

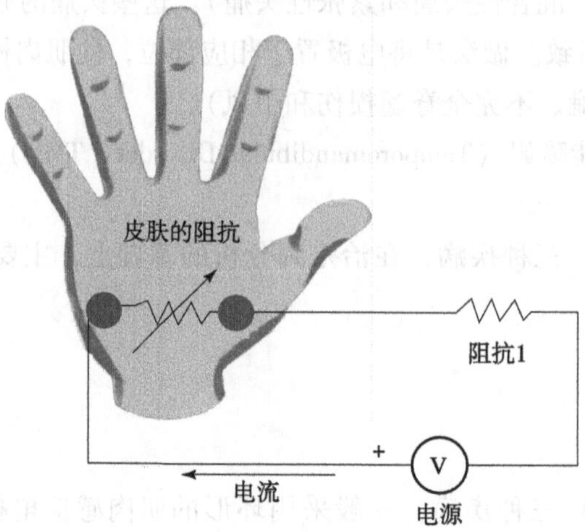

图3-7　皮肤导电性测量示意图

基于恒定电压系统（外在方法）是用于情绪研究目的的最常用的皮肤电阻信号测量方法。皮肤电阻传感器对与皮肤接触的两个电极施加恒定电压（通常为0.5V）。与电压供应器和电极串联的皮肤电阻相比，该电路具有非常小的电阻。该电路的目的是通过应用欧姆定律（电压＝强度×电阻＝强度/电导）测量皮肤的导电性及其变化。当电压U保持恒定时，可以根据测量通过电极的电流I来计算皮肤电导G。在这种情况下，皮肤电特性的变化，即汗腺活动的变化就会引起电流的波动。其中，重要一点是施加到电极的电压非常小，可以通过它们的电流非常低且不明显。

皮肤导电性取决于个体、电极的位置等。在实际应用中，对同一个体进行不同的测量时，要采用同样的电极放置位置。

3.2.3　信号处理

皮肤导电性的测量和处理都很简单、直接。在反馈中，我们关心的是皮肤导电性的变化，而非导电性的绝对值。常用的信号处理方法是计算导电性的变化，然后用变化值来控制反馈信号。

3.2.4　应用

皮肤导电性的测量和反馈主要根据是焦虑使汗道中汗液的含量增加时，导电性就会增加的特点。可应用于以下方面：

（1）谎言测试。基于假设，人在说谎时会紧张，汗液分泌增多，皮肤导电性增加。所以可以用皮肤导电性来辅助判断被试者是否撒谎。

（2）多汗症。

（3）焦虑或压力过大。当焦虑时汗腺中汗液增多，所以导电性就会增加。通过将导电性直接地呈现给受训者，再让受训者进行放松的尝试，从而降低导电性，缓解焦虑。

皮肤导电性生物反馈被用作心理治疗的辅助手段，以提高病人对其情绪的意识。

3.3 皮肤温度

皮肤表面的温度反映了皮肤下血管的血流量。

3.3.1 生理机制

当交感神经被激活时，接近皮肤表面的血管壁的平滑肌就会收缩，致使血管管腔缩小，血流量减少，因此皮肤表面温度下降。相反，当交感神经的兴奋性下降时，血管壁的平滑肌松弛，血管管腔扩张，血流量增加，皮肤温度上升。在环境因素恒定的情况下，皮肤的变化与交感神经系统的兴奋性密切相关，而交感神经的活动又能反映出与情感有关的高级神经活动。

3.3.2 测量机制

皮肤温度一般以摄氏度（℃）或华氏度（℉）表示。其测量方式很简单，有接触式和非接触式两种方式。

1. 接触式温度测量

接触式温度测量一般采用对温度敏感的电阻，直接附着在测量部位。

2. 非接触式温度测量

非接触式电阻一般采用红外线，通过不同血流量对红外线的反射不同，推断出皮肤的温度，如图3-8所示。

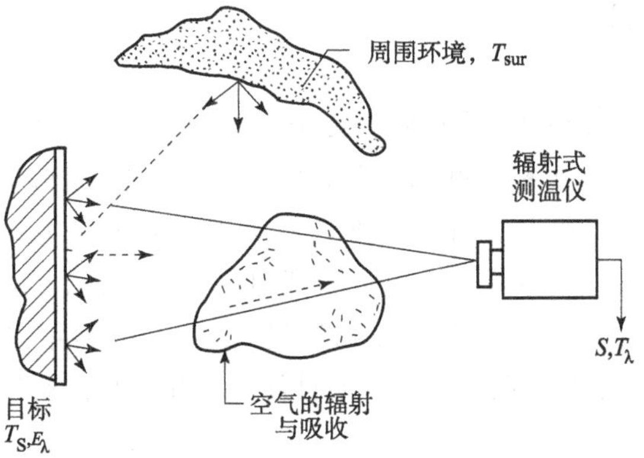

图3-8 非接触式温度测量原理图

图解：辐射式测温仪辐射红外线，红外线由透镜聚焦到被检测的目标（T_S）上，再由目标反射回来。通过比较红外线的发射能量和接收到反射回的能量（E_λ），再考虑到空气对红外线的辐射与吸收，以及周围环境（T_{sur}）的补偿，推算出目标的温度（S，T_λ）。

接触式温度测量因为采取直接接触的方式，所以其测量精度高。但是，由于测量电阻的散热性导致其对温度的变化不敏感。非接触式测量的精度差，但是其对温度的变化比较敏感。

3.3.3 信号处理

温度的信号处理也很简单。在生物反馈中，我们关心的是温度的变化。常用的做法是用温度的变化来控制反馈信息，如温度增加，则显示笑脸等。

3.3.4 应用

反馈式温度计可以放置在人体的不同部位，目前常用的部位是手指和头部。手指的温度测量多用接触式，头部的温度测量多用非接触式。

手的温暖和寒冷是由不同的机制产生的，它们的调节涉及不同的技巧。手的升温主要是由于β-2肾上腺素荷尔蒙机制使得小动脉血管舒张。手的降温主要由于交感神经c纤维燃烧增加使得小动脉血管收缩。

目前，通过手的温度反馈来使受训者学会使动脉血管舒张，可以改善以下症状：

- 慢性疼痛
- 水肿
- 原发性高血压
- 雷诺病
- 焦虑和压力过大等疾病
- 偏头痛和紧张性头痛
- 前庭的控制功能

3.4 心电图

心电图（ECG）是利用心电图机从体表记录心脏每一心动周期所产生的电活动变化图形的技术。1842年，法国科学家Mattencci首先发现了心脏的电活动；1872年，Muirhead记录到心脏波动的电信号。1885年，荷兰生理学家W. Einthoven首次从体表记录到心电波形，当时使用的是毛细静电计，1910年，改进成弦线电流计，由此开创了体表心电图记录的历史。1924年，W. Einthoven获诺贝尔医学生物学奖。经过100多年的发展，目前的心电图机日臻完善，不仅记录清晰、抗干扰能力强，而且便携、并具有自动分析诊断功能。

3.4.1 生理机制

心肌细胞膜是半透膜，静息状态时，膜外排列一定数量带正电荷的阳离子，膜内排列相同数量带负电荷的阴离子，膜外电位高于膜内，称为极化状态。在静息状态下，由于心脏各部位心肌细胞都处于极化状态，没有电位差，电流记录仪描记的电位曲线平直，即为体表心电图的等电位线。心肌细胞在受到一定强度的刺激时，细胞膜通透性发生改变，大量阳离子短时间内涌入膜内，使膜内电位由负变正，这个过程称为除极。心肌细胞从心内膜向心外膜顺序除极过程中的电位变化，由电流记录仪描记的电位曲线称为除极波，即体表心电图上心房的P波和心室的QRS波。细胞除极完成后，细胞膜又排出大量阳离子，使膜内电位由正变负，恢复到原来的极化状态，此过程由心外膜向心内膜进行，称为复极。同样，心肌细胞复极过程中的电位变化，由电流记录仪描记出，称为复极波。由于复极过程相对缓慢，复极波较除极波低。心房的复极波低，而且埋于心室的除极波中，体表心电图不易辨认。心室的复极波在体表心电图上表现为 T 波。整个心肌细胞全部复极后，再次恢复极化状态，各部位心肌细胞间没有电位差，体表心电图记录到等电位线。

正常心电活动始于窦房结，兴奋心房的同时经结间束传导至房室结，然后循希氏束（房室束）→左、右束支→浦肯野纤维顺序传导，最后兴奋心室（图 3－9）。这种有序的电激动的传播，引起一系列电位改变，形成了心电图上的相应波段。

临床心电学对这些波段规定了统一的名称（图 3－10）。

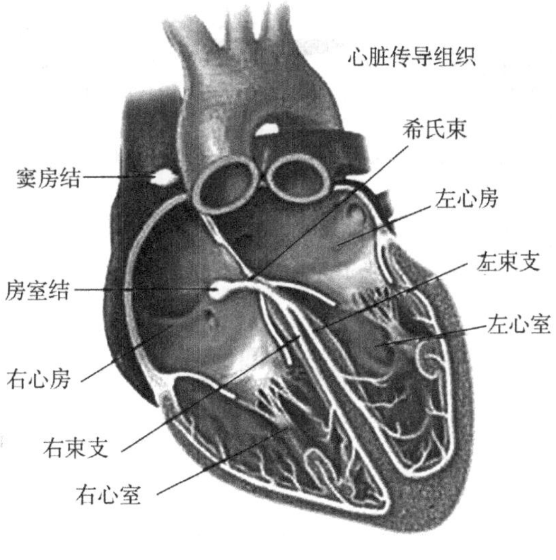

图 3－9　心脏结构图

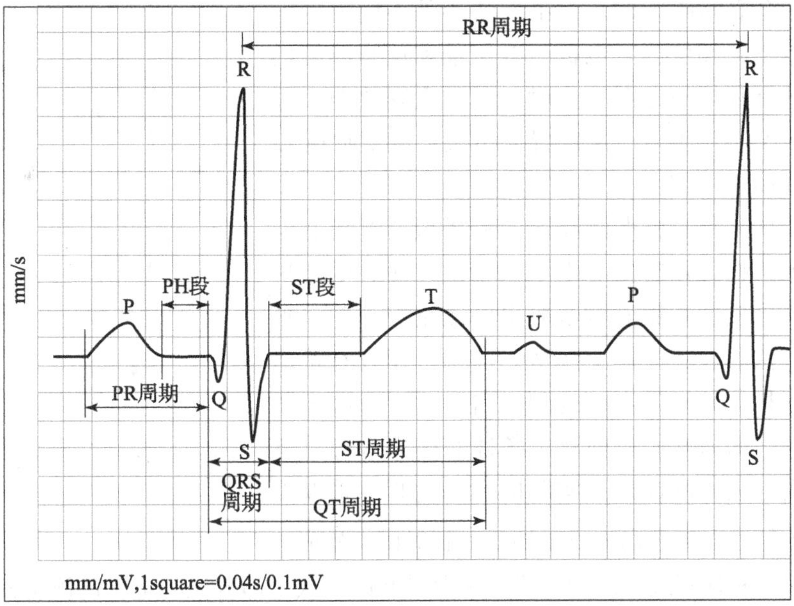

图 3－10　心电图的主要参数示意图

（1）最早出现的幅度较小的为 P 波，反映心房的除极过程。

（2）PR 段（实为 PQ 段，传统上称为 PR 段）反映心房复极过程及房室结、希氏束、束支的电活动；P 波与 PR 段合计为 PR 周期，反映自心房开始除极至心室开始除极的时间。

（3）幅度最大的 QRS 波群，反映心室除极的全过程。

（4）除极完毕后，心室的缓慢和快速复极过程分别形成了 ST 段和 T 波。

（5）QT 周期为心室开始除极至心室复极完毕全过程的时间。

这样，每一次心跳（心电活动）被记录下来，就形成了心电图（图 3－11）。

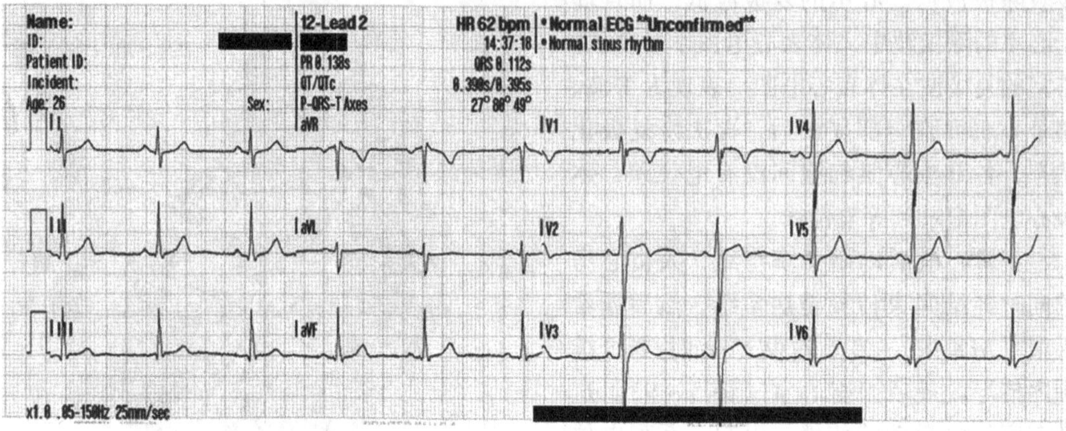

图 3－11 心电图

3.4.2 测量机制

心脏是一个立体的结构，为了反映心脏不同面的电活动，在人体不同部位放置电极，以记录和反映心脏的电活动。在进行常规心电图检查时，通常只安放四个肢体导联电极和 $V_1 \sim V_6$ 共 6 个胸前导联电极，记录常规 12 导联心电图（图 3－12）。

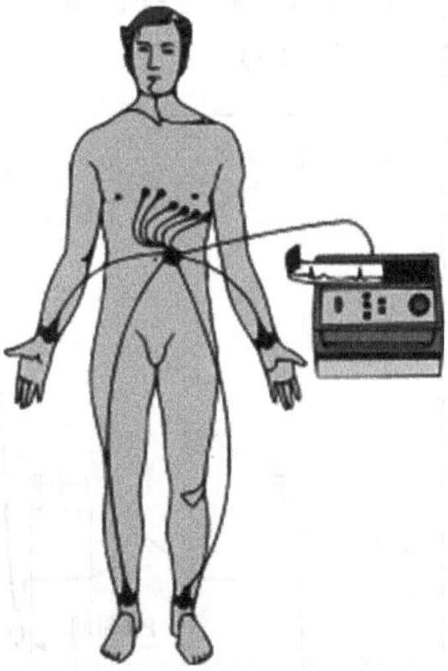

图 3－12 常规 12 导联心电图

心电监护是监测心脏电活动的一种手段。普通心电图只能简单观察描记短暂的心电活动情况。而心电监护则是通过显示屏连续观察监测心脏电活动情况，是一种无创的监测方法，可适时观察病情，提供可靠且有价值的心电活动指标，并指导实时处理，因此对于有心电活动异常的患者，如急性心肌梗死、各种心律失常等具有重要使用价值。生物反馈是一实时的训练过程，采取类似心电监护的信号采集方式：简单导联，长时间，实时。

在测量中有两种模式，一种模式是采取导联的模式，即普通心电图的测量模式，通过两个电极之间的电位差反映两个肢体之间的电位差；另一种模式是心电电极模式，即单个连接到人体体表的电极，用来监测心电信号。在测量中，如果不要求有临床心电图那样的精度，则多采用导联模式。

3.4.3 信号处理

原始的心电信号经过去噪滤波、放大滤波等操作，在生物反馈中常用下面的数据作为反馈参数：

（1）心率。每分钟心跳（心脏搏动）的次数，即心电图上每分钟 R 波出现的次数。安静心率是指正常人安静状态下每分钟心跳的次数，一般为 60～100 次/min，可因年龄、性别或其他生理因素产生个体差异。一般来说，年龄越小，心率越快；老年人的心率比年轻人慢，女性的心率比同龄男性快，这些都是正常的生理现象。在安静状态下，成人正常心率为 60～100 次/min，理想心率为 55～70 次/min（运动员的心率较普通成人偏慢，一般为 50 次/min 左右）。

（2）心率变异性（HRV）。心脏搏动间隔的统计变异性。HRV 是指逐次心跳周期差异的变化情况，它含有神经体液因素对心血管系统调节的信息，从而可以判断心血管等疾病的病情及预防，是生物反馈中常用的信号。

对 HRV 的分析实际上是对心动周期变异的分析，对其进行分析的方法也是在不断发展的，目前，HRV 的分析方法有时域分析法、频域分析法及非线性（混沌）分析法。常用的是频域分析法，即用快速傅里叶变换（Fast Fourier Transform，FFT）将 HRV 数据分割成功率谱，显示波形的组成频率。在这些组成频率中，高频和低频分量分别定义为 0.15 Hz 以上和 0.15Hz 以下。根据经验，HRV 的低频分量表示交感神经活动，高频分量表示副交感神经活动。这两种主要成分通常表示为低频/高频，用来表示交感迷走神经平衡。关于 HRV 的细节，将在后续章节里讲述。

3.4.4　应用

HRV 生物反馈治疗可以用于改善以下症状：

- 哮喘
- 慢性阻塞性肺疾病（Chronic Obstructive Pulmonary Diseases，COPD）
- 抑郁
- 焦虑
- 纤维肌痛
- 心脏病
- 不明原因腹痛等

研究表明，HRV 生物反馈也可用于改善健康个体的生理和心理健康。

3.5　脑血管造影

脑血管造影主要观察前额叶的活跃程度，有两种形式：一种是被动红外脑血管造影，通过非接触式测量温度实现；另一种是近红外脑血管造影，通过测量血液流量和氧合作用实现。

3.5.1　被动红外脑血管造影

用置于头部的非接触式温度传感器，通过释放的热量（温度）测量大脑前部的血液流量，称为被动红外脑血管造影（Passive Infrared Hemoencephalography，PIR HEG），如图 3－13

所示。随着额叶更加努力工作，更多氧合血液被带到此区域，同时此区域皮肤表面温度升高，这是 PIR HEG 热成像传感器检测到的。这种方法由 Jeff Carmen 博士开发并引起了人们的关注。

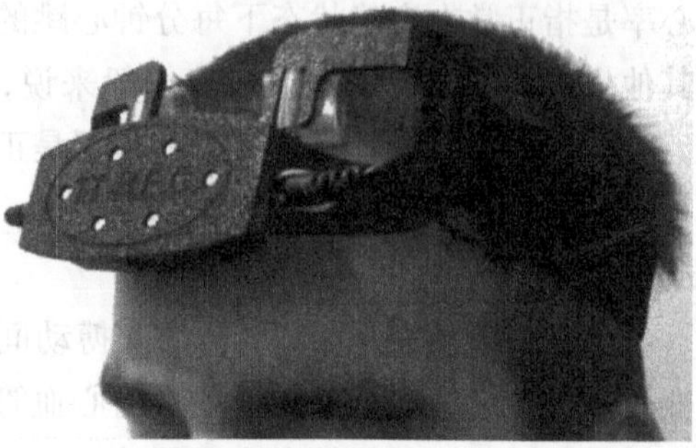

图 3-13 PIR HEG

3.5.2 近红外脑血流造影

近红外脑血流监测（Near - Infrared Hemoencephalography，NIR HEG）通过将红光和红外光注入组织并通过测量反射回来的光量来监测大脑前部的血液流量和氧合作用。

近红外脑血管造影在大脑的特定区域（通常通过前额）照射交替的红光（660nm）和近红外光（850nm）。红光用作探针，而红外光提供相对稳定的基线用于比较。佩戴在前额上的分光光度计装置中的光电池测量被激活的皮层组织中脑血流反射的每个波长的光量，并将数据发送到计算机，然后计算机计算红光与红外光的比率并将其转换成患者可以看到的图形界面上的氧合水平的视觉信号。在 NIR HEG 中，随着氧合血红蛋白（HbO_2）与脱氧血红蛋白（Hb）的比例增加，血液变得越来越不透明，并且散射更多的红光而不是吸收红光，而血液散射的红外光量对血红蛋白氧合水平的变化不敏感。所以，NIR HEG 测量的是大脑前部的血液流量和氧合作用。

随着额叶工作更加努力，更多氧合血液被带到此区域，红光和红外光的比例基于存在的血液量而变化，这是 NIR HEG 传感器检测到的。这种方法是由 Hershel Toomin 博士开发的。

3.5.3 应用

HEG 用于研究和治疗下列疾病：

- 偏头痛
- ADHD
- 自闭症谱系障碍
- 提高认知性能

3.6 呼吸带

呼吸带是一个放置在胸部、腹部或两者周围的传感器带，通过传感器感应胸部或腹部的扩张和收缩。通过胸腹部的相对扩张或收缩，可以观察呼吸模式，测量呼吸率（每分钟的呼吸次数）等。临床医生可以使用呼吸带反馈来检测和纠正功能失调的呼吸模式和行为。不正常的呼吸模式包括锁骨呼吸、反向呼吸（呼气时腹部扩张，吸入时收缩的呼吸）和胸呼吸（浅呼吸，主要依赖于外部肋间的肺部膨胀）。呼吸功能障碍包括窒息（呼吸暂停）、喘气、叹息和气喘。

目前，呼吸带反馈治疗可应用于以下疾病：

- 焦虑症
- 哮喘
- COPD
- 原发性高血压
- 恐慌症发作
- 压力过大

呼吸带反馈经常和心率变异性训练相结合，即与心电图仪或光体积描记器（PPG）联用。

3.7 光体积描记图

光体积变化描记图法是以光学的方式获得器官体积描记图，常用的实现方法是通过脉搏血氧仪照射皮肤并测量光吸收的变化量。

使用发光二极管的光线照射皮肤，并用光电二极管测量光透射或反射的光量，就可以得到一张表示由皮下血流变化引起的光体积变化的图表。因为流向皮肤的血液可以被多种其他生理系统调节，PPG也可以用来监测呼吸、血容量不足及其他循环状况。另外，PPG波形的形状会随着被试者的不同而不同，同时也随脉搏血氧仪放置的位置和方式而有所不同。目前，最常用的是用PPG技术测量血容量脉搏（BVP）。

3.7.1 测量机制

PPG传感器可以由贴扣带固定在手指或太阳穴上，以监测颞动脉。其用红外光源照射组织，再用光电晶体管检测通过组织或由组织反射的光。当组织中血液流量较大时，吸收的光较少，从而到达传感器的光强度得到增加。根据这一原理可以推断出血容量，进而推算出BVP即每次心跳、心率和HRV时血容量的阶段性变化（图3-14）。

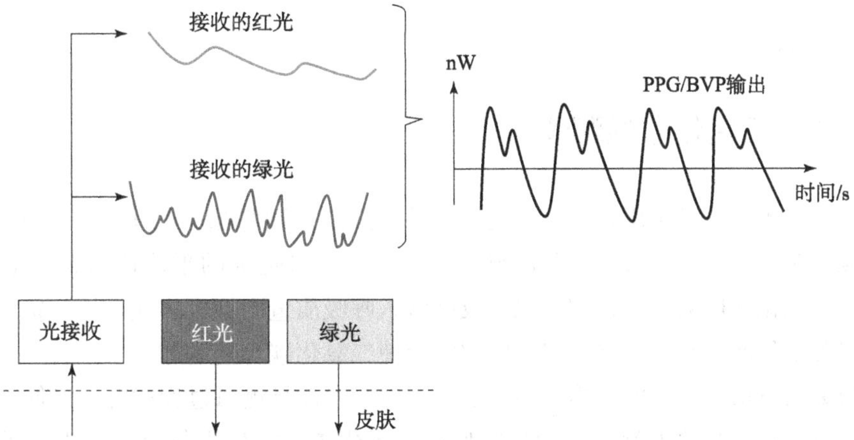

图3-14 光体积描记图的测量原理

3.7.2 应用

PPG虽然没有ECG精确，但它能很好地反映心率及心率变异性（图3－15），在ECG的R波的波峰（R－Ware Penk）出现后，经过一定时间延时后，在PPG上就会观察到脉搏的峰值（Pulse Peak），这种强关联使光体积描记器可以很好地反映心率和心率变异性，而且其测量设备小巧简单，有利于生物反馈进行。相比于温度反馈，PPG传感器对微小的血流变化更敏感，可以作为温度反馈的补充。

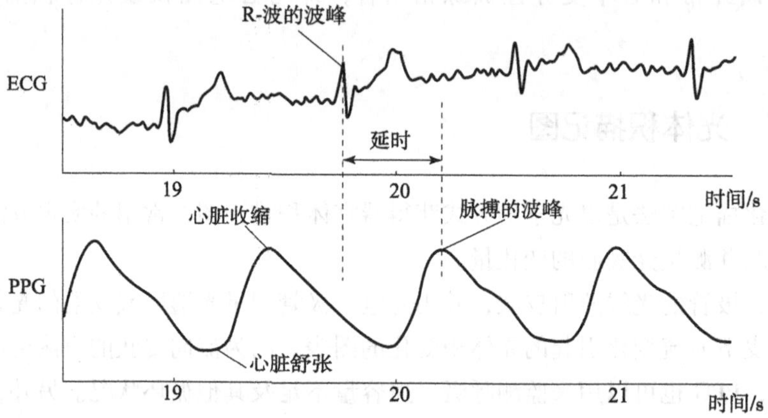

图3－15 PPG和ECG的关联性

在实践中，PPG应用于下列疾病：

- 慢性疼痛
- 水肿
- 头痛（偏头痛和紧张性头痛）
- 原发性高血压
- 雷诺病
- 焦虑
- 压力过大

3.8 二氧化碳检测仪

二氧化碳检测仪或二氧化碳分析仪使用红外探测器来测量通过鼻孔呼入乳胶管的呼气末二氧化碳（呼气末二氧化碳浓度或分压）。呼气末二氧化碳的平均值为5%（36 Torr或4.8 kPa）。二氧化碳检测仪的检测结果是反映病人呼吸质量的指标。浅、快、费力的呼吸会使二氧化碳含量降低，而深、慢、费力的呼吸会使二氧化碳含量增加。

因为测量设备相对于其他生物反馈系统过于庞大，而且测量过程中舒适度低，二氧化碳浓度反馈并不常用。有的生物反馈治疗师使用二氧化碳检测仪生物反馈作为呼吸反馈的补充，来治疗焦虑症、哮喘、COPD、原发性高血压、恐慌症和压力过大的患者。

3.9　脑流造影

REG 生物反馈是一种有意识地控制血流的生物反馈技术。“流变脑电图仪”是一种用于脑血流生物反馈的电子设备，电极固定在头部的特定位置，并允许设备连续测量位于电极之间结构组织的电导率。脑血流技术基于非侵入性的生物阻抗测量方法。生物阻抗的变化由血容量和血流量产生，并通过流变仪记录下来。由于高频阻抗测量的存在，脉冲生物阻抗的变化直接反映了脑深部结构的总血流量。

脑流造影（大脑的电阻抗测量）可以观察到不同区域脑深部的血流量，这一点优于只能作用于前额的脑血管造影。但关于 REG 的病理生理学背景的许多临床问题仍未得到解答，目前只是在研究阶段。

本章小结

EMG 信号和 ECG 信号是复杂的，本章重点介绍了它们的生理产生机制、测量的原理、信号分析的数学方法，以及它们的应用。HEG 信号是一种简单地判断大脑某一个区域是否活跃的办法，一般用于前庭训练。光体积描记图法可以用来测量很多人体指标，目前常用的是用它来测量 BVP，从而计算出心率，它比 ECG 操作简单，传感器小巧，很受欢迎。另外，本章还介绍了呼吸带、二氧化碳检测仪及脑流造影技术。呼吸反馈在生物反馈中被广泛使用。

参考文献

[1] Kamen Gary. Electromyographic Kinesiology [C]//In Robertson, DGE, et al. Research Methods in Biomechanics. Champaign, IL: Human Kinetics Publ., 2004.

[2] Harvey A M, Masland R L. Actions of durarizing preparations in the human [J]. Journal of Pharmacology and Experimental Therapeutics, 1941, 73 (3): 304 – 311.

[3] Botelho Stella Y. Comparison of simultaneously recorded electrical and mechanical activity in myasthenia gravis patients and in partially curarized normal humans [J]. The American Journal of Medicine, 1955, 19 (5): 6 – 693.

[4] Christie T H, Churchill – Davidson H C. The St. Thomas's Hospital nerve stimulator in the diagnosis of prolonged apnoea [J]. Lancet, 1958, 1 (7024).

[5] 王健，金小刚．表面肌电信号分析及其应用研究 [J]．中国体育科技，2000 (8): 27 – 29.

[6] 王健，方红光，Markku Kankaanpaa. 基于表面肌电信号变化的慢性下背痛诊断和运动疗效评价 [J]．航天医学与医学工程，2005 (04): 287 – 292.

[7] 王健，方红光，杨红春．运动性肌肉疲劳的表面肌电非线性信号特征 [J]．体育科学，

2005（05）：39 -43 +64.

[8] 杨健群，刘秉正，彭建华，等．表面肌电的非线性动力学初步分析［J］．航天医学与医学工程，1999（03）：31 -33.

[9] 蔡立羽，王志中，张海虹．表面肌电信号的复杂度特征研究［J］．航天医学与医学工程，2000（02）：124 -127.

[10] 郑玉慧，詹瑞棋，江宁，等．中风病人肌肉痉挛状态之肌电评价［J］．中华复健杂志，1994，22（2）：91 -97.

[11] 戴慧寒，王健，杨红春，等．脑卒中患者四肢肌肉的表面肌电信号特征研究［J］．中国康复医学杂志，2004（08）：21 -23 +27.

第4章 脑电波及脑电波分析

相对于其他用于生物反馈的信号，脑电波是复杂的，所以本章单独讲述脑电波。脑电波是如何产生的？如何测量脑电波？由一系列无规则的波形能看出什么，能反映出人体的什么状态？事件相关电位（Event - Related Potential，ERP）是怎么回事？如何分析静息态的脑电波？如何记录分析 ERP？如何进行量化脑电波分析？如何进行基于脑电波的生物反馈（神经反馈）？这些是本章要回答的问题。

4.1 脑和大脑皮层

大脑由端脑与间脑组成（图 4 - 1）。在医学及解剖学上，多用大脑一词指代端脑。端脑有左、右两个大脑半球（端脑半球）。将两个半球隔开的是称为大脑纵隔的沟壑，两个半球除了胼胝体相连以外完全左、右分开。半球表面布满脑沟，沟与沟之间所夹的细长部分称为脑回。脑沟并非是在脑的成长过程中随意形成的，以何种形态出现在何处都有规律（其深度和弯曲度因人稍有差异）。每一条脑沟在解剖学上都有专有名称。脑沟与脑回的形态基本左、右半球对称，是对大脑进行分叶和定位的重要标志。

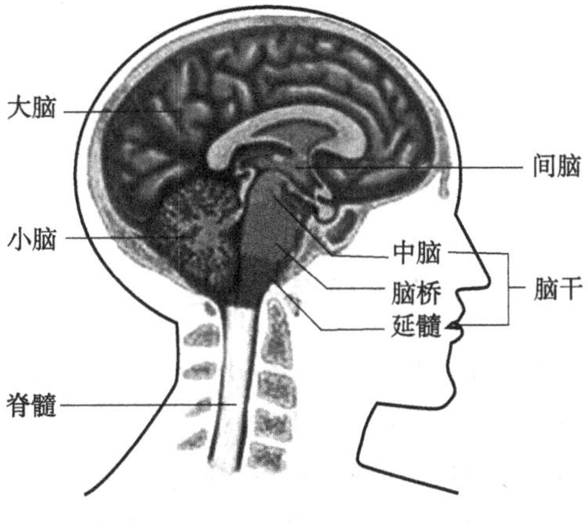

图 4 - 1　大脑的结构示意图

大脑皮层是端脑的一部分，也是脑和整个神经系统演化史上最晚出现、功能上最为高阶的一部分。越高等的动物脑回皱褶就越多，大脑皮质面积也越大。如果将成年人类的大脑皮质全部展平，其面积大约与两张报纸展开的面积相当。大脑皮质的厚度为 2 ~ 4mm。

大脑皮层由神经细胞组成，包括神经元和星形胶质细胞等其他支持细胞。大多数神经元属于锥体细胞形态，其余形态有篮状细胞等。成年人类大脑皮层中所含的神经元的数量大约在 10^{10} 量级。皮层神经元之间形成大量的突触连接，包括分区内的连接、分区之间的侧向连接和半球之间通过胼胝体的连接以及和脑的其他部分（如丘脑、基底核等）形成的连接。

4.1.1 大脑皮层的分区

根据空间位置，大脑皮层被分为几个叶（图 4 - 2），每个叶是空间上连通的一部分皮层。以下列出的是这些分区的名称及目前学术界所认为的主要功能。

额叶：高级认知功能，如学习、语言、决策、抽象思维、情绪等，自主运动的控制。

顶叶：躯体感觉，空间信息处理，视觉信息和体感信息的整合。

颞叶：听觉，嗅觉，高级视觉功能（如物体识别），分辨左右，长期记忆。

枕叶：视觉处理。

边缘系统：包含海马体及杏仁体在内，支持多种功能，如情绪、行为及长期记忆的大脑结构。负责奖励学习和情感处理。

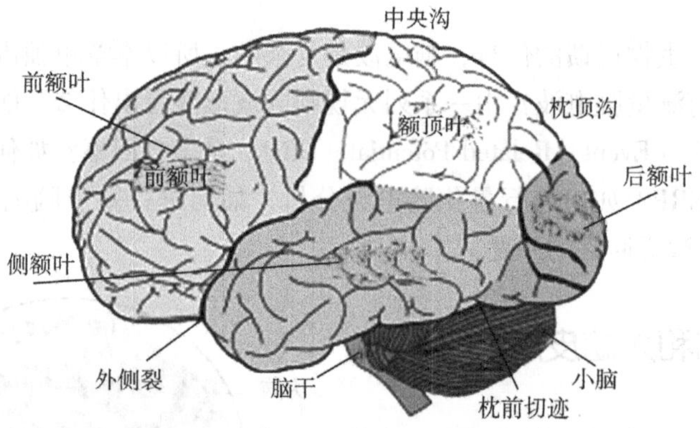

图 4 - 2 外侧大脑皮层的解剖的区分

4.1.2 布罗德曼脑分区

布罗德曼脑分区（Brodmann Area）是一个根据细胞结构将大脑皮层划分为一系列解剖区域的系统（图 4 - 3 和图 4 - 4）。布罗德曼脑分区最早由德国神经科医生科比尼安·布罗德曼（Korbinian Brodmann）提出。他的分区系统包括每个半球的 52 个区域，其中一些区域已经被细分，如 23 区被分为 23a 和 23b 区等。

1，2 和 3 区（习惯上常称为“3，1 和 2 区”）——体感皮层，主要体感觉区；

4 区——主要运动区；

5 区——体感觉联络皮层，和 7 区形成体感觉联络皮层；

6 区——前运动皮层和辅助运动区；

7 区——体感觉联络皮层，和 5 区形成体感觉联络皮层；

8 区——包括额叶眼动区（Frontal Eye Field），负责控制眼球随意扫描动作；

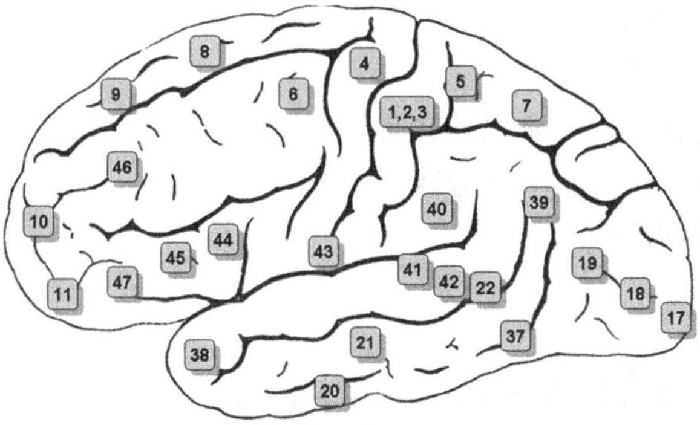

图 4－3　大脑半球外侧面的布罗德曼脑分区图

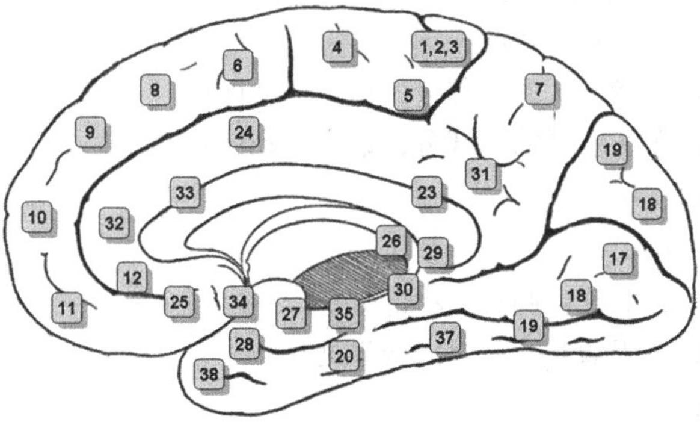

图 4－4　大脑半球内侧面的布罗德曼脑分区图

9 区——后外侧前额叶皮层；

10 区——额极区（上额回和中额回最前侧的部分）；

11 区——额眶区（眶回、直回和上额回前侧的一部分）；

12 区——额眶区（上额回和下前回之间的区域）；

13 区——岛皮层；

17 区——初级视觉区；

18 区——视觉联络区；

19 区——视觉联络区；

20 区——下颞回；

21 区——中颞回；

22 区——上颞回，其前侧部分属于韦尼克区，听觉联络区，判断声音种类；

23 区——下后扣带皮层；

24 区——下前扣带皮层；

25 区——膝下皮层；

26 区——压外区；

28 区——后内嗅皮层；

29 区——压后扣带皮层；

30 区——扣带皮层的一部分；

31 区——上后扣带皮层；
32 区——上前扣带皮层；
34 区——前扣带皮层，位于海马体旁回；
35 区——旁嗅皮层，位于海马体旁回；
36 区——海马体旁皮层；
37 区——梭状回；
38 区——颞极区；
39 区——角回，韦尼克区的一部分，语言感觉区；
40 区——缘上回，韦尼克区的一部分，语言感觉区；
41 区，42 区——初级听皮层和听觉联络皮层；
43 区——中央下区，主要味觉区；
44 区——三角部，布洛卡区的一部分，语言运动区；
45 区——岛盖部，布洛卡区的一部分，语言运动区；
46 区——上外额叶皮层；
47 区——下额页叶层；
48 区——下脚后区，颞叶内侧的一小部分；
49 区——岛旁区，位于颞叶和岛叶的交界处。

4.2 脑电波的生理基础

我们知道，人类的大脑是由数十亿个神经元连接起来的网络（图 4-5）。神经元是组成大脑的细胞。细胞中的膜转运蛋白将离子泵进/泵出细胞膜，由于离子是带电的，这样细胞就可以被极化。神经元不断地与细胞外环境交换离子，以维持静息电位并传播动作电位。

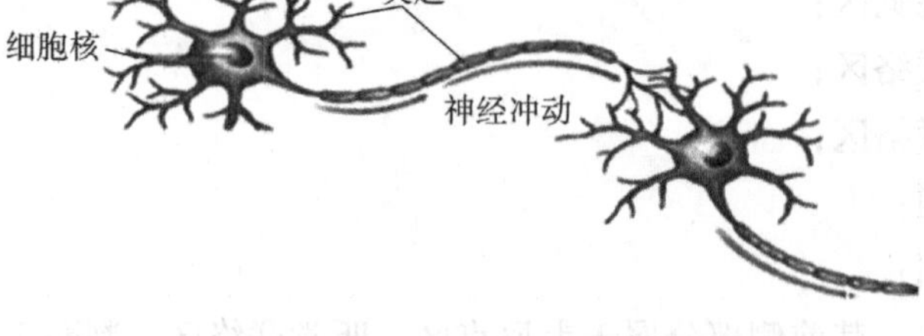

图 4-5 神经元和神经元的连接

如果一个初始刺激达到了阈值电位（Threshold Potential），就会引起一系列离子通道的开放和关闭，从而形成离子的流动，改变跨膜电位（动作电位）。而这个跨膜电位的改变可以引起邻近位置上细胞膜电位的改变，这就使兴奋能沿着一定的路径传导下去。

动作电位的传播形成了神经传导。一个神经元可以推动它的邻居，它的邻居再推动其他邻居，这个过程称为体积传导。当离子波到达头皮上的电极时，它们可以推动或拉动电极中金属上的电子。由于金属容易传导电子的推拉，因此可以通过电压表测量任何两个电极之间的推或拉电压的差异，随着时间的推移记录这些电压就给我们提供了 EEG。当然，在这种波浪式的推动中，有些动作电位因为不能达到相邻神经元的阈值电位，所以不能被传递到下一轮的推动中，也不会到达头皮上的电极。头皮上测量的脑电波是数千个或数百万个神经元活动的聚合，是具有相似空间取向的数千或数百万个神经元同步活动的总和。如果细胞不具有相似的空间方向，则它们的离子不会排列并产生要检测的波。皮质的锥体神经元被认为可以产生最多的 EEG 信号，因为它们良好对齐并且一起发射。由于电压场梯度随着距离的平方而下降，因此来自深源的活动比颅骨附近的电流更难以检测。所以，头皮电极测量的脑电波只是部分到达头皮的动作电位的总和，而深层的大脑神经元的电活动中不能被同步和放大的电位动作则没有被测量到。图 4－6 示意性地表达了单个神经元放电和 EEG 的关系。图中 1～n 显示的是单个神经元（Single Neuron）的动作电位，一个竖线表示一个动作电位，竖线的位置表示了神经元的放电时间。这些单个神经元的动作电位进行聚集叠加，就形成了图中的脑电波电形（EEG－Oscillation）。

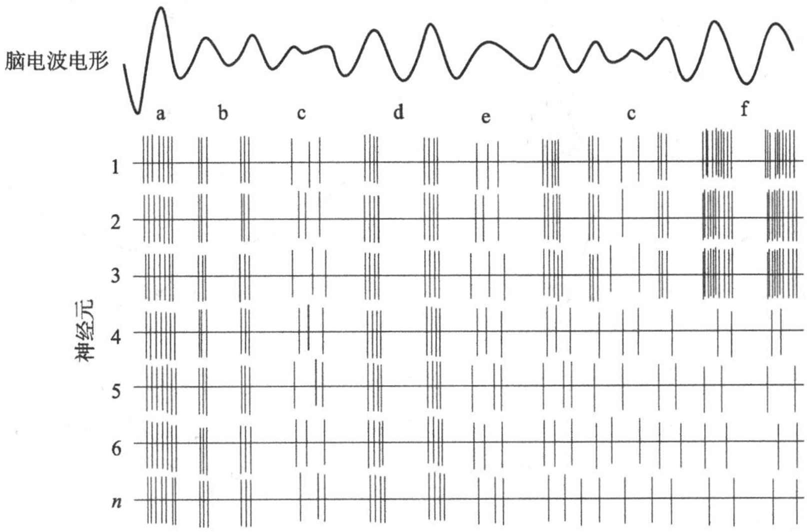

图 4－6　脑电波是单个神经元电活动的聚集

4. 3　脑电波的测量

EEG 根据电极放置的位置（颅内或颅外），可分为头皮电极 EEG、颅内电极 EEG。本节介绍的是临床上经常接触到的头皮电极 EEG。

EEG 与心电图、肌电图一样，是利用仪器来记录电活动，头皮电极 EEG 是从头皮上将脑部的自发性电活动加以放大并记录而获得的图形。

脑电波的测量是通过固定在头皮上的金属电极测量位于头皮上的至少两个电极之间的电压来实现的。头皮上电极的位置取决于测量的目的和精度，目前最常用的是 10－20 系统，包括 19 个记录电极和 2 个参考电极。在神经反馈中，长时间监测时一般使用较少的电极；而在一些临床诊断、分析或研究中会使用更多的通道，如 56 电极、128 电极等。

4.3.1 10－20 系统

头皮电极 EEG 的测量中电极的放置，常规使用的是国际 10－20 系统，包括 19 个记录电极和 2 个参考电极。它的设计思想是将头（球形）按照 10%、20% 的比例均匀地分割成小的区域（图 4－7 和图 4－8），将电极置于分割的交叉点。这样的分布可以最大化地测量到到达头皮的脑电活动。

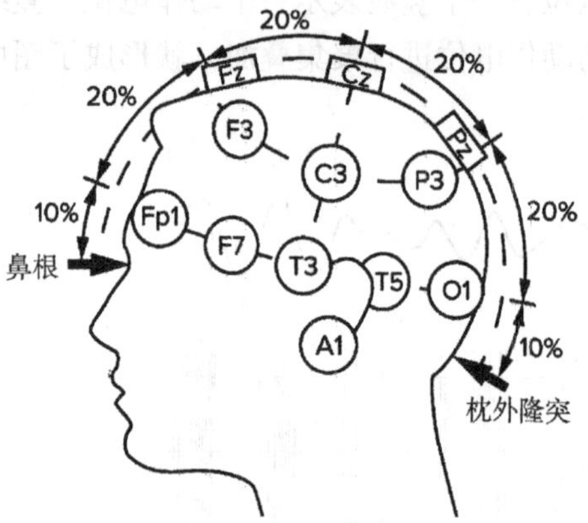

图 4－7 10－20 系统侧视示意图

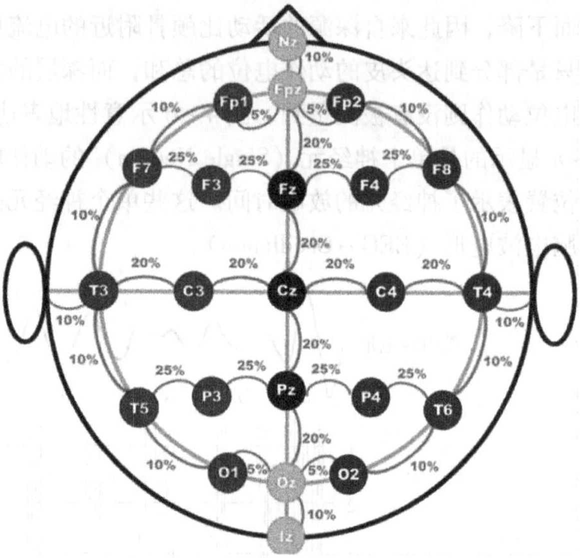

图 4－8 10－20 系统俯视示意图

这些点的命名有下列规范：前额叶（Prefrontal）Fp，脑前区（Frontal）F，中央区（Central）C，颞区（Temporal）T，枕部区（Posterior）P，中线的位置为 z，左脑的电极位置为奇数 1、3、5、7 等，右脑的电极位置为偶数 2、4、6、8 等。

4.3.2 操作步骤

需要一个软尺和一支可以在头上标注的笔。标注时，将头发分开，标注在头皮上。

（1）首先在头部确定鼻根和枕外隆突（图 4－9），再确定矢状线。

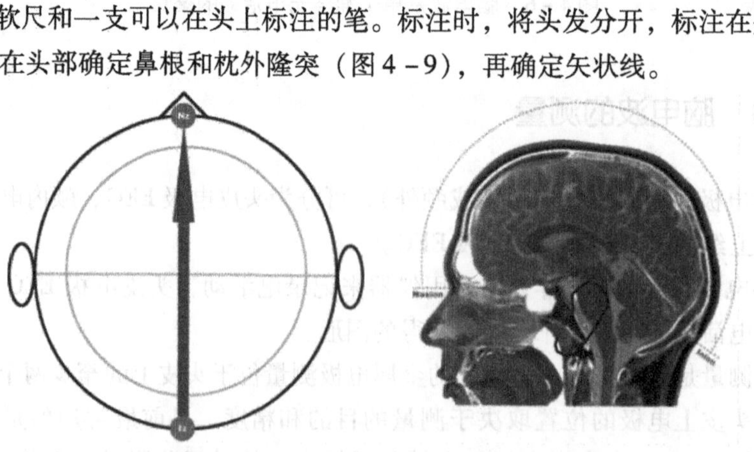

(a)　　(b)

图 4－9 确定鼻根和枕外隆突

鼻根是鼻梁上方的最凹陷处，和眼睛在同一个水平位置。枕外隆突是脊椎和头骨的交会处（用手指顺着脊椎上行，行到的凹陷处）上面的头骨边缘。

用软尺经过头顶正中处，测量从鼻根到枕外隆突的距离。此处假设为 36cm。

（2）确定 Cz。计算出 50% ×36cm = 18cm，从鼻根处向上量 18cm 确定 Cz 的位置，基本在头顶正中（图 4 – 10）。

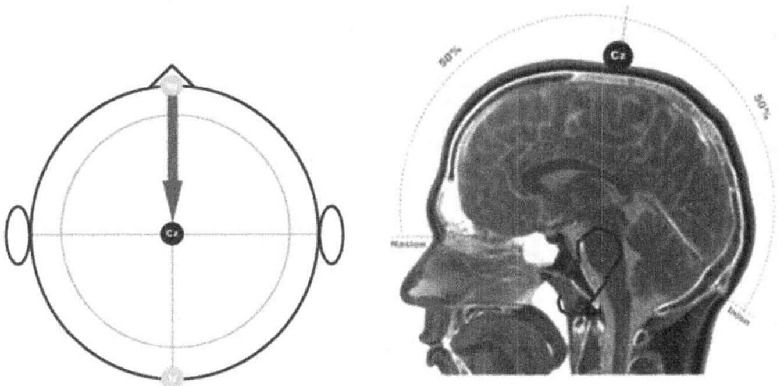

(a)　　(b)

图 4 – 10　定位 Cz

（3）确定 Fpz 和 Oz 的位置。计算出 10% ×36cm = 3. 6cm。从鼻根处向上量 3. 6cm 确定 Fpz 的位置（图 4 – 11）。从枕外隆突向上量 3. 6cm，是 Oz 的位置。

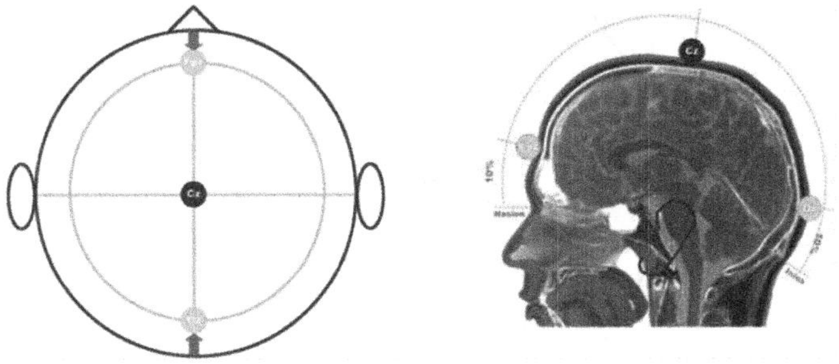

(a)　　(b)

图 4 – 11　定位 Fpz 和 Oz

（4）确定 Fz 和 Pz。计算出 20% ×36cm = 7. 2cm，从 Fpz 处向上量 7. 2cm 即是 Fz 的位置。从 Oz 处向上 7. 2cm 的距离就是 Pz 所在的位置（图 4 – 12）。

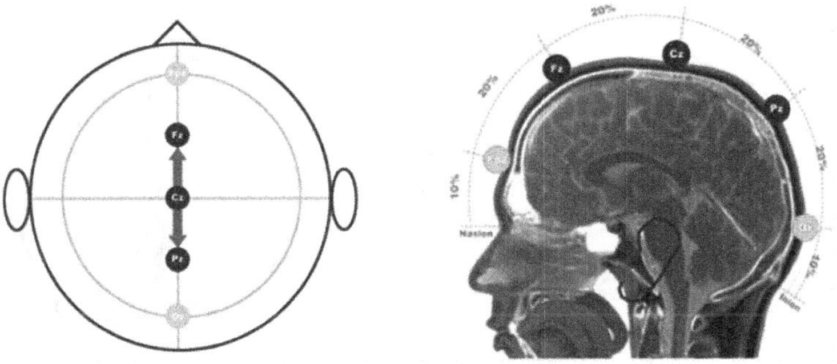

(a)　　(b)

图 4 – 12　定位 Fz 和 Pz

（5）确定双侧耳前点的连线。耳前点在耳前的凸起处，轻轻地把手指放在耳前处，张开嘴，就能感觉到凸起处。经过 Cz 处测量双侧耳前点的距离，此处假设是 40cm（图 4－13）。

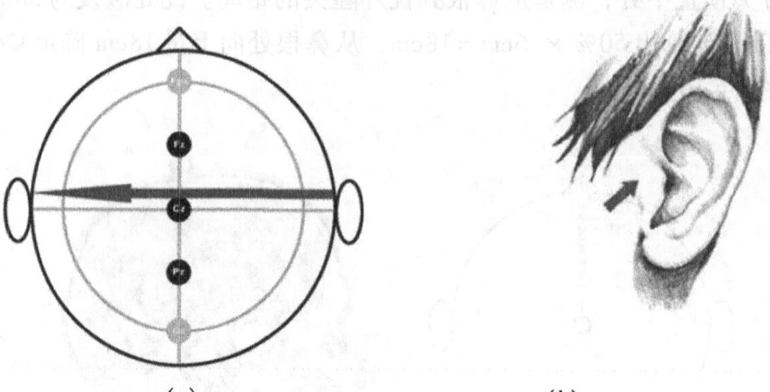

（a） （b）

图 4－13 定位耳前凸起处

（6）确认 Cz。计算出 50% ×40cm＝20cm，从一侧耳前点向中心方向量 20cm，得到 Cz 点（图 4－14）。矢状线和冠状线交会处才是真正的 Cz 的位置。

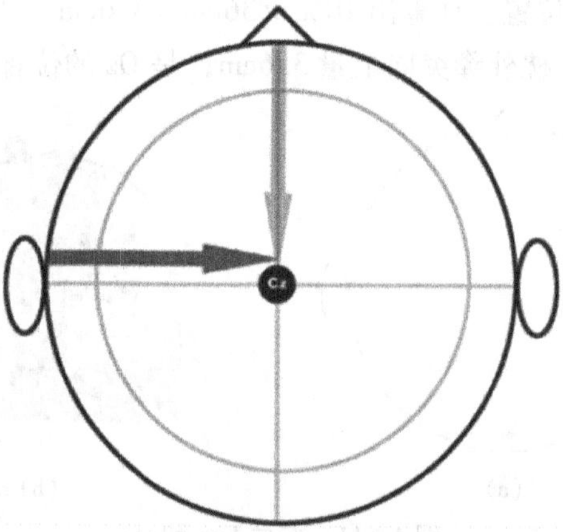

图 4－14 确认 Cz

（7）确定 T3 和 T4。计算出 10% ×40cm＝4cm，从左耳前点向上量 4cm 得到 T3 的位置，从右耳前点往上量 4cm 得到 T4 的位置（图 4－15）。

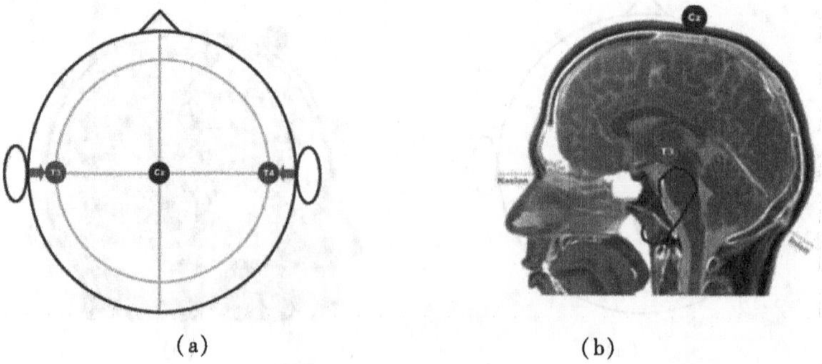

（a） （b）

图 4－15 定位 T3 和 T4

（8）测量T3到Cz的距离，确定C3和C4的位置（图4－16）。

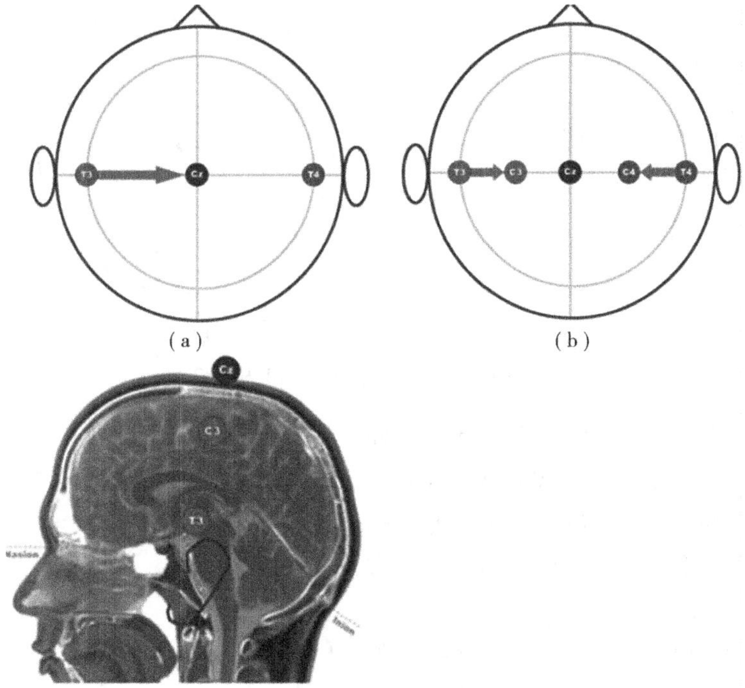

（a）　（b）　（c）

图4－16　确定C3和C4

此例中T3到Cz的距离应该是40%×40cm＝16cm，取其1/2即8cm，应该是从T3到C3的距离，确定C3。同样方法可以确定C4。

（9）确定头的周长（图4－17）。用软尺绕走一圈，从Fpz依次经过T3、Oz、T4，再到Fpz，测出这一圈的周长。此例中假设头周长为58cm。

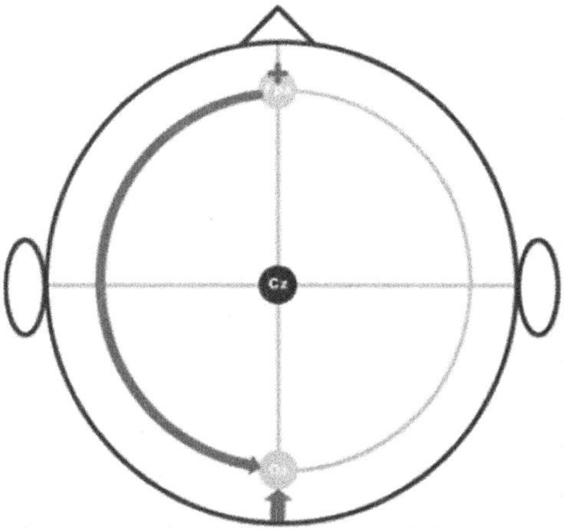

图4－17　确定头周长

（10）确定O1、O2、Fp1和Fp2。从Oz处顺头的周长往左取5%×58cm＝2.9cm，得到O1点，往右得到O2点。在Fpz处进行同样的操作，获得Fp1和Fp2的位置（图4－18）。

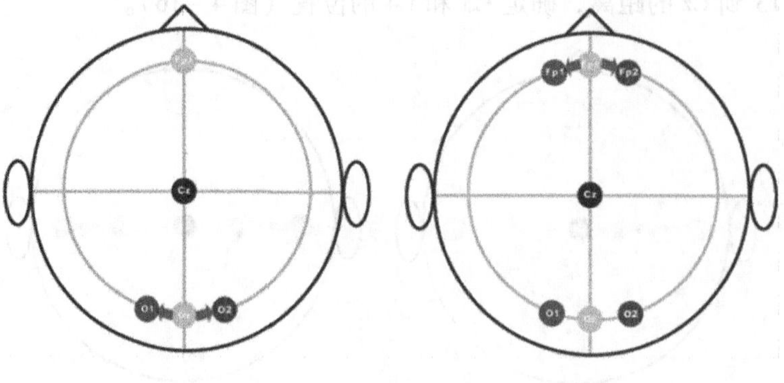

（a）　　（b）

图 4－18　确定 O1、O2、Fp1 和 Fp2

（11）确定 F7 和 F8、T5 和 T6。从 Fp1 处取头周长的 10%，此例中 10% ×58cm = 5.8cm，得到 F7 的位置。以同样的办法获得 F8。从 T3 和 T4 处做同样的操作，确定 T5 和 T6 的位置（图 4－19）。

（12）验证 Fz 和 Pz。F7 和 F8 的连线与矢状线的交会处应该是 Fz，T5 和 T6 的连线与矢状线的交会处是 Pz 的位置。

（13）确定 F3 和 F4、P3 和 P4（图 4－20）。连线 F7 和 Fz，它们中间的位置就是 F3。从 Fp1 到 F3 的距离应该是鼻根到枕外隆突距离的 20%，此例中是 20% ×36cm = 7.2cm。可对 F3 的位置进行验证。以同样方法获得 F4 的位置并进行验证。

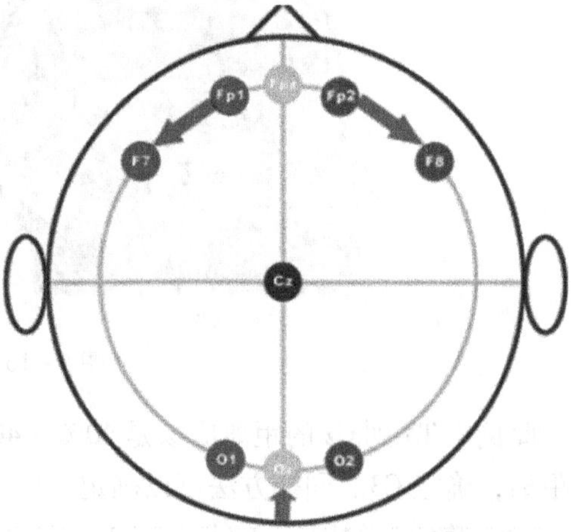

图 4－19　确定 F7 和 F8、T5 和 T6

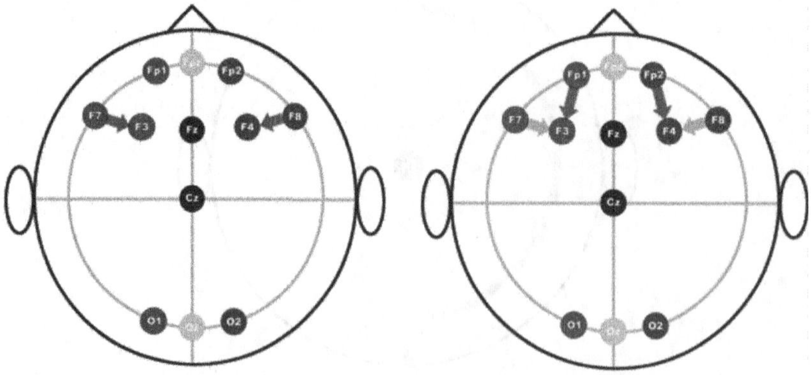

（a）　　（b）

图 4－20　确定 F3 和 F4、P3 和 P4

以同样的办法，从 T5 和 Pz 确定 P3，从 T6 和 Pz 确定 P4。

（14）确定 C3 和 C4。C3 在 T3 和 Cz 的中间，C4 在 T4 和 Cz 的中间（图 4－21）。

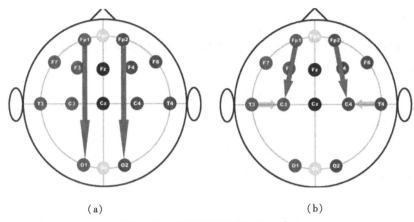

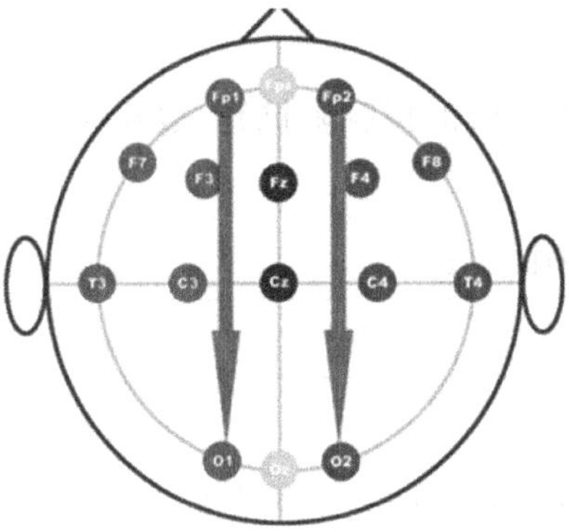

（a）　　（b）

图 4－21　相对位置示意（附彩插）

至此 19 个点的电极位置就全部标识出来了。左耳垂的位置为 A1，右耳垂的位置为 A2。

4.3.3　操作规范

1. 电极的固定安装

最常用的方法是用固体导电膏将湿式电极固定，如果是海绵电极（可用导电液）或其他电极，方法会有所不同。

为了将电极固定在头皮上，获得较低的接触电阻，先要将固定电极处清洁，再用导电膏将电极固定。

2. 清洁皮肤

用磨砂膏（NuPrep）清除头皮上的皮屑和死皮，然后用棉签蘸液体磨砂膏（图 4－22）摩擦头皮位置，再用蘸有酒精的棉垫将此处清理干净。

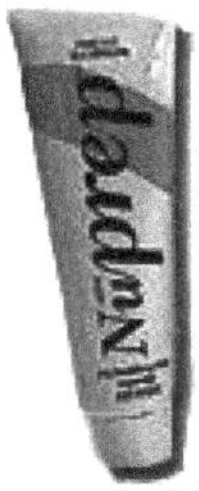

图 4－22　磨砂膏（NuPrep）

3. 粘贴电极片

用导电膏填满电极的小凹槽，内部不能有空气残留。然后取更多的导电膏涂在电极上，使导电膏形成一个球状。导电膏不要过多，不要超出电极的周围，图 4－23 显示的是理想的量。

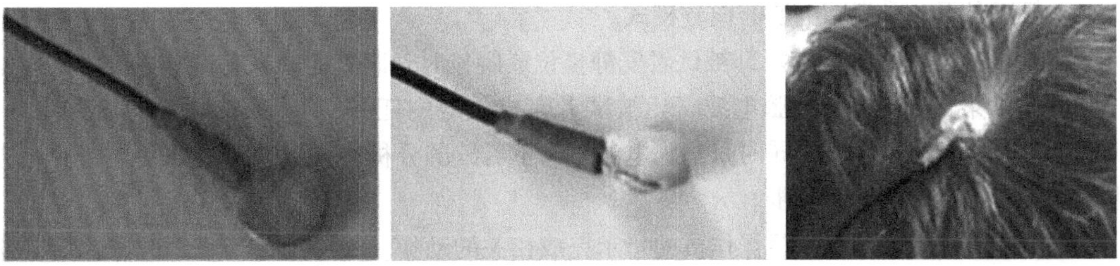

（a）　　（b）　　（c）

图 4－23　粘贴电极片操作

将头发分开，电极按在准备好的头皮上，轻轻按下去，导电膏会向周围溢出一些，形成一圈。

4. 阻抗检查

电极固定好后，检查其接触是否良好（检查电极的接触阻抗）。表 4－1 给出了神经反馈和脑电波测量中阻抗的用途。

表 4－1 阻抗的用途

阻抗/kΩ	用 途
0～15	建议用于测量评估
15～50	可用于神经反馈训练，但不建议用于评估
大于 50	不推荐

不同系统的检测阻抗的办法各有不同，有的系统每个通道均会有一个指示灯，绿灯表示接触阻抗低于 15kΩ。有的系统要进入特殊的阻抗检查模式，依次检查各个通道，将接触阻抗控制在 15kΩ 以下，以保证脑电波的测量质量。图 4－24 所示为一个系统的检测过程，在阻抗不合格时，需要通过重新处理皮肤、粘贴电极片等方式进行调整。

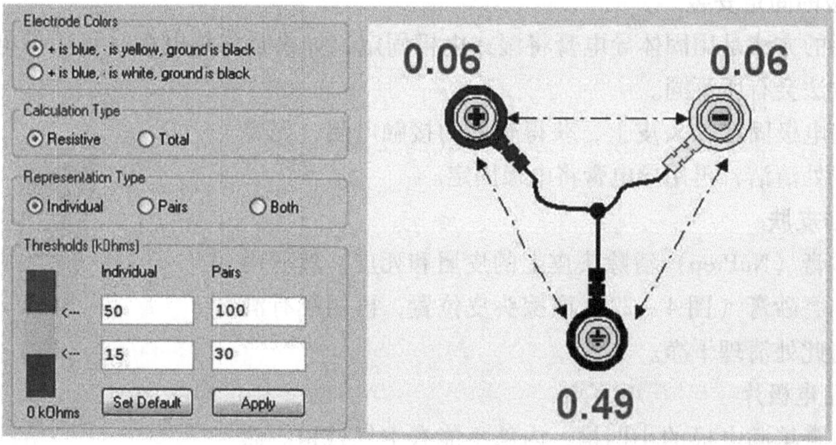

图 4－24 阻抗检测

5. 采集模式

一般情况下，采集脑电波有两种模式。

（1）采集静息态脑电波。即被试者安静坐位或躺位时睁眼、闭眼状态的脑电波。

（2）采集任务状态下的脑电波。让被试者完成一定的任务，如 TOVA 测试，或接受一定的刺激，如光的刺激等，同时采集脑电波。为了后续的分析，任务和刺激的发生机制与脑电波采集系统要进行时钟同步。

被试者安静地坐好，按照操作员的指示完成相关的动作，如睁眼、闭眼、进行认知任务等，同时采集脑电波。

图 4－25 所示为按照 10－20 系统采集到的脑电波。

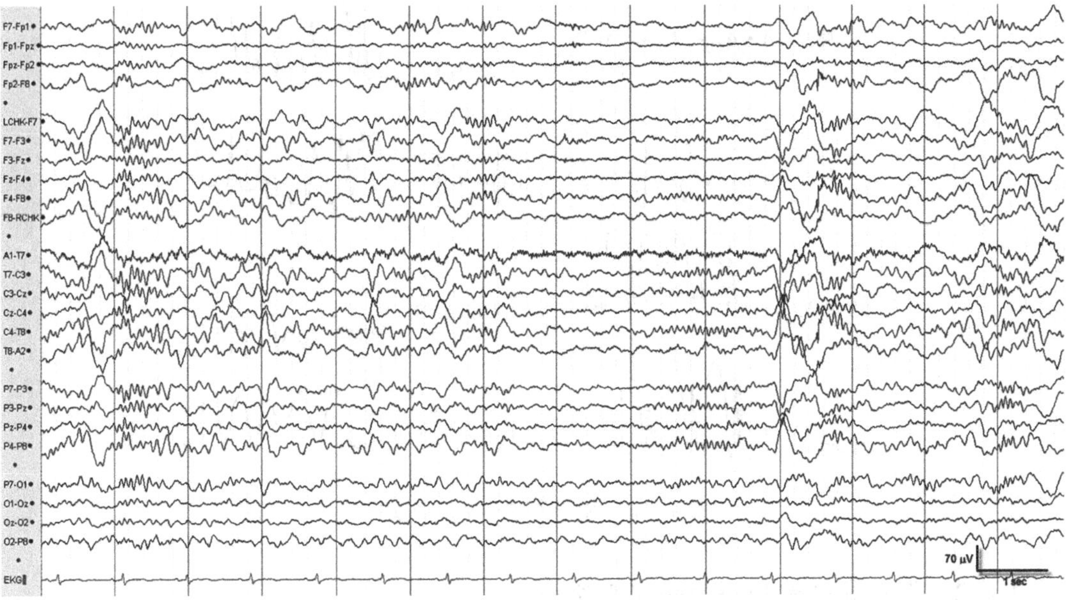

图 4－25　10－20 系统采集的脑电波

在神经反馈中采集到的脑电波通道数会比较少，一般从 1 通道到 8 通道，但是也有同时采集 19 通道的训练系统。

4.4　脑电波的分析

EEG 测量的是位于头皮部位的脑电活动，即使头皮脑电波记录的只是很少一部分大脑的电活动，它也给我们提供了研究大脑的非常有用的信息。

脑电波是一系列杂乱无序的波。它显示了大脑皮层各部位电活动的振幅、各部位各种波形的振幅和相对功率，以及各皮层部位与其他皮层部位（相干性和对称性）相互作用的程度。

脑电波分析的常用方法有下面几种。

4.4.1　波形模式识别和分析

从脑电波中识别出波形模式（图 4－26），建立波形模式和症状之间的关系，是脑电波最早的分析方法。常用的做法是脑电分析师用肉眼发现这些异常的模式。目前，计算机辅助的模式识别已经被逐步引入。

脑电波的波形模式识别和分析是脑电波用于临床诊断的主要分析方法。很多疾病能够引起脑电波异常，如常见的发热、呕吐、电解质紊乱，严重一些的有脑炎、脑膜炎、癫痫等。所以，脑电波是诊断这些疾病，特别是癫痫的辅助工具。这种分析不是神经反馈的主要方法，所以在此不展开讨论。

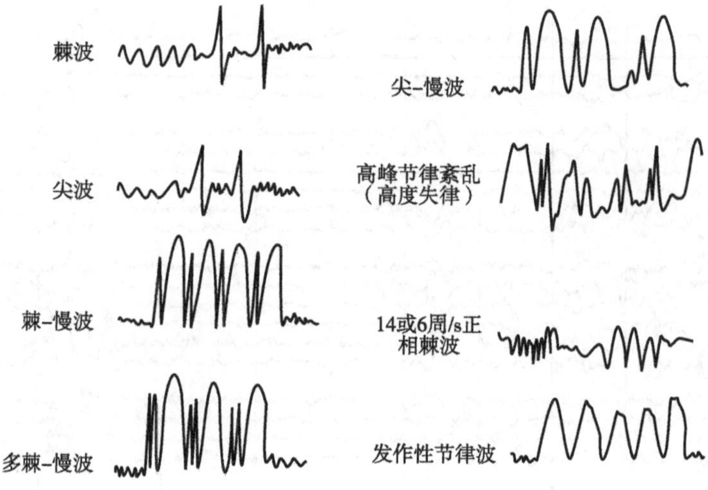

图4－26　脑电波的一些波形模式

4.4.2　量化脑电波分析的一般方法

1. 电极的安装方法

EEG信号被收集后，以特定的方式显示在屏幕上。

显示方式主要有两种：双极（Bio Polar）方式和单极/参考（Mono Polar/Referential）方式。双极安装方式由两个电极组成的电极链组成，每个电极连接一个或两个相邻电极。例如，C3－Cz表示C3与Cz之间的电压差，所以这种方式也称为差分方式。单极/参考安装方式将每个电极连接到单个参考点，该参考点可以是头皮上的另一个电极或信号的数学组合，如数学平均值。例如，可以采用耳垂上的电极N1作为参考电极。

双极信号采集的主要缺点是同相抵消。换句话说，如果比较两个点处的生物波形相对同步，则相对于时间和幅度，差分放大器可以“抵消”它们，这可能导致低振幅现象的错误信息。单极方式的强度不会发生同相抵消。单极/参考方式的缺点是参考物可能被信号污染，使解释EEG更加困难。

在测量和分析脑电波时，为了获得对脑电波的正确解读，有时需要将不同的电极安装方式进行转换。

2. 傅里叶变换

傅里叶变换是把一个杂乱无章的波形分解成一系列正弦波的运算，即

$$x_n = \sum_{k=0}^{N-1} X_k e^{-i\frac{2\pi}{N}kn}, n = 0,2,\cdots,N-1 \tag{4-1}$$

式中：X_k 为傅里叶振幅。在实际使用中，一般使用快速傅里叶变换。

通过傅里叶变换，波形被分解为一系列的谐波，如1Hz、2Hz…的正弦波，可以获得这些谐波的振幅和相位值。图4－27通过图示的方式对傅里叶变换进行解释，最上方的是一个通道脑电波，通过快速傅里叶变换，被分解为0～1Hz、1～4 Hz、12～15Hz三个频段的波。也就是说，通过傅里叶变换，波形的时域信息被转换成了频域信息。

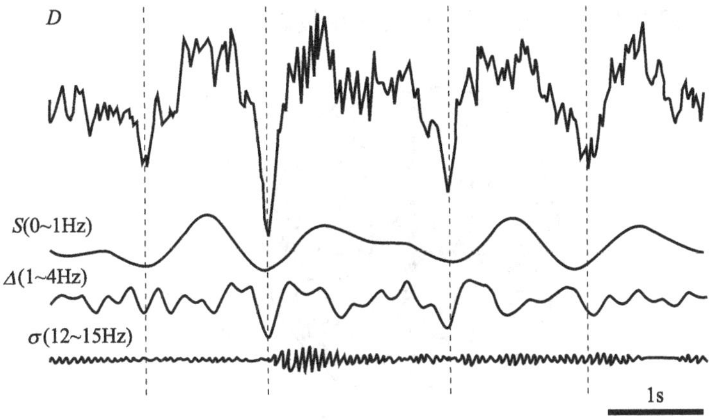

图 4－27　傅里叶变换的图示

（1）振幅：傅里叶变换中获得的 X_k 信息，其中 $k=1$，2…，N 振幅可为正数或负数。

（2）功率：振幅的平方。

（3）绝对功率：

$$10\lg \frac{功率值}{1\mathrm{mW}} \tag{4-2}$$

（4）相对功率：绝对功率/各频段功率的总和。

（5）功率谱密度：功率/频率。

很多系统会显示功率密度谱，即 Y 轴是功率密度，X 轴是频率。

图 4－28（a）所示为脑电波的时域图，图 4－28（b）所示为对应的功率谱密度。从功率谱密度图可以清晰地看出，在被分析的时段，2Hz 左右的频率有最大的功率谱密度。

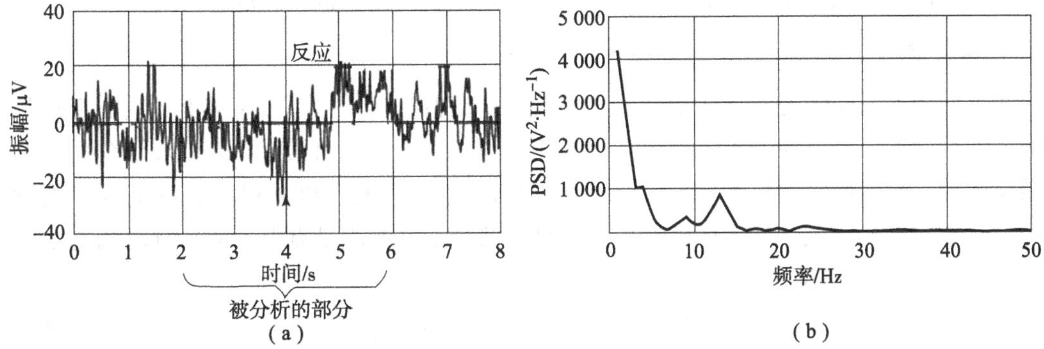

图 4－28　脑电波的时域表示和频域表示

3. EEG 脑映射图

如果脑电波被覆盖整个头皮的电极所记录，那么就可以采取圆形来反映脑电波的位置信息及其特征，如显示整个头皮上各个位置的功率信息。

图 4－29 是 EEG 脑映射图的一个示例，图中显示的是频率在 17～20Hz 的脑电波的功率。在脑电图中用颜色表示数值，右边是颜色的标尺。图中红色表示较高的值，蓝色表示低的值。在图 4－29 中，可以看出在 Cz 及周围区域，频率在 17～20Hz 的脑电波的功率较低，

在右侧 T4、T6 及 O2 区域，此频段的脑电波功率较高。

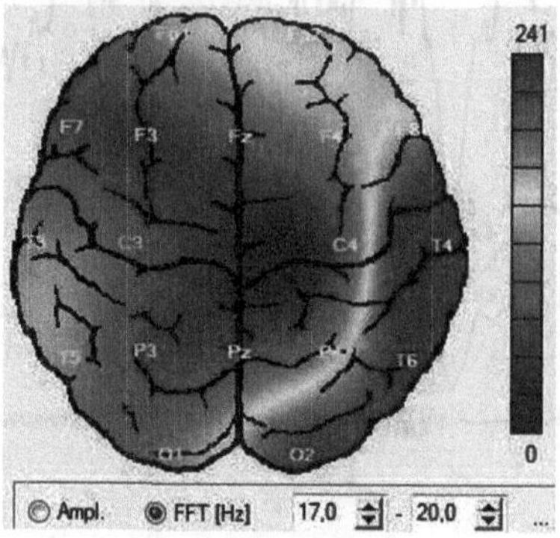

图 4 - 29　EEG 脑映射图（附彩插）

4. 滤波

滤波器一般分为两种，即有限冲击响应（Finite Impulse Response，FIR）滤波器和无限冲击响应（Infinite Impulse Response，IIR）滤波器。FIR 滤波器的输出取决于当前和历史的输入值，是一个有限的输入值。而 IIR 滤波器的输出不仅取决于当前和历史的输入值，也接受以前的输出值作为回馈，即前一个输出会影响下一个输出。

为了将某一固定的频段滤波出来，IIR 滤波器一般比 FIR 滤波器需要更少的计算量。

在应用中，根据滤波的性质，分为上通滤波器，让超过 0.5Hz 的波通过；下通滤波器，让低于 48Hz 的波通过；带通滤波器，让 0.5 ~ 40Hz 的波通过；带阻滤波器，让 49 ~ 51Hz 的波不能通过。

通过滤波可以获得感兴趣的波段，之后可以对此波段进行进一步的分析。

5. 相关性

相关性因子反映的是两个变量的关联程度，它的值为 -1 ~ 1。如果两个变量的变化是相关的，而且向同一个方向变化，那么它们的相关因子为正，并且接近 1；如果两个变量的变化是反向的，它们的相关因子是 -1。在脑电波分析中，用相关性来描述头皮上两个测量点的间脑电波的同步程度。具体地讲，相关性是指两个不同的测量点上，同一频段脑电波功率的相关性，在数学上用下面的公式表示：

$$\mathrm{Coh}_{xy} = |S_{xy}(f)|^2 / S_{xx}(f) S_{yy}(f) \tag{4-3}$$

式中：$S_{xy}(f)$ 为指定频段 f 的 x 和 y 处功率谱密度的交叉乘积；$S_{xx}(f)$、$S_{yy}(f)$ 分别为 x、y 处同一个频段的功率谱密度。

通过比较个体的脑电波相关性和样本数据库，可以看出此个体的大脑连接性与样本数据（正常群体）的差异。

图 4 - 30 所示为一个个体在不同频段（δ_1，δ_2，θ，α，β_1 和 β_2）上，不同位置之间脑电波的相关性与样本数据比较的偏差。红色线表示与样本数据比较，此个体的相关性偏高，线条的颜色和粗细表示偏离的程度，颜色越深、线条越粗表示偏离越大；蓝色线表示此个体与样本数据比，它的对应点的相关性偏低，线条的颜色和粗度表示偏离程度。

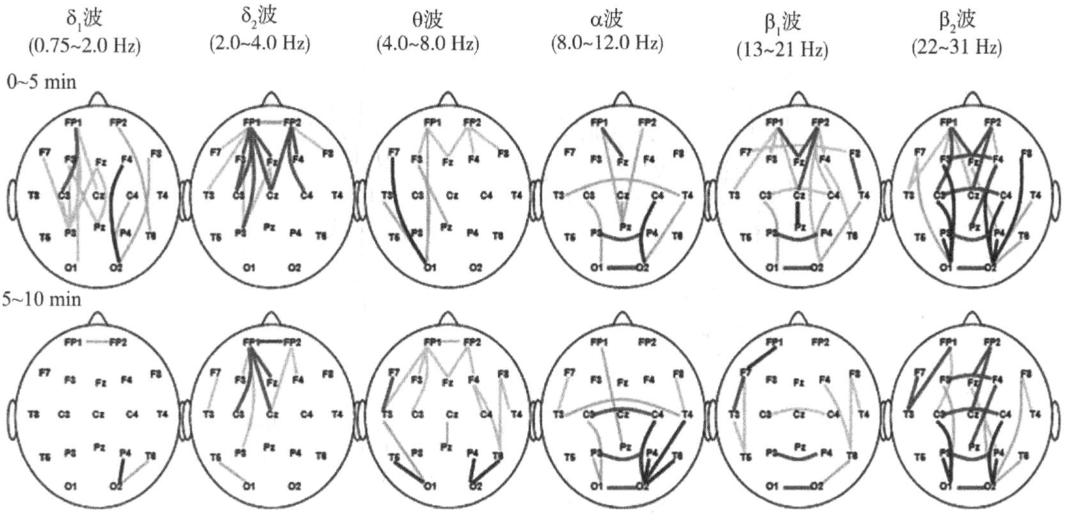

图 4 - 30　脑电波的相关性（附彩插）

通过相关性我们可以看出，在某一时刻、某一刺激下，哪一块脑区的关联性增强，哪一块脑区的关联性减弱。

6. 小波分析

在上面介绍的傅里叶变换中，将脑电波分解成一系列谐波（正弦波）。谐波在时间轴上是无限的，这种分解缺乏时间的动态性。这种分解对于研究静息态的脑电波功能是强大的，但对于研究在接受一个刺激或事件后脑电波的不同节律是不够的。对于这种情况，一种可行的做法是将脑电波分解成一些不连续的有固定时段的波。这种不连续的有固定时段的波形单位称为小波（Wavelet），如图 4 - 31 所示，这种变换称为小波变换。

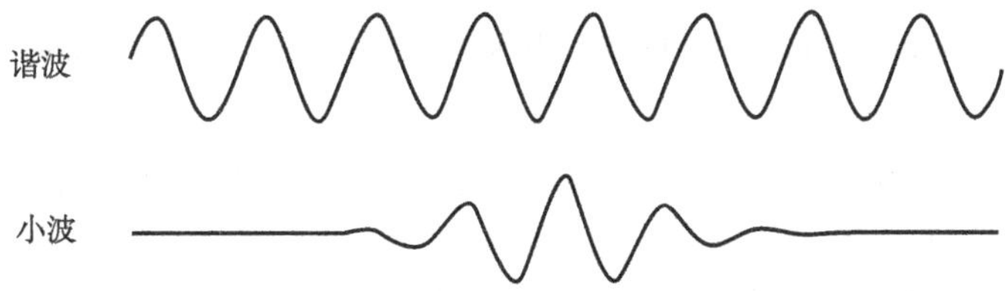

图 4 - 31　谐波（Sine）和小波（Wavelet）的比较

图 4 - 32（a）所示为有刺激的脑电波，图 4 - 32（b）所示为不同参数的 Morlet 小波波形显示；图 4 - 32（c）所示为小波变换后产生的结果；*X* 轴代表时间，刺激发生的时间与图 4 - 32（a）一致；*Y* 轴代表频率，范围是 3 ~ 25Hz。图中用颜色显示此时刻此频率的功率。

7. 盲源分离和独立成分分析

脑电波是在大脑皮层中产生的各种节律信号叠加的结果。例如，产生 9 ~ 13Hz 频率的发生器在感统区，产生中线 θ 节律的发生器在内侧前额叶皮质层和前扣带皮层。任何一个放置在脑前区的电极采集的是这些不同节律叠加的信号。从这些叠加的信号中找出信号源的位置，就需要进行盲源分离（Blind Source Seperation，BSS）。

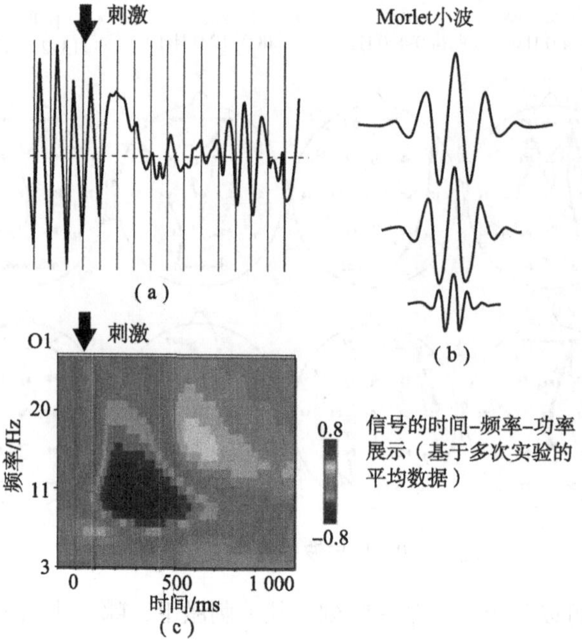

图 4-32 小波分析示意图（附彩插）

盲源分离指的是从多个观测到的混合信号中分析出没有观测到的原始信号。它最常用于数字信号处理，涉及信号混合的分析，目标是从混合信号中恢复原始分量信号。盲源分离问题的典型例子是“鸡尾酒会问题”：人们在鸡尾酒会中交谈，语音信号会重叠在一起，机器需要将它们分离成独立的信号。这是数字信号处理中的难题，该问题的解通常是高度不确定的，但是有时在各种条件下可得出有用的解决方案。

对此问题，目前已经提出了几种方法，但仍在开发中。一些比较成功的方法是主要成分分析（Principle Component Analysis，PCA）和独立成分分析（Independent Component Analysis，ICA）。

PCA 和 ICA 都是将数据分解成一系列基本数据（基数、向量）的方法，这样数据就可以写为这些基数的线性组合。

在 PCA 中，需要寻找的基础向量是最能说明数据可变性。PCA 的第一个基础向量是最能解释数据可变性的主要向量（主要成分），第二个向量是第二个最佳解释，并且必须与第一个向量正交，依此类推，数据被分解成一系列按其主要成分排列的向量。

在 ICA 中，需要寻找的基础向量是数据的独立组成部分，数据可视为这些独立部分的混合。

在目前的 EEG 分析处理中，ICA 比 PCA 的使用范围更广。图 4-33 所示为对不同位置（VEOG，F3，FC5，C2，F2…）采集到的脑电波的 ICA 分析过程。图 4-33（a）显示的是不同位置的脑电波，图 4-33（b）显示的是分解出的各个独立源（Independent Components，IC1，IC2，IC3，IC4…）。VEOG（Vertical Horizontal Electrooculogram（eyes））是指垂直眼动信号。各种信号（包括原始脑电波和各个分解出的独立成分）都通过波形图和脑电图两种形式展示。

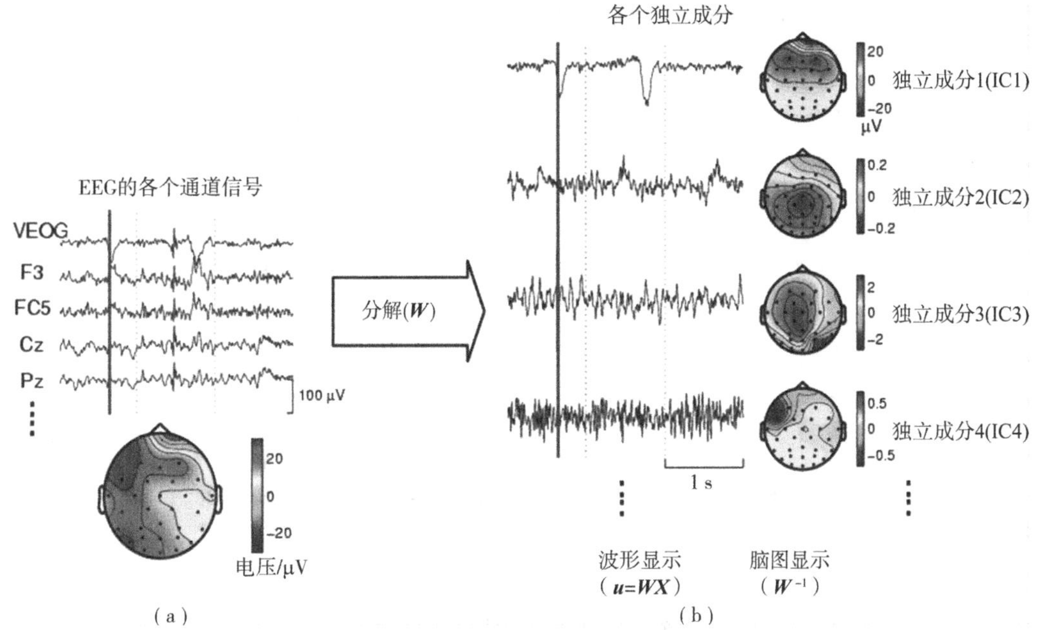

图 4－33　独立成分分析

8. LORETA

LORETA（Low Resolution Brain Electromagnetic Tomography）即低分辨率脑电磁断层扫描。低分辨率在这里指的是 2～4cm。它是由 Pascual－Marqui、Michel 和 Lehman 在 1994 年开发的一种基于多通道脑电图记录的头皮电位定位大脑电活动的新方法。该方法解决了所谓的逆问题：将测量值溯源到物理系统中产生信号的原始位置。LORETA 可以理解为基于脑电图的神经成像技术，它由头皮电位计算出在灰质中产生电神经活动的 2394 个 7mm×7mm×7mm 神经元体素的三维分布。

头皮 EEG 显示为各种频率的振荡。这种节奏活动分为频带，如 Delta、Theta、Alpha、Beta 和 Gamma 等。EEG 频带具有某些生物学意义，并且可以与脑功能的不同状态相关联。关于产生各种频率的位置仍然存在不确定性。有限频带的 LORETA 分析可用于确定在不同状态或心理任务期间大脑的哪些区域被激活，从而帮助确定大脑是否以电学最佳方式操作，如神经反馈、脑深度电刺激或经颅磁刺激等。

目前，LORETA 是一种在全球范围内使用的 EEG 分析技术。它的多功能性以及 EEG 通道数和通道位置不固定的事实使得几乎每个 EEG 传感器和实验装置都可以使用这种技术。

图 4－34 所示为通过 LORETA 方法定位癫痫波。上部分是一位癫痫患者的脑电图，他的左颞叶有癫痫波，癫痫波主要反映在 T5、T3、O1 和 P3 处测量到的头皮电位。从 FFT 分析和 z－Score 分析看到，3Hz 处有很高的功率，与样本有显著的偏差，偏差从大到小依次为 T5、O1、P3 和 T3。下部分显示的是用 LORETA 分析定位的信号源，通过分析发现左颞叶的 Boardman 区域 13 和区域 22 是产生癫痫波的源头，右颞叶并无产生癫痫波的源，这和头皮的位置 T5、O1 相对应。

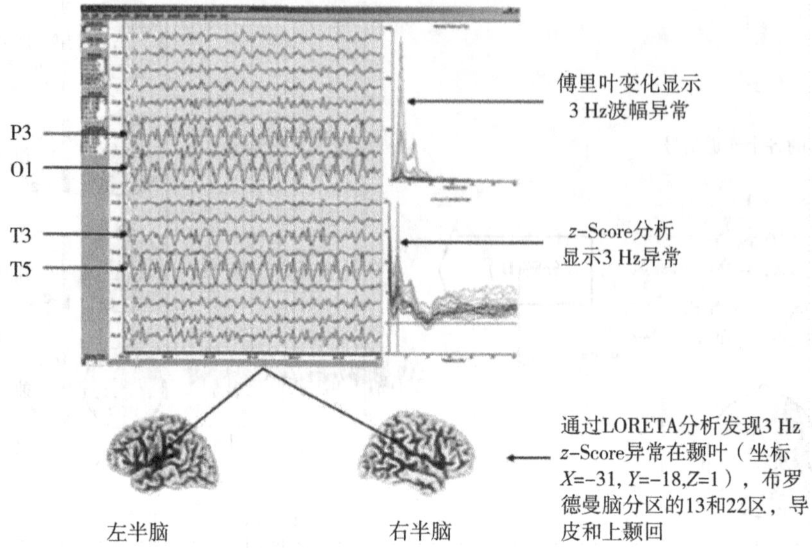

图 4－34　通过 LORETA 算法溯源

【引自：Clin EEG Neurosci，2005 Apr；36（2）：116－22. Evaluation and Validity of a LORETA Normative EEG Database，Thatcher R W.（Ph. D.）1，2，North，D.（M. S.）1 and Biver，C.（Ph. D.）】

20 世纪 90 年代以来，瑞士苏黎世大学的 KEY 研究所，特别是 Pascual－Marqui 一直在开发和发展 LORETA，从他们的网页可以找到大量的信息和他们提供的免费软件包（仅用于学术目的）。目前，常用的软件技术有以下两种：

（1）sLORETA。标准化低分辨率脑电磁断层扫描（Pascual－Marqui，2002）。在存在测量和生物噪声的情况下，它没有定位偏差。

（2）eLORETA。精确的低分辨率脑电磁断层扫描（Pascual－Marqui，2005）。第一个具有精确定位（零定位误差）的 EEG/MEG 溯源分析算法，可以分析出信号产生的三维位置，是离散、分布式线性解决方案。

9. 去除干扰

脑电波是很微弱的电信号，放置在头皮上的电极不仅会采集到脑电波信号，还会采集到眼动信号、肌电信号和心电信号等。这些干扰信号称为 Artefact。为进行进一步的信号处理，这些 Artefact 就要从脑电波信号中剔除出去。作为神经反馈训练师，要能从正常脑电波中分辨出这些干扰信号，从而进行相关操作。例如，重新粘贴电极片、提醒受训者保持安静等，从源头上去除干扰信号。

1）眼动干扰包括：眼球转动和眨眼产生的干扰，它只出现在 Fp＊和 F＊位置的脑电波上。图 4－35 所示的是由于眼动所产生的干扰。目前去除眼动干扰的方法是 4. 4. 2 节讲述的独立成分分析（ICA），即将原始信号分解成不同的独立成分，眼动干扰是其中一个独立成分，可以从原始信号中去掉。

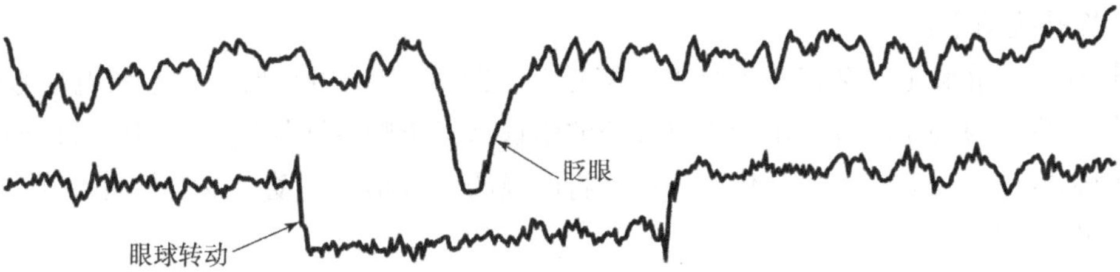

图4－35　眼动干扰

2）50Hz 干扰

50Hz 的工频干扰经常会观察到，因为它的频率在 50Hz 左右，高于正常的脑电波频率，就像给脑电波增加了许多的“毛刺”，如图4－36（a）就显示了此种干扰。通过中断不必要的电源连接来增加屏蔽，改变被试个体和电源的相对位置，可以从源头上消除 50Hz 的工频干扰。当然也可以通过滤波过滤掉频率在 50Hz 左右的信号来去除干扰。

3）肌电干扰

图4－36（b）和（c）都是肌电干扰信号，即肌肉电信号对脑电波所产生的干扰。由于肌肉电信号的频谱要高于 β 波，所以在信号处理中，很容易通过滤波来去除肌电干扰。咬牙、吞咽、说话等行为都会产生肌电信号干扰，所以在采集脑电波以及进行神经反馈训练时要保持安静。

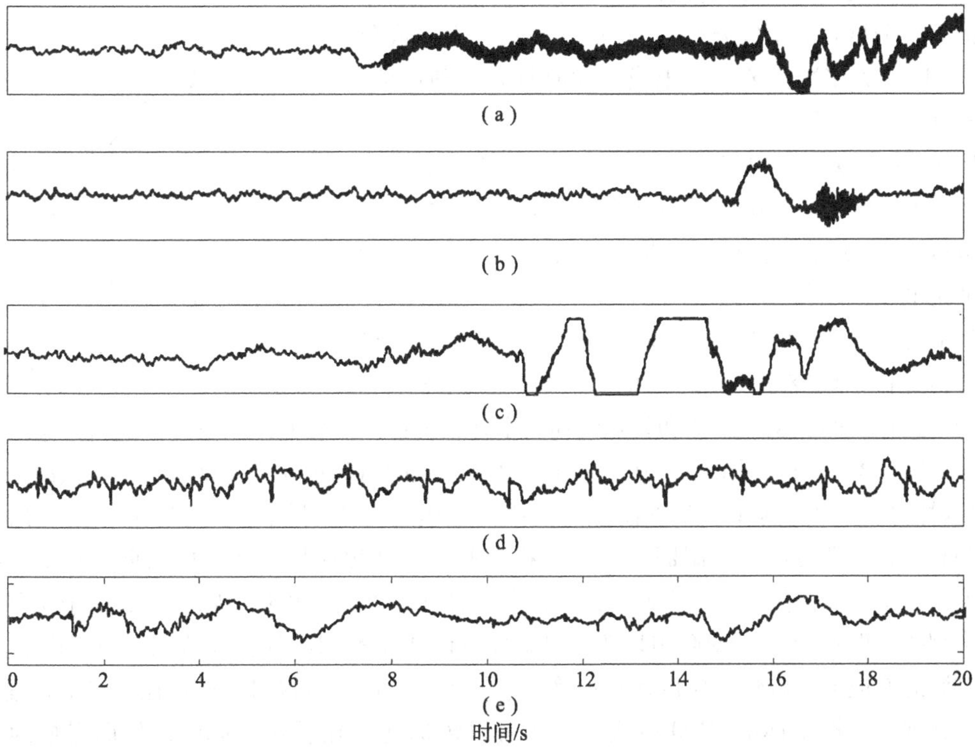

图4－36　脑电信号中的干扰信号

（a）50Hz 工频干扰；（b）轻中度运动引起的干扰；（c）重度运动引起的干扰；（d）心电干扰，静脉干扰；（e）出汗干扰

4）静脉扰动干扰

电极片贴在静脉上时会采集到心肌电信号。如图 4 - 36（d）所示，心肌电信号的特点是周期性出现，与心率吻合。由于心电波的波幅远远大于脑电波的波幅，因此可以通过波幅来去除静脉扰动干扰。在实际操作中，可以将电极的位置稍稍挪动，以去除此干扰。

5）出汗干扰

如图 4 - 36（e）所示，出汗会使皮肤电阻产生变化，这时脑电信号的波幅就会出现较大变化。这种情况可以通过重新清理皮肤来消除。

4.4.3 ERP 分析

ERP 是一项基于 EEG 技术的，在神经科学领域中有广泛应用的研究手段。在国际心理生理学研究学会 2000 年发表的委员会报告中，对 ERP 做出如下定义：“与特定的物理事件或心理事件，在时间上相关的电压波动。这种电位可以被颅外记录，并凭借滤波和信号叠加技术，从脑电信号中被提取出来”。

被事件所引发的正负电压波动可以称为“峰”“波”或“（脑电）成分”，是 ERP 研究的主要对象。一般而言，ERP 的主要成分（尤指事件发生 100ms 后出现的“晚”成分）遵循两套命名体系。第一套体系依据的是该成分与相应事件的时间关系，或者说该成分的“潜伏期”，如在刺激呈现后 100ms 左右达到峰值的正成分称为“P100”，负成分称为“N100”；第二套体系依据的是该成分的序列性，如刺激诱发的第一个显著的正成分称为“P1”，而第一个负成分称为“N1”。大多数主要的脑电成分同时具有两种称谓，如“P300”和“P3”。

图 4 - 37 所示为在事件发生后 100ms，脑电波有一个负电压（N100），在 300ms 后脑电波又产生一个波幅较大的正电压（P300）。*X* 轴显示的是时间（单位 ms），*Y* 轴显示的是电压（单位 μV）。

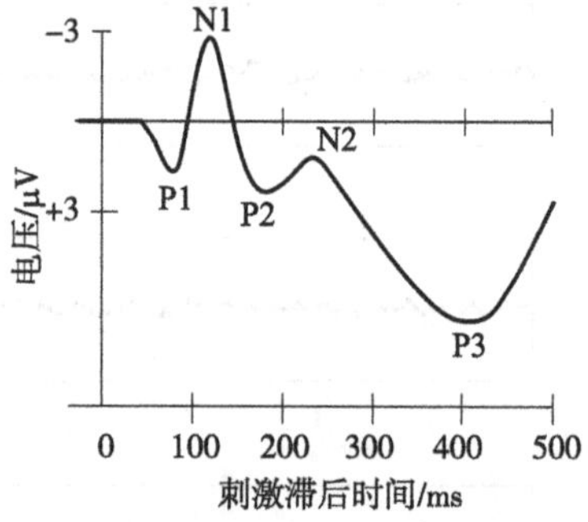

图 4 - 37　ERP 符号体系

ERP 提供了刺激和响应之间处理的连续测量，是目前认知神经科学研究中广泛使用的方法之一，用于研究与处理信息相关的感觉、感知和认知活动的生理相关性。实验心理学家和神经科学家已经发现许多不同的刺激物，测量到可靠的 ERP。这些反应的时间被认为是衡量大脑通信时间或信息处理时间的指标。例如，在棋盘格范例中，健康参与者对视觉皮层的第一反应用时为 50 ~ 70ms，这表明首次进入眼睛后转换的视觉刺激到达皮质层所花费的时间。例如，P300 响应发生在很多刺激类型中约 300ms，如视觉、触觉、听觉、嗅觉、味觉等。由于这种关于刺激类型的一般不变性，P300 组理解为对意外或认知显著刺激的更高认知反应。由于 P300 对新刺激的响应的一致性，可以构建依赖于它的大脑 - 计算机接口。通过在网格中布置许多信号，并观察网格主体的 P300 响应，主体可以传达他正在看哪个刺激，从而慢慢地“输入”字。

现代分析技术使我们能够更好地理解嵌入在这些信号中的丰富信息。可以使用独立成分分析将 ERP 分解为大脑处理信息实际所做的步骤，从感知、评估任务到做出响应，最终将个体的任务响应模型与样本人群的响应模型进行比较。

通过这一分析，可以比较个体的响应与各类临床人群样本的响应，或与年龄匹配的参考人群的响应。

目前，虽然大多数的神经反馈训练方法仍是基于静息态的脑电波，但是 ERP 分析在认识研究方面仍然越来越重要。

4.4.4　量化脑电波分析

量化脑电波分析是使用计算机处理来自多电极记录的 EEG 活动的过程。这种多通道 EEG 数据用各种算法处理，如上面介绍的经典的快速傅里叶变换，或者更现代的小波分析方法，对脑电波数字数据进行统计分析，有时将测量值与样本数据库的参考值进行比较。经处理的 EEG 通常转换成称为“脑图”的脑功能彩色图。一般系统用颜色表示被试个体的数据与数据库参考数据之间的偏移。暖色调表示此个体数据高于数据库参考数据，冷色调表示此个体数据低于数据库参考数据。图 4 - 38（a）显示的是异常个体（抑郁症特征，脑右前区偏离标准值）的脑图，（b）显示的是正常个体的脑图，该图用不同的颜色来标注个体数据与标准值的偏离。绿色表示没有偏离，红色表示高于正常值 2 个方差，蓝色表示低于正常值 2 个方差。

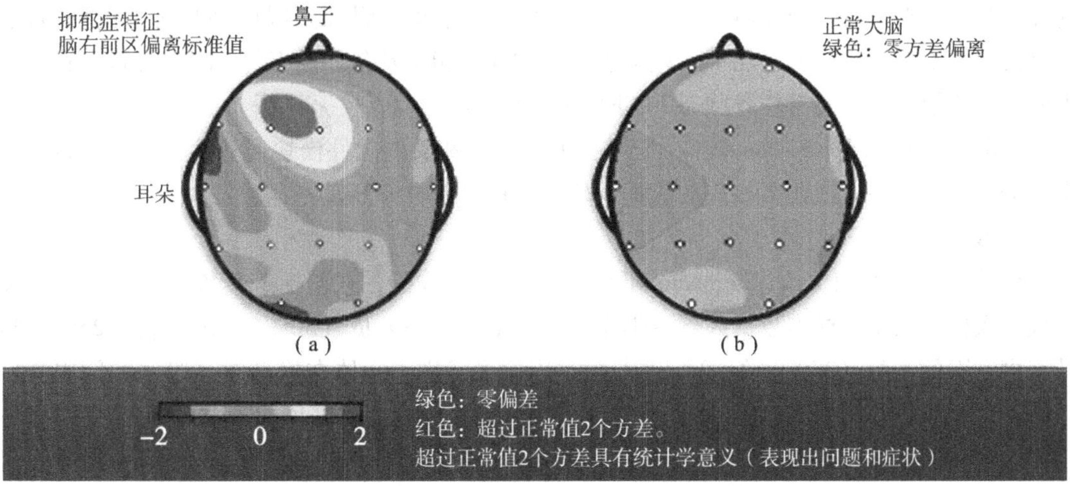

图 4 - 38　脑图（附彩插）

（a）异常；（b）正常

进行量化脑电波分析的前提是建立参考数据库。目前，国内尚无权威的量化脑电数据库。4.4.5 节将介绍国际上常用的几种量化脑电波数据库。

4.4.5　量化脑电波数据库

样本数据库是进行量化脑电波分析的基础，从样本数据库出发，找出个体与样本数据库的差异，从而制定个体化的干预方案。或是从样本数据出发，找出某些疾病或症状的脑电特征值（NeuroMarker）。

1. BrainDX

BrainDX 的前身是由纽约大学的 Roy John 教授主持开发的一个研究型数据库 NxLink。NxLink 是第一个量化脑电波的样本数据库，它在 20 世纪 80 年代后期开始运行。目前，BrainDX 已由实验室研究转向临床实践。BrainDX 开发了一种模块化系统，允许客户在多个分析级别上评估大脑功能，这有助于根据精神疾病和神经系统疾病对个体进行分类。使用三维源定位方法，可以识别头皮记录的脑电波最可能的潜在来源，并用于进一步理解该病症的病理生理学，从而有助于优化和评估包括药物在内的治疗技术。该模块化系统会生成一份解释性报告，临床医生可以使用该报告记录与个人行为和表现能力相关的神经功能状态。

BrainDX 数据库的样本集有成人样本 154 个，儿童样本 310 个。每个样本的病史、发育情况报告或精神病学和心理状况的评估都有明确的限制，如没有头部受伤史等。按照国际 10 - 20 脑电系统的 19 个位置采集数据，每个电极的阻抗均小于 5kΩ，参考电极为连接的左、右耳，带通为 0.5 ~ 50 Hz，采样率不小于 100Hz，记录 20 ~ 30min 闭眼休息状态下的脑电波，选择 1 ~ 2min 的无干扰的数据。

这个数据库的缺点是只有闭眼休息状态的数据，没有关于 ERP 的脑电数据。

2. Neuroguide

这个数据库是由 Robert W. Thatcher 开发的。它包含 625 名年龄在 2 个月 ~ 82.6 岁个体的样本数据。对于每一个样本，它按照 10 - 20 系统采集睁眼和闭眼两种状态下的脑电波，计算出包括绝对功率、相对功率、相关性、对称性、相位及各种比率等 943 种参数。这个数据库的主要缺点是不支持任务状态下 ERP 的数据记录。

目前，Applied Neuroscience Co. 已将此数据库及相关的软件模块商业化，用户可以采购它的分析报告服务，或购买相应的数据，软件模块可以自行开发。

3. SKIL

SKIL 数据库是由 Barry Stermann 和 David Kaiser 开发的，它包括 135 名年龄在 18 ~ 55 岁的成年人样本数据。样本数据人群由学生和实验室的工作人员（50%）、志愿者（25%）以及美国空军的人员（25%）组成。SKIL 数据库记录了样本个体在静息态（睁眼和闭眼）和任务态（包括阅读、算术和其他任务）下的脑电波。SKIL 数据库处理的频率范围为 2 ~ 25Hz，它的数据是以左耳耳垂（A1）为参考电极。这个数据库的缺陷是缺乏儿童的数据且没有关于 ERP 的脑电数据。

4. HBI

HBI 数据库是瑞士 HBImed AG 公司开发的，其创始人 Andreas Müller 和俄罗斯的 Dr. Juri Kropotov 教授建立了这个数据库。

HBI 参考（规范）数据库包括以下组中的多通道 EEG 记录。

- 儿童/青少年：7 ~ 17 岁（$n = 300$）；
- 成年人：年龄 18 ~ 60 岁（$n = 500$）；
- 老年人：61 岁以上（$n = 200$）。

纳入样本的个体没有脑部症状的头部损伤，没有神经或精神疾病史，没有抽搐，正常的身心发育。在两个休息状态下记录 19 通道 EEG，睁眼（最少 3min），闭眼（最少 3min），以及 5 种不同的任务条件，包括两个刺激 GO/NOGO 任务、算术和阅读任务、听觉识别等任务。数据库可以获得不同年龄组的平均值和标准差。通过计算 z - Scores 来评估与“正常性”的偏差——个体的 EEG 参数与标准样本数据的偏差。

5. 脑资源国际数据库

脑资源国际数据库（Brain International Resource Database，BIRD）是目前使用标准化测量获得的最大的人类大脑健康信息库。

截至 2009 年 6 月，BIRD 包括以下样本。

5 000 名身体健康的被试者和 1 000 名确诊为患某些疾病的被试者，其所患疾病包括：

- 抑郁症
- 多动症
- 首发精神分裂症
- 创伤后应激障碍
- 阿尔茨海默病
- 轻度认知障碍
- 创伤性脑损伤
- 睡眠呼吸暂停
- 恐慌症
- 神经性厌食症
- 肥胖

4.5　脑电波和生理心理状态

自从脑电波被发现以来，人类就没有停止过对脑电波和人的生理心理状态、健康状况的关联性的研究。

4.5.1　频率和生理心理状态

图 4－39 所示为脑电波片段不同波段的信号强度和频率。在后续的章节会对各个波段进行详细介绍。

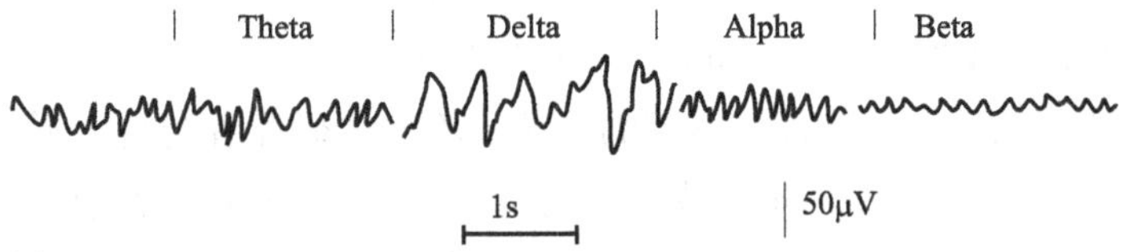

图 4－39　脑电波的信号强度和信号频率

信号强度：EEG 活动非常小，以 μV 为单位。

信号频率：EEG 的节律是不固定的，频率为 0.1～100Hz。

1. Delta（δ）波

δ 波的频率为 0.1～4 Hz，它是振幅最高、频率最低的波。在婴儿的脑电图中，它是生理性的，在年龄较大的儿童中，它可能出现在正常的枕部基本节律（Delta de Jeunesse，青年的后慢波）中。在病理条件下，δ 波在清醒状态也会局灶性或弥漫性出现，表明脑功能障碍或脑部病变。实例是局限性深部脑损伤（如脑出血、脑梗死、脑肿瘤）中的 δ -（θ）灶，脑功能障碍背景中的额叶间歇性 δ 活动（FIRDA）和颞叶癫痫的时间间歇性 δ 活动（颞叶性癫痫）。

2. Theta（θ）波

θ 波频率为 4 ~ 8 Hz，被归类为“慢”波。它在困倦和轻度睡眠阶段 N1 和 N2 中更常见。对于 13 岁以下和睡眠中的儿童来说，θ 波是生理性的。在成年人中它们可能表示脑功能障碍或脑损伤（见 δ 波）。

3. Alpha（α）波

α 波频率为 8 ~ 13 Hz。通常在头部两侧的后部区域观察到，在优势侧的振幅更高。当闭上眼睛并放松时，此波会出现；当睁开眼睛或通过任何机制发出警报（思考、计算）时 α 波会消失，并被 β 波取代。

4. Beta（β）波

β 波的频率为 13 ~ 30Hz。它通常在两侧呈对称分布，并且在正面最为明显。β 波在正常个体的脑电波中约占 8%。β 波也可以由于某些精神药物或 REM（快速眼动睡眠期）睡眠而产生，如镇静催眠类药物。生理上如果某一肌肉持续紧张，或者主动地专注于一个认知任务，β 波会增加。对于警惕或焦虑的患者来说，此波段是他们在睁眼状态的主导频段。β 波也可能在皮质损伤区域缺失或减少。

5. Gamma（γ）波

γ 波的频率范围高于 30Hz。例如，它发生在集中注意力、学习或冥想时。对于有多年冥想习惯的僧侣，其 γ 波的幅度增加了 30 倍。最近的研究表明，γ 波在所谓的自上而下调节（如冥想）中出现在不同脑区域，用肉眼在 EEG 带上观察不到它们。

6. SMR 波

SMR 波的频率为 12 ~ 15Hz。在神经反馈中，频率在 12 ~ 15Hz 的 β 波也定义为 SMR（Sensorimotor Rhythm）波。

7. Mu 节律

Mu 节律是出现在运动皮质中的 10 Hz 频率。被试者在进行动作时，这种 Mu 节律消失。当没有进行任何动作（或想象）时，Mu 节律再次出现。

以上是 EEG 通常被划分的频带。不同的系统、不同的研究者会给出不同的分类。例如，有的系统将 SMR 单独定义出来，将 β 波定义为 15 ~ 30 Hz。有的系统将 β 波和 γ 波的分隔频率定为 40 Hz，即 40 Hz 以下是 β 波，40 Hz 以上是 γ 波。在比较不同系统的功率频谱时，要明确不同系统的波段定义，这样比较才有意义。

4.5.2 脑电波的人为影响

脑电波不仅可以被测量，还可以被影响，这可以通过神经反馈或经颅磁刺激、TMS 来实现。在神经反馈中，通常将 EEG 带更精细地划分并且与临床 EEG 中的解释不同，见表 4 - 2。

在这些频率范围内脑电波增加的幅度与某些心理状态或活动相关。“可能的效果”列是指通过增强此频段的波幅可能达到的效果。增强的手段可以是神经反馈、TMS、是个体的自我努力，或者某种情形下的反应。这些可能的效果在目前还存在争议。

表4-2　脑波的频段及可能的效果

频段		频率/Hz	生理状态	可能的效果
δ波		0.5～4	深度睡眠，发呆	
θ波	低段（θ）	4～6.5	入睡期，催眠状态，做梦状态	
	高段（θ）	6.5～8	深度放松，冥想状态，催眠状态，做梦状态	增强记忆力、专注度和创造性。易于进入冥想状态
α波		8～13	放松状态，无意识的学习，激活体察内在的注意力	增强记忆力和学习能力
β波	SMR	13～15	放松，激活体察外在的注意力	良好的接收信息的能力和注意力
	Mittel	15～21	警觉状态，增强的体察外在的注意力，专注于一个任务	好的认知功能
	Hoch	21～38	紧张，压力，恐惧，或者过度兴奋	跳跃思维
γ波		38～70	处理有挑战性的、有大量信息流的任务	转化或神经元重组

图4-40所示为EEG的不同频率波段和皮层代谢活动的相关性。在α波段（8～12Hz），EEG的功率和代谢活动负相关，说明α波越强，代谢活动越弱，个体处于放松休息状态；在β波段范围，特别是20～30Hz，代谢活动和EEG的功率正相关，说明增强的功率可以使代谢活动增强，皮层处于活跃状态。

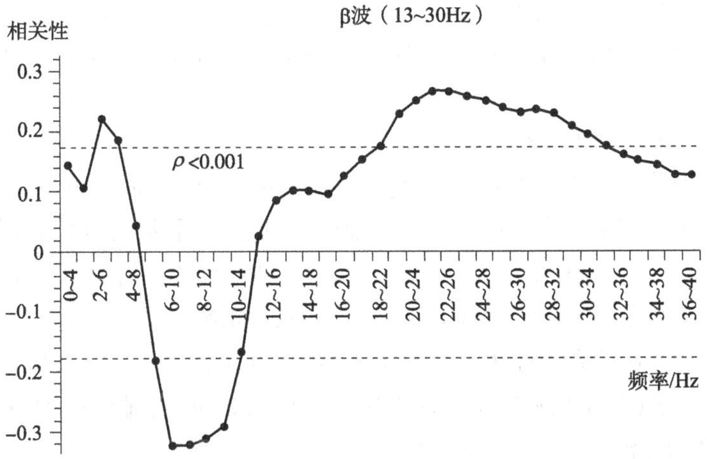

图4-40　EEG的不同频率波段和大脑皮层的代谢活动相关性

（引自：Hamid Mirhosseini Ph. D，Assistant professor of Neuroscience）

4.5.3 ERP和脑功能系统

和静息态的脑电波不同，ERP研究大脑在接受一个外部刺激后如何反应。它被广泛应用于神经科学、认知研究，以及记忆力、注意力、语言、运动协调，脑机接口等各个领域。对于ERP的研究已经取得了一定的成果，下面介绍常用的13种ERP组件。

1. P300

这是一个最著名的ERP组件。它发生在很多刺激（如视觉、触觉、听觉等）发生后的约300ms。P300组件被理解为对意外和/或认知显著刺激的更高认知反应。由于P300对新刺激响应的一致性，可以构建依赖于它的脑机接口。

2. 错配消极性（Mismatch Negativity，MMN）

MMN与P300有某种相似之处，但是MMN的发生和被试者是否注意刺激没有关联。它可以在任何感觉系统中发生，并经常被用于研究听觉和视觉。在听觉刺激的情况下，MMN发生在重复声音序列的不频繁变化之后（有时整个序列被称为奇数序列）。例如，罕见的异常声音可以散布在一系列频繁的声音中，如ssssssssd sssssssdssssssd sssds（d表示异常声音）。在听觉刺激中，无论被试者是否注意序列，都可以引出MMN。在视觉刺激中，即使人们在阅读或观看图像序列，也可以观察到清晰的MMN。在视觉刺激的情况下，MMN发生在重复图像序列的不频繁变化之后。

3. 稳态视觉诱发电位（Steady State Visual Evoked Potential，SSVEP）

SSVEP广泛用于脑机接口（用脑电波控制物体），当向被试者呈现闪烁刺激时，这种视觉ERP发生。如果分析来自枕骨电极的信息，会发现脑电波的频率和闪烁的频率相同。

4. 脑干听觉诱发电位（Brainstem Auditory Evoked Potential，BAEP）

实际上，这个ERP包含几个反映听觉神经、耳蜗核、上橄榄和脑干下丘的神经元活动的成分。这个ERP被用来监测婴儿的听觉系统是否正常运作。

5. P600

P600称为句法正偏移（Syntactic Positive Shift，SPS），它被认为是在听到（即听觉刺激）或看到（即视觉刺激）语法或其他句法错误时产生的，所以广泛应用于神经语言学研究。

6. 待机电位（Bereitschafts Potential，BP）

BP也称为运动前电位或准备电位（Pre－Motor Potential or Readiness Potential，RP），最早于1964年被发现。它衡量大脑运动皮层和辅助运动区的活动，这些活动导致了肌肉的运动。待机电位发生在实际动作的1.2～0s之前和意识到进行动作的意愿之前0.35s。

7. 错误相关负电位（Error－Related Negativity，ERN）

ERN即在错误响应开始后的80～150ms观察到的负峰值。为了记录这个ERP，必须设计一个任务，主体必须做出快速决定。通常用于引出ERN的范例是Go/NoGo任务。有趣的是，即使不知道犯了错误，ERN也会发生。

8. 序列负变化（Contingent Negative Variation，CNV）

CNV是最早被描述的ERP之一。它表现为一个正向的波峰和一个负向的波谷。尽管

CNV 随着时间的推移而减弱，但它也由向被试者呈现单一刺激而引发。如果第二刺激与第一刺激相关联，则 CNV 的幅度会增加。当第二刺激需要行为反应时，这些效果会得到加强。

9. N170

N170 于 1996 年被首次发现，其反映了神经系统进行面部识别的过程。通过呈现面部图像以及其他类型的图像来引发 N170。N170 只是面部图像被呈现时出现，它是在此刺激发生之后 130ms 和 200ms 时出现的一个负向电位。

10. 体感诱发电位（Somatosensory Evoked Potentials，SEP）

这种 ERP 模式记录的是大脑体感区域的活动，几乎可以通过任何感官刺激如指尖刺激等机械冲击来引发，还可以通过对外围神经系统的影响，如在皮肤上施加电刺激，然后在感觉皮层中记录 SEP。在此 ERP 可以找到 N25、P60、N80、P100 和 N140 等组件。

11. 早期左前部负性（Early Left Anterior Negativity，ELAN）

ELAN 是用于神经语言学研究的另一个 ERP 组件。刺激发作后，ELAN 在 200 ms 左右出现负峰值。它通常发生在对语言刺激（听觉或视觉）的反应中，这种刺激违反了单词或短语结构（如“在车内”而不是“车内在”，顺序颠倒）。但还没有证实此 ERP 只能通过语言刺激来引发。

12. 晚期正成分（Late Positive Component，LPC）

此 ERP 已广泛用于（显性识别）记忆研究。它表现为起始刺激后，在 400 ~ 800ms 出现的正峰值。为了引出 LPC，要求被试者首先学习单词列表（学习阶段），然后向被试者呈现包含新单词的单词列表（测试阶段）。每次被试者学过的单词出现时，LPC 就会出现。这种范式被称为“旧/新”效应。

13. 由于记忆产生的差别（Difference Due to Memory，DM）

DM 非常接近 LPC。记录学习阶段的 ERP，将它们与测试阶段的 ERP 进行比较，产生的差异就是由于记忆而产生的差异。

4.5.4　慢皮质电位

慢皮质电位（Slow Cortical Potentials，SCP）也是一种 ERP，但由于它在神经反馈的广泛应用，因此单独讲述。

慢皮质电位是与事件相关的、缓慢的、接近于直流电位的 EEG 电位。它源自上皮质层中的大细胞集合。SCP 具有以下特点：

（1）慢。就速度而言，它们可以在 300ms 到几秒钟之间发生。与大多数监测神经反馈的 EEG 活动相比，这是一个很长的时间。用于测量 SCP 的设备必须专门用于收集这些较长时间的变化，并且需要对来自许多试验的活动进行平均以获得 EEG 活动的总体趋势。

（2）与事件有关的电位。这意味着 SCP 是基于 EEG 对事件的响应。如果向个体展现图像或声音，则刺激的呈现将导致大脑潜在的变化作为对刺激的反应。这种潜在的变化可能是外源性的（对外部刺激的反应），也可能是内源性的（大脑对刺激的期望反应）。大脑对刺激做出期望反应，而实际上没有呈现刺激，意味着可以随意且有意识地产生事件相关电位的变化。如果它可以随意生成，则可以进行训练。

（3）SCP 是 EEG 中接近直流电流的变化。绝大多数神经反馈基于测量 EEG 活动的一些频段，如 θ、α、β 波等。然而，SCP 信号频率非常低，接近直流的电活动。这些变化很微弱，需要进行多次试验以获得活动的整体趋势。

（4）起源于上皮质层中的大细胞集合。作为“神经元起搏器”的丘脑 - 皮层系统触发这些细胞集合的一般激活，然后通过抑制和激发的皮质 - 皮质连接向外扩展。这些细胞集合的激活/去极化程度是 SCP 训练的重点。

研究表明，SCP 导致负性增加（图 4 - 41 中的蓝色线）的变化反映了大细胞集合的更大的去极化，这反过来降低了大脑中神经元兴奋的阈值，导致神经元活动增加。

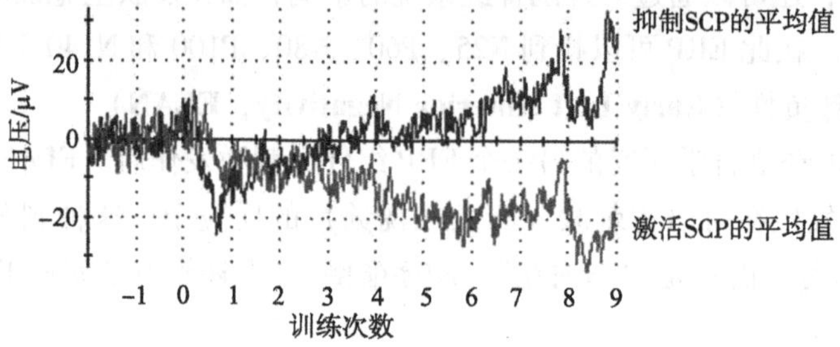

图 4 - 41　SCP 平均激活和抑制的示例（附彩插）

相反，导致积极性增加的 SCP 变化（图 4 - 41 中的红色线）反映出大细胞集合的去极化减少，这反过来又增加了大脑中神经元兴奋的阈值（更大的抑制使神经元更难激活），导致神经元活动减少。

慢性皮质电位及其训练的临床意义反映在癫痫患者、ADHD 患者和患有偏头痛的患者身上。癫痫发作的前几秒钟，在癫痫患者中观察到 SCP 消极情绪增加，癫痫发作结束后立即发生 SCP 积极性增加。与 SCP 相比，增加积极性（减少活动/更大抑制）的训练已经证明可以减少癫痫发作的频率。

对 SCP 患者负性增加的训练反映了皮质网络的更大激活，已被证明可以提高 ADHD 患者的注意力。对偏头痛患者可以通过癫痫相似训练来减少发作频率。

本章小结

神经元是大脑中的细胞。数十亿的神经元活动在我们的大脑中，它们通过放电、连接、断开等活动产生微小的电位，这些电位的互相抵消，又互相叠加，最后形成了可以在头皮上采集的脑电波。脑电波反映了大脑的活动状态，是研究大脑功能的重要工具。10 - 20 系统是目前公认的脑电波测量定位系统，被绝大多数医学临床脑电波测量所采用。脑电波量化分析是 20 世纪 60 年代兴起的对脑电波的数值特征进行统计分析的办法，通过 Neurometrics 找到不同疾病、不同群体的脑电特征，是神经反馈的数据基础，在近 50 年获得了很大的发展，目前已有几个 qEEG 的数据库提供商业服务。事件相关电位用于分析大脑在受到一定的刺激后的电位演变情况，它是目前进行大脑认知功能分析的有利工具，已经获得了很多组件。脑电波的频率特征是脑电波研究的最早成果，目前仍被广泛地应用。

参考文献

[1] Antoine Lutz, Richard Davidson, et al. Long - term meditators self - induce high - amplitude gamma synchrony during mental practice [J]. Pnas. Org. , 2004, 11 (8).

[2] Christina F Lavallee, Stanley A Koren, Michael A Persinger. A Quantitative Electroencephalographic Study of Meditation and Binaural Beat Entrainment [J]. The Journal of Alternative and Complementary Medicine, 2011 (17): 351 - 355.

[3] Chernecky, Cynthia C Berger, Barbara J. Laboratory tests and diagnostic procedures (6th ed.) [M]. St. Louis Mo. : Elsevier, 2013.

[4] Swartz Barbara E. The advantages of digital over analog recording techniques [J]. Electroencephalography and Clinical Neurophysiology, 1998, 106 (2): 7 - 113.

[5] Coenen Anton, Edward Fine, Oksana Zayachkivska. Adolf Beck: A Forgotten Pioneer In Electroencephalography [J]. Journal of the History of the Neurosciences, 2014, 23 (3): 1 - 11.

[6] V V. Pravdich - Neminsky. Ein Versuch der Registrierung der elektrischen Gehirnerscheinungen [J]. Zentralblatt für Physiologie, 1913 (27): 60 - 951.

[7] Haas L F. Hans Berger, Richard Caton, and electroencephalography [J]. Journal of Neurology, Neurosurgery & Psychiatry, 2003, 74 (1): 9.

第5章 神经反馈的方法和流派

神经反馈从20世纪60年代至今，已有约60年的历史，但仍处于起始阶段。对于如何使大脑能够自我学习、自我调节，如何让大脑有效地学习，不同的研究者进行了不同的尝试。根据对脑电波频率的知识，神经反馈从基于频段的训练开始。随着 Neurometrics 的提出，神经反馈逐步过渡到基于量化脑电波分析数据的规范化训练方法。其间，基于更低频波的训练方法，如 SCP 也被提出和验证。上述方法都是基于操作性条件反射的原理。也有神经反馈的研究者、心理工作者基于自己的神经反馈实践和思考，提出了另外一种思路来进行神经反馈，如 InfraLow Othmer 方法和 NeurOptimal 方法。这些方法的开发是基于开发者自己的理论或假设，然后进行实践验证，虽然缺乏脑神经科学的数据支撑，但是在应用中也产生了很好的效果。每种方法都有它的优点和局限性，本章将逐一介绍这些方法，神经反馈治疗师可根据自己的治疗人群、知识背景选择和应用。

5.1 神经反馈的演变

1969年，“生物反馈”这一术语被明确地定义。神经反馈被用于治疗癫痫，并帮助从越南战场上返回的美国老兵摆脱战争的创伤。20世纪70年代，德国研究者 Niels Biermbaum 开始研究通过对慢波的反馈来治疗癫痫和精神分裂症。

在此之后有段时间神经反馈被看作是治疗任何脑部疾病的良药。1974年，Linch 等人发表了一篇文章，表明被试者在睁眼状态下可以通过神经反馈来增加 α 波，但是增加的幅度小于被试者闭上眼时 α 波所增加的幅度，这表明了神经反馈的局限性。当时，神经反馈的名声不大好，一个很重要的原因是神经反馈在实践中被错误地使用，这是由于：①缺乏神经反馈训练的经验；②缺少一种客观有效的方法来选择合适的训练方案（那时 qEEG 的数据库还没有建立起来，因此缺乏有效的数据）；③缺乏有效的经验和方法来评价所选择的训练方案。也就是说，从实验室到临床应用的步伐太快了。这些明显的缺陷使不少人反对神经反馈，而且由于那时的设备很昂贵，信号很容易被干扰，神经反馈训练是耗时且昂贵的，所以很多医生宁愿选择药物等替代方法。

但是，有不少的研究者仍旧默默耕耘于此领域（表 5 - 1）。美国田纳西大学的 Joel Lubar 在 20 世纪七八十年代发表的研究报告在此期间发挥了重要作用，他证实可以通过训练来增加 β 频段，降低 θ 频段，可以明显地降低多动症状，提高注意力。

表 5 - 1　神经反馈大事记

年份/年	事件
1960—1969	Joe Kamiya 展示了被试者可以控制自己的 α 波
	Barry Stermann（美国）对猫进行了训练来增加其 SMR 波的实验，此实验是用神经反馈来治疗癫痫的基础
	Nikolay N Vasilevsky、Natalia V Chernigovskaya（苏联）开创了现代生物反馈的理论和实践方法
1970—1979	Niels Biermbaum（德国）开发了基于低频慢波的神经反馈，并将其方法成功地应用于癫痫治疗
	Joel Luber（美国）提供了对 ADHD 有效的 β 训练方法
1980—1989	Roy John（美国）计算了 Neurometrics，并构造了基于 Neurometrics 的神经反馈训练方案
1990—	基于 LORETA 的方法和基于 fMRI 的神经反馈方法被提出
1996	“*International Journal for Neurotherapy*” 杂志创刊

在同一时间，纽约大学医学中心的 Roy John 提出了新的方法：Neurometrics（神经特征值），找到病人群体和对照的健康群体在 qEEG 方面的特征差别。这是一个新的突破，因为在这之前，对脑电波的研究多是直接观察它的特殊波形模式，如棘波。

在这之后，神经反馈和 Neurometrics 结合起来，形成了一个新的治疗领域：Neurotherapy。它包括了神经反馈（脑电波生物反馈）、基于功能性核磁共振的生物反馈（fMRI Biofeedback）、经颅电刺激（Transcranial Dirext - Current Stimulation，TDCS）、经颅磁刺激（Transcranial Magnetic Stimulation，TMS）和脑深部电刺激（Deep Brain Stimulation，DBS）。

5.2　神经反馈的理论基础

神经反馈是基于以下两个事实：

（1）大脑的状态（包括功能性的障碍或调节性的问题）都会在脑电波的参数中客观地反映出来。

（2）人类的大脑具有可塑性，它能够记下被奖励时的状态。

在神经反馈中，实时计算出的脑电波的参数（如给定频段的功率、不同频段的比率、等），通过视觉、听觉、触觉等的形式展示给被试者，被试者试图改变这些参数。这些参数的改变使大脑以一种更有效的模式工作。所以，电极的位置和脑电波的参数取决于训练的目标。电极的位置和脑电波的参数称为神经反馈训练的参数，或者称为训练的方案。

在神经反馈治疗和干预中，治疗师是基于这样的事实，即首先找到被试者中脑电波中偏离正常值的参数，然后通过训练将这些偏离校正到正常值。

5.3　神经反馈的训练方法

从神经反馈出现到现在，人们一直在寻求有效的训练方法。基于我们对大脑、脑电波知识的进一步了解，不同的方法被提出并验证。

5.3.1　基于不同频段的训练

在基本频率训练中，我们奖励或抑制不同频段的波幅。神经反馈系统用数字滤波器或傅里叶变换来分离出需要奖励或抑制的频率。例如，可以设计一种训练方案来增加 SMR 波，抑制 θ 波，这样系统通过滤波或傅里叶变换获得 SMR 和 θ 波的波幅，当 SMR 的波幅增加，同时 θ 波波幅减少时，系统向用户展示正向的反馈，否则系统展示负向的反馈。

制定训练方案的基础是在训练开始前观察到的被试者的一组频率的波幅过低或过高，即对标准值的偏离。在临床实践中，如果特定位置的特定频带根据临床医生的评估（来自使用 qEEG 的标准化评估或参考具有成功历史的基于症状的评估）具有低功率，则临床医生将设计一个方案来提高该点的功率。

目前，经过验证的具体的训练方法如下：

（1）C3、Cz、C4 等脑中央区位置，增强 SMR 波，抑制 θ 波，以改善选择性注意力。

（2）P3、Pz、P4 等枕区位置，增强 α 波和 θ 波，以放松、减缓压力。

（3）F3、Fz、F4 等脑前区位置，增强 β 波，降低 θ 波，以降低冲动性。

目前，几乎所有的神经反馈系统都支持此方法，操作也比较简单，用户只需要选择频率或频段，指定是要奖励还是抑制此频段。图 5－1 所示为 BioTrace 的操作界面。

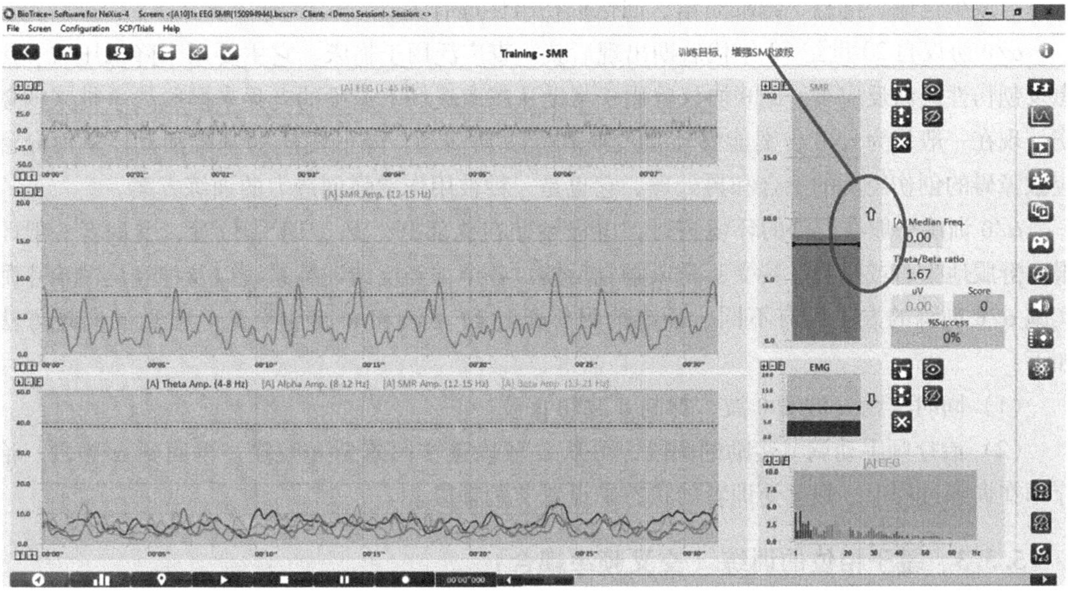

图 5－1　BioTrace 操作界面

Ratio 是指两个不同频段的波幅的比率。例如，θ/β Ratio 是指 θ 波的波幅和 β 波的波幅的比值，通过训练 θ/β 比率降低达到降低 θ 波、增强 β 波的效果。所以从原理上讲，它也是频段训练。常用于神经反馈的 Ratio 有以下几种：

- θ/β
- 高频 β/β
- 低频 α/高频 α
- θ/α

5.3.2　深度放松状态或催眠训练

深度放松训练是基于对 α 波和 θ 波的研究。目前，虽然研究者尚未就 α 波的产生机制和产生位置达成共识，但是对它的生理心理属性进行了广泛的研究。当成年人闭上眼睛并放松时，此波会出现；当睁开眼睛或通过任何机制发出刺激（思考，计算）时，α 波会消失，并被 β 波取代。α 波是正常成年人处于放松状态下的主要节律。θ 波（4 ~7 Hz 波段）已被证明在皮质下和中脑区域中起重要作用，大致归为边缘系统。在认知和行为的层面上，θ 波涉及许多认知过程和心理状态。例如，出现 θ 波的皮质下系统可以对唤醒、情感状态、学习和记忆以及认知和注意力焦点等功能进行调节控制。Gruzelier 的几项研究表明，θ 波在信息的归纳整理，特别是记忆功能中发挥重要作用。由于 θ 波与广泛的神经和心理功能相关，基于 θ 波的神经反馈会影响很多认知过程。

深度放松训练的总体工作原理是 α 波和 θ 波的交叉，或者分别对应于意识和潜意识过程的 α 和 θ 频带之间信息整合的谱区。它的训练目标是使受训者进入一种状态，在该状态中受训者在保持意识的同时从 α 状态短暂地偏移到主要的 θ 状态，发生“交叉”，其中 θ 功率取代 α 功率，同时保持低 δ 活动以避免睡眠，并且降低 β 波以避免引起焦虑。这种交叉状态与减少焦虑、倦怠、睡眠质量，回忆创伤事件等有关。

α/θ 协议自 20 世纪 70 年代后期出现后就一直广泛用于临床。它主要用于降低压力、焦虑及创伤性应激反应等。α/θ 协议曾用于帮助从越南战场上退役的老兵来摆脱战争带来的创伤。现在一般认为 α/θ 方案能够连接皮质和新皮质活动，降低皮质的基础活动，从而允许应激障碍的创伤经历的整合和再处理，它也是一种被用作增强创造力的训练方案。

α/θ 训练一般在安静的环境进行，电极粘贴在枕部 P3、Pz、P4 等位置，受训者一般闭眼，舒服地坐着或躺着，接受听觉或触觉反馈。各个神经反馈训练系统以及神经反馈治疗师实施 α/θ 训练的方法各有不同，最终的目标是达到 α 波和 θ 波的交叉。常见的实现方法如下：

（1）同时奖励 α 波和 θ 波，抑制 δ 波和 β 波。

（2）治疗师手动调节奖励的频段，可从 α 频段逐步回落到 θ 频段，再回到 α 频段。治疗师在训练过程中，根据受训者的状态来设置奖励频段。

5.3.3　基于相位的训练（交叉频率耦合）

脑电波作为一种波，波幅是它的一个特征，相位是它的另一个主要特征。交叉频率耦合

（Cross Frequency Coupling，CFC）是一种新型的训练思路，它的主要出发点是不同频段脑电波实现同步，这是神经反馈的新领域。

CFC的想法源于关于空间分离区域之间的相互作用和频域中的光谱分离振荡的观察。在生理学上，相位同步通常出现在较低频率，即δ、θ和α频段。在大脑处理任务时，即当大脑不静止时，这些节奏被认为是不同步的。相反，在静止状态下，作为一般规则，有可能存在同步状态。因此，当个体闭眼并且视觉系统不参与处理感觉信息时，后脑的α活动变得同步并且功率增加。低频域中的交叉频率耦合也是基于这种想法，并试图训练大脑在皮质下产生的α节律和边缘系统产生的θ节律在某些时刻达到同步。

图5-2中显示了θ和γ包络之间的相关性（$r=0.51$），它发生于当认知完整的个体解决困难的挑战时。在个体休息时两者几乎没有相关性（$r=0.16$），在简单的心理测试（这里的测试是RAPM（Raver's Advanced Progressive Matrices），一种智力评测方法）期间，CFC增加到$r=0.33$。当碰到困难和挑战时，如图5-2中的阴影区域，相关性达到0.51，峰值大大增加。

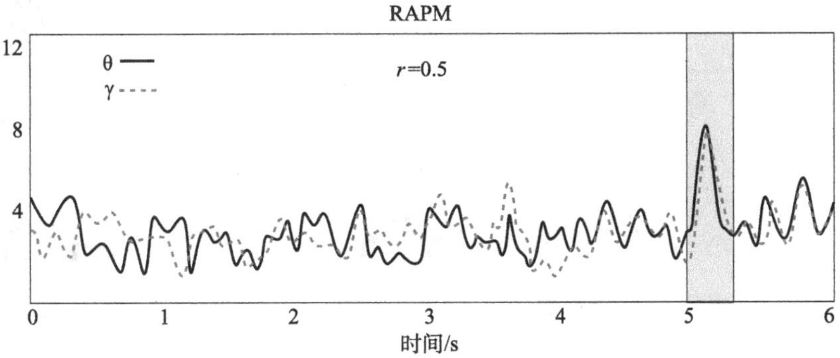

图5-2　θ和γ波的同步

CFC涉及特定位置处的光谱区域之间的相互作用。作为临床EEG的一个新指标，已发现CFC在大脑内的信息处理和区域间通信中非常重要，与流模式（Flow Mode）和感知相关。CFC脑电生物反馈技术仍处于起步阶段，一种基于这种方法的训练协议为TAG同步，它的想法是增强θ、α和γ波的同步。目前，TAG同步算法已在BioTrace和Biograph Infiniti中实现。另外，一些在神经反馈领域很活跃的公司，如Applied Neuroscience（美国佛罗里达州Largo）、NeuroGuide，以及Brainworks的开发商Neurofield Inc.（Bishop，CA，USA）等都在研究相关的算法。

关于CFC的应用的研究也越来越多，陆续已有关于记忆力衰退、帕金森综合征、计算能力、自闭症、抑郁等方面的研究报告发表，但仍缺乏大数据集的对照组研究报告。

5.3.4　慢皮质电位

关于慢皮质电位（SCP）信号本身，已经在第4章做了介绍。它由图宾根大学的研究人员开发，是基于ERP的操作性条件训练，目的是控制慢皮质潜在活动，从而实现灵活性，控制神经元激活和大脑宏观区域的调节。

在生理学上，低频电活动与神经胶质功能、整体和局部神经元的激活及代谢状态有关。Birbaumer及其同事已经证明，这些缓慢变化的电位在神经元簇的准备状态中发挥作用。十多年来，低频训练方案已用于解决与创伤后应激障碍、注意力问题和焦虑症有关的问题。甚至一些复杂的问题，如依恋、复杂的创伤后应激障碍及与人格障碍有关的行为问题，SCP的训练研究也在进展中。虽然对于SCP训练的整体工作机制尚未完全了解，包括此类训练如何影响代谢或内分泌功能，但它们在临床上已经取得显著的效果。如图5－3所示，SCP训练中将正电极贴在Cz位置，参考电极置于右耳后乳突的位置，接地电极置于左耳乳突的位置。另有四个电极置于眼睛周围来消除眼动干扰（EOG）。

在SCP训练中，受训者通过控制自己的脑波，让屏幕上的飞机（图5－4）按屏幕上箭头提示的方向运动。

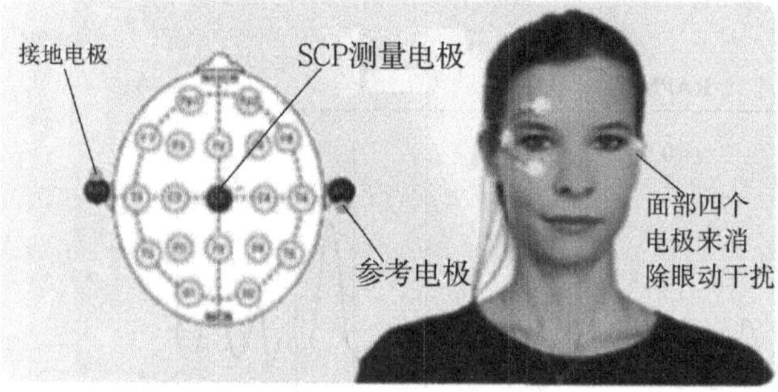

图5－3　SCP训练时电极的位置

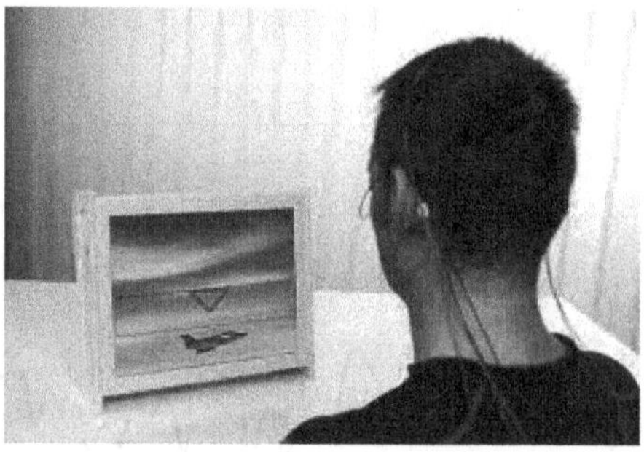

图5－4　SCP训练示意图

因为SCP处理的是低频的脑电波，所以要求电极和信号放大器能够接收和处理接近直流的低频信号。对此可以咨询电极和信号放大器的厂商。

SCP采用标准化的电极配置和反馈参数，是一种简单易用的干预措施，适用于日常临床应用的从业者，易于整合用标准的临床常规。通常在25～40次训练，每次45min后达到效果且具有持续性。有效的SCP训练应该结合反馈和转移训练，使客户在日常情况下进行应用从而获得的自我监管能力。

研究表明，SCP训练对青少年和成年ADHD都有效。

5.3.5　基于规范数据的训练

神经反馈训练的不同方法正在得到发展。唤醒理论和基于系统的神经反馈协议是最早的方法，假设觉醒水平的变化有助于患者变得更加平衡。虽然这些方法对许多人有用，但是存在设计问题。例如，缺乏适当的控制、缺乏使用何种类型的协议以及何时使用的理由。随着定量脑电图（qEEG）的出现，这种方法进行了改进。在qEEG中，使用快速傅里叶变换（如α波段中的功率）量化患者个体EEG的特征，然后将其与标准化数据库中的相同测量值进行比较。将患者的评分与该标准化数据库进行比较，可以计算出与平均值或z评分的标准偏差，从而制定训练方案。qEEG 神经反馈方案是基于规范数据的，在具体算法上有不同的方法，如实时 *z* - Score（Live *z* - Score）和低分辨率电磁断层扫描（LORETA）两种。

1. 实时 *z* - Score

实时 *z* - Score 神经反馈是将个体的实时脑电波数据同样本数据进行对比，实时计算统计意义上的偏差，奖励小的偏差，抑制大的偏差。在这种方法下，阈值不是由治疗师设定的，而是作为 *z* - Score 的函数的输出结果。治疗师可以定义哪些位置的脑波、哪些 qEEG 的参数进行 *z* - Score 的计算，从而进行对比。

2. LORETA

LORETA 是一种新的基于 qEEG 的训练方法。在这种方法中，从 qEEG 数据出发，用 LORETA 算法，首先定位到脑深部的一个潜在位置（虚拟训练位置），然后对此虚拟训练位置进行训练。这一思路允许治疗师针对大脑的特定潜在区域进行训练，可以减少训练次数，提高训练的效果。

5.3.6 IFL Othmer 方法

IFL Othmer 方法是由 Siegfried Othmer 和 Sue Othmer 提出的，它不是基于操作性条件反射的方法，该方法以足够低的频率（0.1mHz）进行训练，通过选择特定的电极位置来训练特定的大脑区域，并由设备厂商 EEGinfo 实现。目前，IFL Othmer 方法只能由软件包 Cygnet 实现。此方法相信，这种低的频率可以使个体的警醒程度（Arousal Level）处于最优水平，合适的警醒程度可以消除一些症状，改善健康状况。而且不同的个体有不同的最优低频率，在训练的开始阶段，要找到个体的最佳低频率。

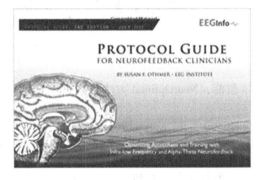

图 5 - 5　IFL Othmer 的训练方案指导手册

IFL Othmer 方法是一种基于症状的训练方法。它提供了一套寻找最佳训练方法的指导办法（Protocol Guide），神经反馈治疗师根据指导手册（图 5 - 5）以及受训者的症状和受训者对训练的反应来选择训练的位置，寻找个性化的最佳训练的频率。

IFL Othmer 方法在德国、瑞士等国被广泛使用。目前，此方法被用于治疗 ADHD、创伤后应激反应、抑郁和职业倦怠、慢性疼痛等。

5.3.7 NeurOptimal 方法

NeurOptimal 方法是另一种不基于操作性条件反射的办法，它是一种非线性的动态的神经反馈训练方法，由 Sue 和 Val Brown 提出，曾用名“Zengar”。该方法采用固定的电极位置：C3、C4 和两个耳垂（分别位接地和参考电极）。系统在训练过程中自动调整训练参数，训练师不需要过多参与。系统的反馈是音频反馈——当脑波突破系统设置的变化和平衡边界时，音频信号会有短暂的停顿，短暂到受训者几乎意识不到。

虽然 NeurOptimal 方法并没有详细的文档公布它们的算法，但按照目前发表的文献，它的训练目标是脑电波应尽可能地减少突变，左、右半脑的脑电波应尽量均衡。所以，在脑电波出现突变，或左、右脑的不平衡性超出界限时，系统通过短暂的停顿来提醒受训者，让大脑进行自我学习（图 5-6）。

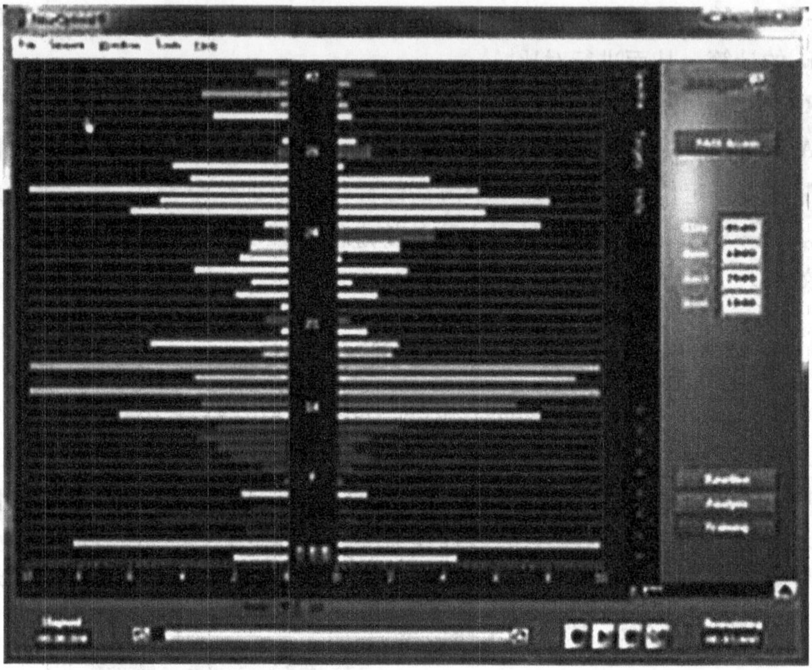

图 5-6 NeurOptimal 方法的数据显示，左、右两个位置的脑波的频谱信息

目前，NeurOptimal 方法更多地用于健康人群，如学生、运动员和职业经理人等。

5.4 神经反馈的广义定义

一般意义上讲的神经反馈是指基于脑电波的生物反馈，另一种广义的神经反馈是指作用于中央神经系统的反馈系统。中央神经反馈系统是相对外围神经系统而言，它包括大脑和脊髓。

广义的神经反馈还包括下面的系统：

- 基于功能型核磁共振（functional Magnetic Resonance Imaging，fMRI）的反馈
- 基于血脑造影（HEG）的反馈
- 基于脑磁场（Magnetoencephalography，MEG）的反馈

5.4.1 实时 fMRI（rtFMRI）反馈

实时 fMRI 反馈是新的技术，如图 5-7 所示，它的工作过程如下。

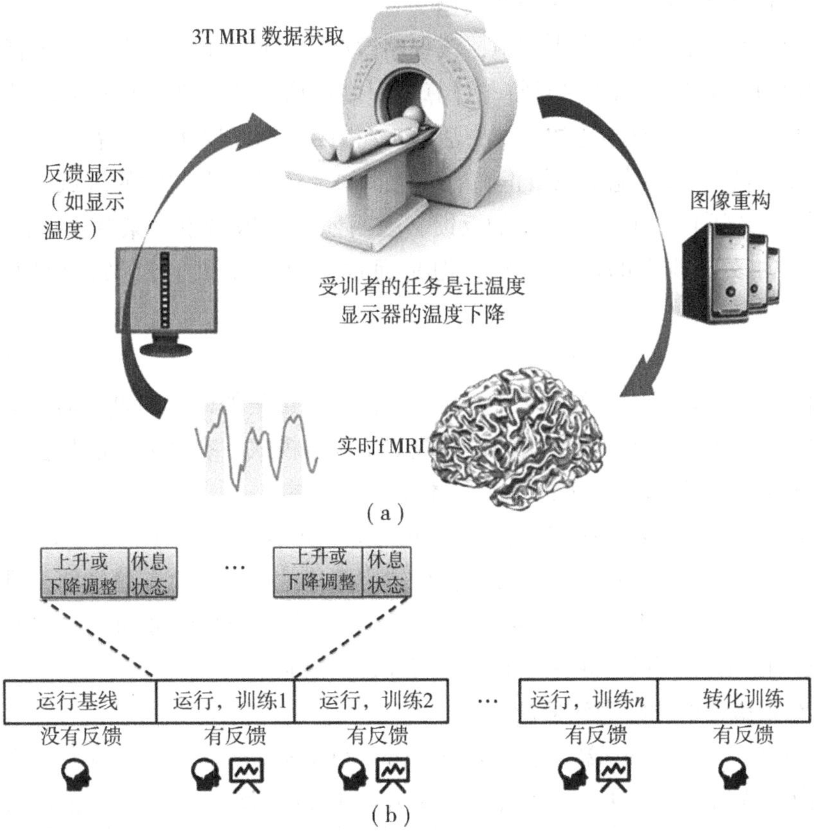

图5－7 实时fMRI反馈

1. 实时fMRI扫描

受训者躺在实时fMRI扫描仪下，以便专家分析他的大脑活动。扫描将实时进行，并允许研究人员确定大脑在体内平衡中的作用。初始扫描可能不会显示激活中的任何重大异常，但是专家会大致了解区域连通性如何导致其疾病。

2. 确定神经异常

首先，专家将试图在区域激活方面查明重大异常。虽然大多数患有如恐惧症这样的病症的人在想到蜘蛛时往往会激活大脑相同的区域，但是不能假设每个人的大脑激活区域都完全相同。因此，专家可以"引导"个体来设想，想象蜘蛛爬上他的身体。然后，专家将确定异常激活或停用的大脑区域（神经相关）。专家可能会注意到导致恐惧症的区域连通性发生了重大变化。虽然可能存在与某些条件相关的一般神经相关性（如特定恐惧症），但是实时fMRI扫描允许专家发现个体的异性神经异常。

3. 制定协议

假设患者患有囤积症，并且实时fMRI扫描显示患者的左前中脑回和右眶额皮质的过度活动（囤积行为的神经相关性）。然后，专家将制定一个神经反馈方案，针对这些区域的低迷（减少）活动和与非囤积行为相关的其他区域的上行（增加）活动。该方案的目标是培养患者有意识地减少过度活跃的问题区域的活动，并增加其他领域的活动。

4. 使用实时 fMRI 神经反馈来训练大脑

设计的协议将在计算机程序中实施，该程序旨在为受训者提供有关区域激活的反馈。受训者将被实时 fMRI 扫描，扫描结果将与计算机程序通信，让它知道在有问题的区域中活动是增加还是减少。如果在有问题的区域中活动正在减少，受训者可能会在计算机屏幕上接收“绿灯”的反馈信号，表明他正在做正确的事情；如果活动在有问题的区域中增加，受训者可能会在计算机屏幕上看到“红灯”的反馈，表明他正在做错事。某些人可能需要一段时间才能清楚如何改变他们的区域激活，但是通过足够的培训和反馈，他们最终会变得更好。

5. 反复练习

就像骑自行车需要练习一样，改变大脑的工作方式也是如此。如果它陷入错误的激活模式，可能需要一段时间才能用更健康的模式覆盖错误的模式。有些人可能只会受益于一次实时 fMRI 神经反馈，但是大多数人需要多次才能真正掌握它。

通过反复练习，一个人最终将掌握有意识地调节无意识过程（大脑活动）的能力。假设在设计的方案中正确地针对神经相关性，个体应该比他们开始之前感觉明显更好。回到囤积症的例子，受过实时 fMRI 神经反馈训练的人可能不再有囤积的冲动，或者当他们这样做时，可以通过有意识地调低问题区域的活动而轻易抵消它。

6. 学会纠正错误的神经激活的能力

实时 fMRI 神经反馈的实践转化为学习神经活动的学习能力。一些研究表明，这种能力会导致大脑内显著的连接变化，并加强与健康大脑相关的激活。通过足够的练习，一个人可以学习其可以维持的新技能，但是可能需要很长一段时间。

学习神经激活的能力持续时间是未知的。初步证据表明，它可能比许多人想象的更持久。事实上，有些人可能会争辩说，虽然最佳训练方案一致，重复实践可能导致大脑的永久性重新布线。

近年来，人们对实时 fMRI 神经反馈的治疗潜力的研究越来越感兴趣。随着技术能力的不断提高和成本的降低，实时 fMRI 神经反馈领域的研究将会扩大。

2015 年，一项研究测试了实时 fMRI 神经反馈是否可以操纵区域特定的大脑活动。使用实时 fMRI 神经反馈，研究人员训练参与者控制与运动和记忆功能相关的区域（辅助运动区和海马体旁皮质）中的现有大脑活动。

参与者学会了如何自愿控制这些区域，研究人员注意到了具体的行为变化，包括减少运动反应时间和提高记忆编码能力。该研究表明，实时 fMRI 神经反馈具有提高认知效率的显著潜力。他们还指出，该技术可以训练人们有意识地增加与特定任务相关的大脑区域的活动，以得出特定的行为和认知结果。

这表明实时 fMRI 神经反馈有可能教会人们如何控制大脑内的区域功能。他们可能能够学习如何从激活浓度增加的大脑区域切换到激活与放松或动机相关的大脑区域。因此，实时 fMRI 神经反馈的使用不限于纠正错误电路，还可以有益于提高健康大脑的功能效率。

越来越多的研究者基于实时 fMRI 神经反馈进行研究，很多研究者相信它是提高大脑功能、治疗一些脑科疾病的大有前途的方法。实时 fMRI 神经反馈可以进行如下工作：

- 帮助我们了解大脑的功能、大脑和行为的关系；
- 提高大脑的效率、认知能力；
- 修改意识状态，治疗脑科疾病；
- 作为诊断工具；
- 用于确认一种治疗（如药物）是否有效；
- 进行个体化的治疗；
- 治疗的效果持续；
- 治疗非侵入，低风险。

5.4.2　结合 EEG 和实时 fMRI 的反馈训练

EEG 的时间分辨率优于实时 fMRI，因为快速反馈响应以及时间连续性对于最佳学习至关重要，而实时 fMRI 具有优越的空间分辨率。两者结合，发挥各自的独特优势，是很多研究人员的想法。

结合 EEG 和实时 fMRI 的成像方法可以追溯到 20 世纪 90 年代末。自 2011 年以来，越来越多的文献是关于实时 fMRI 神经反馈及其与 EEG 方法的结合上。与依赖皮质表面附近的电活动的大多数其他 EEG 神经反馈技术不同，实时 fMRI - NF 具有进入特定皮质下区域的潜力，并且原则上任何可以使用 BOLD 测量监测的区域，如小脑、脑干和脊髓，都可应用实时 fMRI - NF。虽然实时 fMRI - NF 是一种相对较新的技术，但研究表明，它在大脑各区域确实可以成功调节神经活动。事实上，这些结果表明可能存在“神经反馈调节网络”，包括前岛叶、基底神经节、顶叶背部，并延伸到颞顶叶连接、前扣带皮层（ACC）、背 - 侧前额叶皮层、腹外侧和视觉区域。此外，通过神经反馈成功调节 BOLD 信号已经显示出对许多疾病的积极影响，包括精神分裂症、抑郁症和尼古丁成瘾。尽管如此，在最近法国生物精神病学和神经精神药理学协会的神经反馈评估和训练小组进行的部分审查中，Arns 等人得出结论认为，疗效的证据水平仍然太弱而无法证明实时 fMRI 的临床应用效果，除了在治疗儿童注意力缺陷和多动障碍方面。

一般而言，神经反馈方法依赖于单脑成像模式，如 EEG 或 fMRI。结合这些神经反馈训练方式，假设为受训者提供更丰富的信息，使受训者能够实现更快、更具体的自我调节。虽然只有少数结合 EEG 和 fMRI 神经反馈研究，在最近一项比较单模式和多模式方法的研究中，使用了同时进行运动图像任务的 EEG - fMRI 协议。离线 fMRI 分析显示，运动激活在联合 EEG 和 fMRI 神经反馈期间比在个体 EEG 神经反馈期间更强。

5.4.3　HEG 反馈

基于脑血管造影（HEG）的反馈有两种实现方式：一种是被动式红外脑血管造影（PIR HEG），使用红外温度感应信号（图 5 - 8）；另一种是近红外脑血管造影（NIR HEG），使用近红外技术来测量血氧含量（图 5 - 9）。目前，HEG 反馈主要用于前额。

HEG 生物反馈是神经反馈的一种新形式，其利用了生物反馈原理对代谢的有意识控制。在这种方法中，通过一种采用现代红外技术的头带测量额脑区域的血氧含量。如果大脑的这

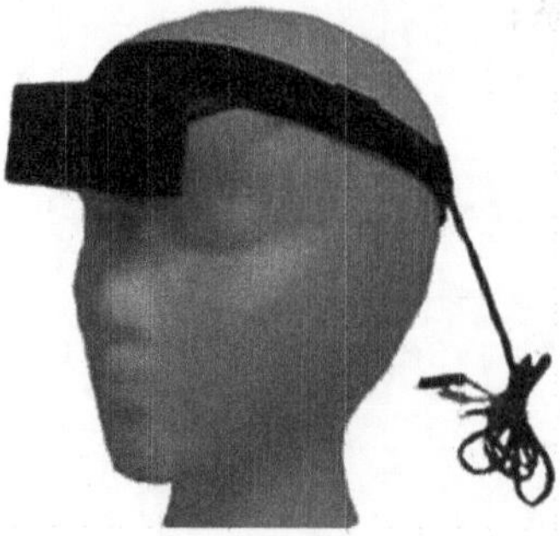

图 5 - 8　PIR HEG

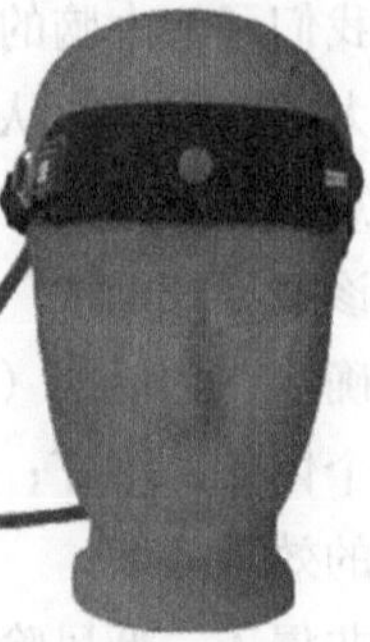

图 5 - 9　NIR HEG

部分活动增加，则奖励并且屏幕动画（如电影）开始运行。这样受训者学会调节大脑的额叶区域，使大脑更加灵活和可塑，从而提高注意力，提高冲动控制、动力、适当的行为以及认知功能。

目前的研究表明，HEG 反馈训练有助于改善下列疾病或症状：

- 注意力
- 专注力
- ADHD 和注意缺陷多动障碍（Attention Deficit Disorder，ADD）
- 记忆力差
- 情绪波动
- 易怒
- 自闭症和阿斯伯格综合征
- 偏头痛
- 头痛
- 压力
- 癫痫
- 精神分裂症
- 老年记忆问题
- 痴呆症

图 5 - 10 所示为 HEG 训练前和 20 次训练后的红外图像对比（数据源自 Robert Coben）。

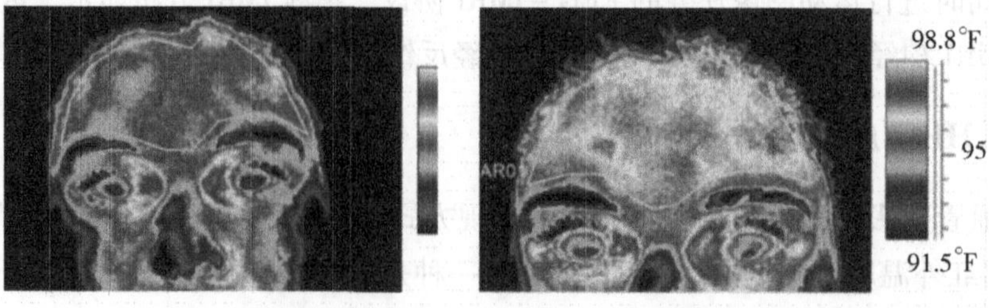

(a)　　(b)

图 5 - 10　HEG 训练前、后红外图像对比（附彩插）

(a) 训练前；(b) 20 次 HEG 训练后

5.4.4 MEG 反馈训练

基于脑磁图（Magnetoencephalography，MEG）（图5－11）的神经反馈和实时 fMRI 类似。MEG 是一种非侵入性成像技术，可以测量大脑神经回路产生的磁场。MEG 以非常精确的方式捕获这些微小的磁场，并具有无与伦比的时间分辨率——整个大脑的毫秒级时间尺度。

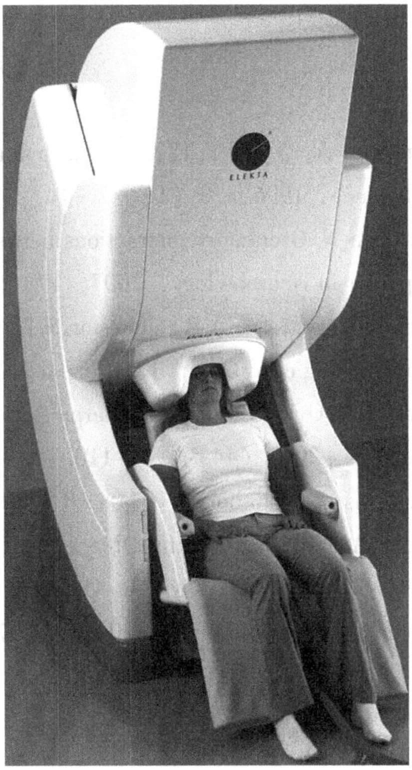

图5－11 脑磁图机

由于设备昂贵，对环境要求高，MEG 还处于概念验证研究阶段。MEG 有可能揭示涉及感知、认知和行为的大脑活动的状态。它提供了对大脑功能（语言、运动控制、视觉和听觉感知等）和功能障碍（运动障碍、耳鸣、慢性疼痛、痴呆等）的独特视角。

一些最新的研究表明，MEG 源成像可以提供大脑区域特异性实时神经反馈，它应用于研究神经系统综合征和神经精神疾病（如中风、痴呆、运动障碍、慢性抑郁等）的可能性很大。

本章小结

从神经反馈出现到今天，已经过去了 60 多年。神经反馈的训练方法随着人们对脑电波的研究而逐步演变。对 EEG 的基本频段的研究，如发生的机制、生理/心理/病理状态等的研究，促生了基于频段的训练。后来随着 Neurometrics 的提出，量化脑电波数据库的逐步建立，训练逐步走向面向数据的方法、z－Score 方法、LORETA 方法。但是，有一点必须指出，目前的商用数据库都是基于西方人群的数据，而且这些数据都存在样本少、样本不具有普遍性等缺陷，现在并没有基于中国人群的通用脑电数据库，所以这些数据库只能起到参考作用。另外的一些特殊的训练方法也被提出，如 IFL Othmer、NeurOptimal 方法，虽然其理论和算法并没有被验证，但是在应用中取得了很好的效果。SCP 方法在理论上有清晰的描述，临床上有严格的双盲实验报告。另外，基于脑电波之外的其他信号的神经反馈也已经出现，如基于功能型核磁共振、基于脑磁图的新型神经反馈，它们提供了更精细的脑图像，为人类进一步了解大脑，从而通过反馈来改善大脑的功能，治疗一些认知障碍、精神障碍提供了新的手段。

参考文献

[1] Anokhin A, Vogel F. EEG Alpha rhythm frequency and intelligence in normal adults [J]. Intelligence, 1996, 23 (1): 1 - 14.

[2] Baker S N. Oscillatory interactions between sensorimotor cortex and the periphery [J]. Current Opinion in Neurobiology, 2007, 17 (6): 649 - 655.

[3] Barry R J, Clarke A R, Johnston S J, et al. EEG differences between eyes - closed and eyes - open resting conditions [J]. Clinical Neurophysiology, 2008, 118 (12): 2765 - 2773.

[4] Bazanova O M, Vernon D. Interpreting EEG alpha activity [J]. Neuroscience & Biobehavioral Reviews, 2014 (44): 94 - 110.

[5] Castelhano J, Rebola J, Leitao B, et al. To Perceive or Not Perceive: The Role of Gamma - Band Activity in Signaling Object Percepts [J]. Plos One, 2013, 8 (6).

[6] Peniston E G, Kulkosky P J. Alcoholic personality and alpha - theta brainwave training [J]. Medical Psychotherapy, 1990 (1): 37 - 55.

第6章 心率变异性

心率变异性（Heart Rate Variability，HRV）是目前大多数生物反馈仪都支持的训练参数，也是近年来比较受关注的无创性心理监测指标之一。目前，BCIA 已单独将 HRV 训练师进行培训和资格认证。临床上通过对 HRV 的分析能够反映心脏自主神经系统的活动性、均衡性及相关的病理状态等，因而具有广泛的临床应用前景。基于 HRV 参数的生物反馈提高机体对环境的适应力，可应用于疾病治疗、康复训练、降低焦虑和压力、提高运动成绩等方面。本章讲述 HRV 的分析及其各个指标的临床意义在生物反馈中的应用。

6.1 概述

HRV 又称为心率波动性，通俗地说，是指逐次心跳周期差异的变化情况或者心跳快慢的变化情况，是由两个相邻的 R－R 间期的时间长短决定的，即从第一次心动周期至下一次心动周期间的微小差异。简单来说，HRV 越高，就意味着心脏能够越快地适应内部和外部带来的影响，即机体对环境变化的适应程度越好；反之，则表明机体对环境的适应能力越差，并可能暗示健康损害，如心血管疾病、精神疾病、焦虑等。

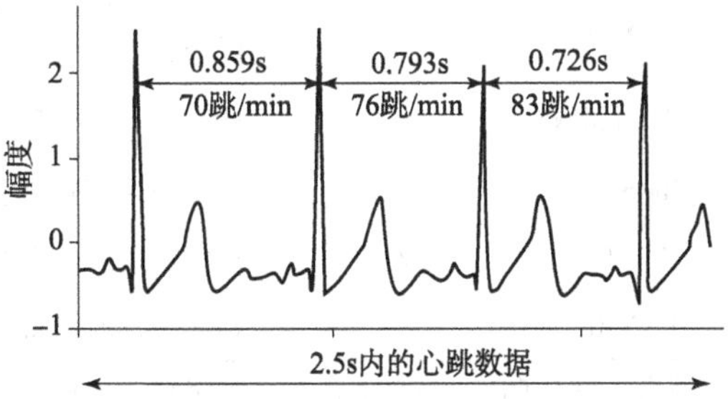

图 6－1　心率变异性图示

将两次心跳的时间间隔记录下来，如图 6－1 中 0.859s、0.793s、0.726s，分析它们的统计规律，就产生了 HRV。

6.2 HRV 的测量

如果可以获得心率、心脏的搏动数据，就可以计算出 HRV。可以通过 ECG、PPG 等获得心率数据，具体内容可参考第 3 章。ECG 信号的精度高于 PPG。

目前，对 HRV 的测量主要采用三种方式：静息态 HRV、任务中 HRV、变化 HRV。静息状态的 HRV 测量主要指被试者在安静状态下采集 HRV 的方式；任务中的 HRV 测量是指在不同的任务状态下，考察被试者的 HRV 差异；变化 HRV 即考察 HRV 的变化状况，如某项任务或操作前、后 HRV 的变化，以反推该项任务或操作的作用或效果。

6.3 HRV 的分析和参数

HRV 的分析方法有时域分析和频域分析，很多生物反馈系统直接显示分析后的指标，本节给出这些指标的数学含义及它们对应的生理心理特征。

6.3.1 时域分析

在时域分析中，常用时域参数有平均正常 R－R 间期标准差（Standard Diviation of N－N intervals，SDNN）和相邻 R－R 间期差的均方根（Root Mean Square of Successive Differences，RMSSD）等。SDNN 一般由 24h 动态 ECG 获得，不同时长 ECG 测量的 SDNN 值不能互相比较，SDNN 值的大小说明了心率变化的复杂程度。SDNN 值越大，心率变化信号越复杂，反映的是自主神经系统的调节能力，进一步反映出个体的应激能力和对压力的承受能力。RMSSD 用来评估心脏迷走神经即副交感神经的调节功能和活性。HRV 时域分析参数说明见表 6－1。

表 6－1 HRV 时域分析参数

指标	单位	说 明
SDNN	ms	正常心跳间期的标准偏差
SDANN index	ms	计算短时间的平均正常心跳间期，通常是 5min，然后再计算全程的平均标准偏差
SDNN index	ms	计算每 5min 正常心跳间期的标准偏差，再计算全程的平均标准偏差
RMSSD	ms	正常心跳间期差值平方和的均方根
NN50	%	正常心跳间期差值超过 50ms 的个数
PNN50	—	相邻正常心跳间期差值超过 50ms 的比例

源自：刘金印，《心率变异在心脏康复中的应用》。

正常到正常 R 波节拍的 SDNN：最单一的 HRV 统计测量，单一地测量节拍间变异性。

相邻 RR 间期差值的 RMSSD：一种已经被证明是可靠的计算心率变异性的方法，并在许多研究中应用。与正常 R 波节拍的标准偏差方法相比，似乎更受副交感神经系统的支配。

6.3.2 频域分析

对 HRV 的频谱分析是将 R－R 间期的时间序列对信号采用数学变换的方法变换到频率上，形成频谱曲线，并对频谱曲线的形状进行分析。频谱分析通常以高频（HF，0.15～0.40 Hz）、低频（LF，0.04～0.15 Hz）为指标，HF 描述的是副交感神经的活动水平，LF 则是交感神经活动特性指标（Task Force of the European Society of Cardiology and the North American Society of Pacing and Electrophysiology，1996）。HRV 在频域的参数说明见表 6－2。

表 6－2　心率变异性在频域的参数

指标	单位	说　明
TP	ms^2	截取的频率不大于 0.4Hz
HF	ms^2	截取的频率为 0.15～0.4Hz，指高频范围的正常心跳间期的变异数
LF	ms^2	截取的频率为 0.04～0.15Hz，指低频范围的正常心跳间期的变异数
VLF	ms^2	截取频率为 0.003～0.04Hz，指极低频范围的正常心跳间期的变异数
ULF	ms^2	截取频率不大于 0.003Hz，指超极低频范围的正常心跳间期的变异数
nLF	—	指低频功率/（总功率－极低频功率）×100，代表交感神经活性的指标
nHF	—	指高频功率/（总功率－极低频功率）×100，代表副交感神经活性的指标
LF/HF	—	反映交感/副交感神经平衡的指标或代表交感神经调控的指标

源自：刘金印，《心率变异在心脏康复中的应用》。

6.4 HRV 和生理心理状态

HRV 与外部环境及内在因素的关系如图 6－2 所示。个体的情绪波动、体温变化，或是身体内在神经系统、心血管系统的变化都会体现在自主神经系统，最后反映在心率的起伏变化上。所以，通过测试个体的 HRV 各种指标能够提供有关自主神经系统、压力状态等方面的信息，为指导临床和科研提供线索和依据。

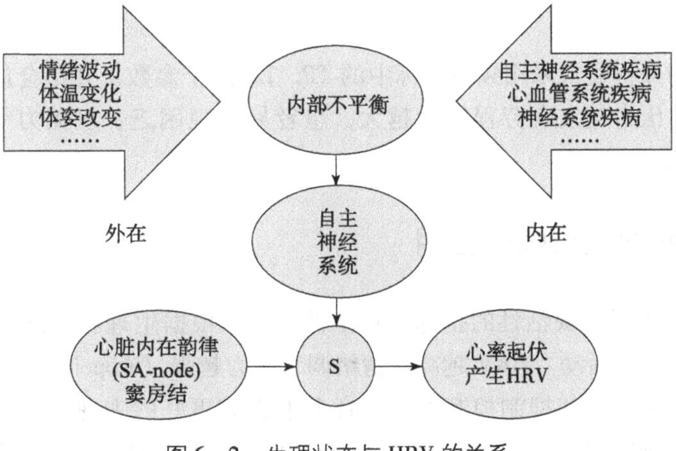

图 6－2　生理状态与 HRV 的关系

6.4.1 自主神经系统

通过 HRV 的参数可以反映自主神经系统的下列特征（表6-3）。

表6-3 HRV 指标和生理心理状态

病症	临床表现	HRV 指标变化
焦虑	呼吸、脉搏加快，血压升高，肌肉紧张，手心出汗，手足发冷	SDNN、RMSSD 降低，LF/HF 升高
抑郁	精神萎靡，食欲下降，可伴有肌肉紧张、头痛	SDNN、RMSSD 降低，LF/HF 降低
失眠	难入睡或易醒，精神、食欲差，注意力缺陷，健忘	SDNN、RMSSD 降低

1. 自主神经系统活性

频域指标中的总能量（TP）与时域指标中的 SDNN 参数具有类似的代表意义，其反映自主神经系统整体的活性，可用于评估自主神经系统的调节能力。例如，慢性压力或疾病情况下，自主神经系统的调节能力下降，TP 显著减少。

2. 自主神经系统平衡度

频域指标中的 LF/HF 反映交感神经与副交感神经的相对活跃程度。例如，交感神经（Sympathetic Nerves，SNS）强势，提示机体处于焦虑、恐惧、易怒、注意力散漫、过度警觉等状态；副交感神经（Parasympathetic Nerves，PNS）强势，提示机体处于肌无力、慢性神经衰弱、抑郁等状态。

3. 自主神经系统稳定性

一般地，通过 LF 和 HF 成分的强弱来反映自主神经系统的稳定性。当个体承受慢性压力或处于疾病状态下，LF 和 HF 的强度均表现为下降。

6.4.2 压力

适当的压力会是生活的催化剂，然而过重的压力则会危害人体健康。

1. 抗压能力

常用时域指标中的 SDNN 参数反映，SDNN 值降低，表明 HRV 的复杂性降低，机体对环境变化的适应能力减弱。

2. 疲劳程度

对疲劳程度的分析通常采用频域指标中的 TP、LF 两个参数，并结合压力程度进行综合评价。一般来说，压力越大疲劳程度就越大，患者易出现困乏、肌无力等症状，此时 TP、LF 值均表现为下降。

6.5 心率变异性的应用

HRV 是自主神经系统灵活性的指标，自主神经系统根据生理和心理状态变化引起的情境需求变化来调节心脏活动。HRV 越高，情绪调节能力越强（Appelhans，Luecken，2006），在涉及注意力、工作记忆和抑制控制的认知任务上也有更好的表现。相反，异常低的静息 HRV 和不同任务（如情绪唤起）的 HRV 的大幅降低与广泛的精神病理综合征相关，包括焦虑症、注意力问题、自闭症、麻木不仁、抑郁症和精神分裂症（Beauchaine，Thayer，2015）。刘卿、周仁来（2013）的元分析也表明，HRV 是区分焦虑症患者与正常群体自主神经变化的可靠指标，值得推广使用。

6.5.1 HRV 频谱分析辅助诊断和预测健康状态

HRV 很好地反映了交感神经和副交感神经的兴奋度，24h 的 HRV 频谱图可以很直观地观察。

图6－3（a）所示为一个健康个体24h 的 HRV 的频谱图，*X* 轴是时间，从16:00开始；*Y* 轴是 HRV 的频率值，为0～0.4Hz，包括了低频和高频。图6－3（b）显示的是心率。在睡眠期，HRV 集中在低频；在活跃期，HRV 集中在高频。在睡眠期和活跃期都有高低频的切换，显示交感神经系统的灵活性。

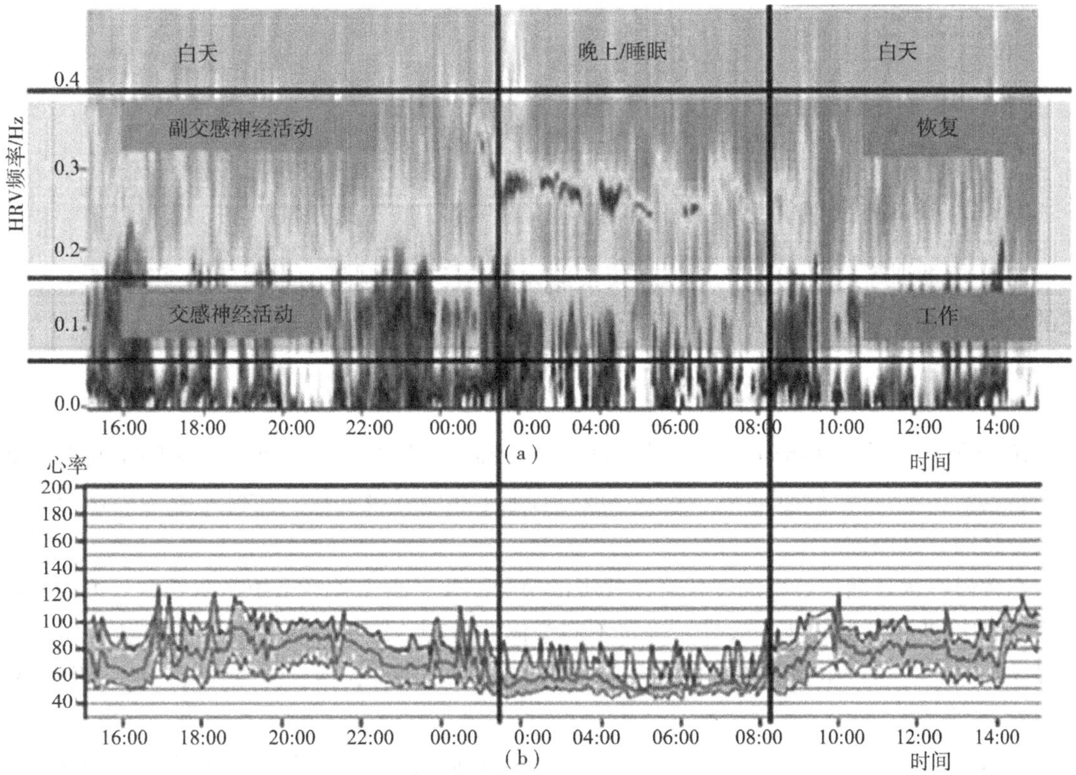

图6－3 健康个体24h 的 HRV 频谱图

（引自：IMSB Austria，Olympic Center Suedstadt）

（a）HRV 频谱图；（b）HRV 脉搏

图6－4（a）所示为一位45岁的职业经理人的 HRV 频谱，他有失眠、抑郁、缺乏动力、背痛、高血压的症状。由图可以看出，他的 HRV 频率基本24h 都处于超低频状态。

图6－4（b）所示为一位43岁的职业经理人的 HRV 频谱，他处于高压力状态，HRV 基本上处于低频状态，在睡眠期间，高频有所增加，但低频仍处于主导状态，所以不能很好地休息。如果压力持续存在，很有可能滑向图（a）的情形，导致工作性能下降，健康状态恶化。

图6－4（c）所示为一位41岁的职业经理人的HRV频谱，其有着良好的工作和生活状态，HRV呈现良好的动态性。

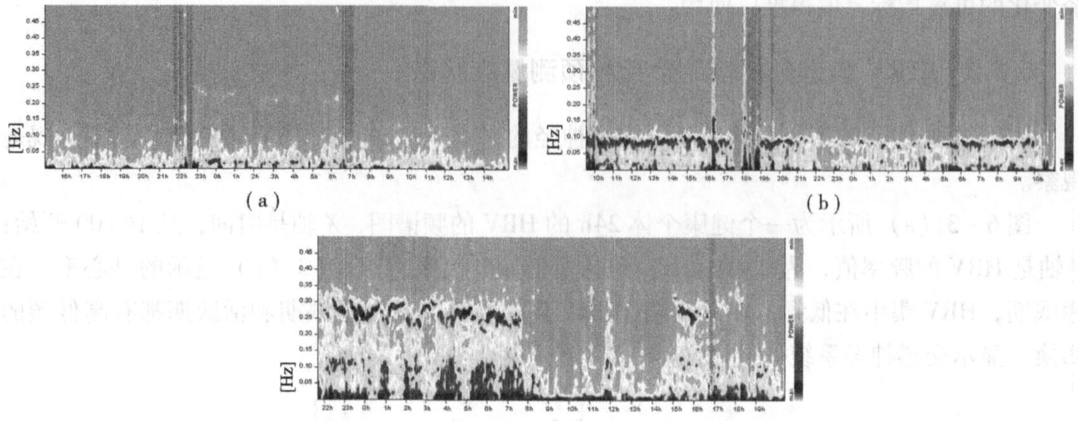

图6－4　不同个体24h HRV频谱图（附彩插）

（引自：IMSB Austria，Olympic Center Suedstadt）

6.5.2　HRV反馈训练

HRV反馈训练是以HRV的时域和频域参数作为反馈控制量的生物反馈系统。6.4节讲述的“HRV和生理心理状态”是制定反馈方案的基础。

6.5.3　HRV共振呼吸反馈

20世纪90年代，Lehrer等人开始尝试一种心肺干预训练，这种训练称为频率共振反馈（Frequency Resonance Feedback，FRF）。该过程通过缓慢呼吸动作，使得呼吸的周期与心率模式变化的周期匹配。

在缓慢呼吸期间，心率的变化会与呼吸的节律同步，自主神经系统产生共振。可以使用HRV生物反馈跟踪工具（呼吸带）确定不同个体的独特的缓慢呼吸速度（大多数人每分钟呼吸5.5～6次），调整呼吸使呼吸频率和HRV的频率相吻合，达到波峰和波谷的平滑重叠，如图6－5所示。

基本上，以特定的、有节律的速度练习呼吸可使呼吸系统和心脏系统同步，以增强对身体或心理压力的抵抗力，改善自主平衡，并提高心理清晰度。所以，近几年HRV训练被广泛地采用，以改善以下症状：

- 哮喘
- COPD
- 肠易激性反应综合征
- 循环性呕吐
- 反复发作的腹痛
- 纤维肌痛

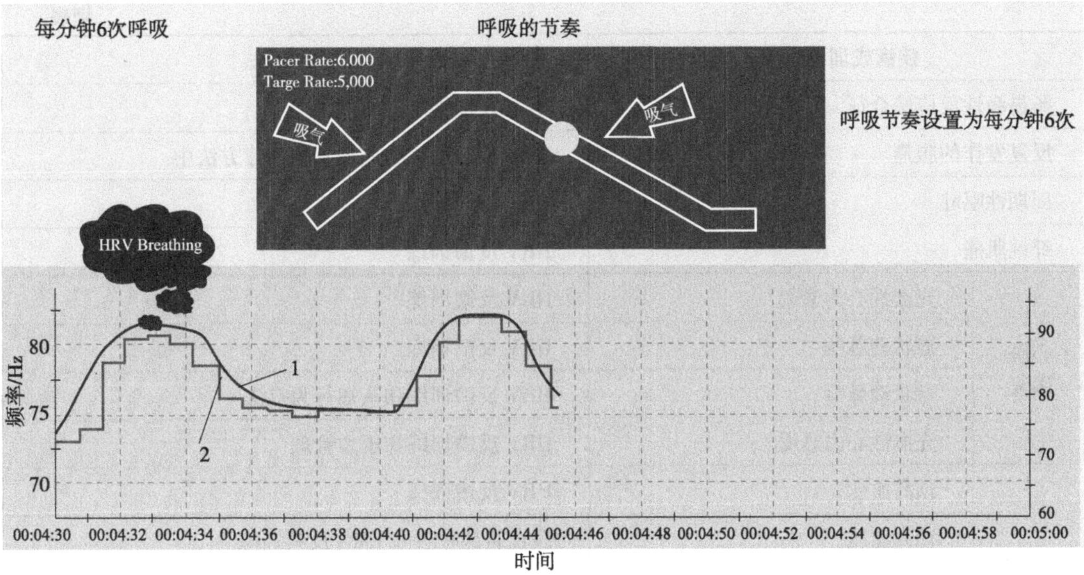

图6－5　呼吸和HRV的共振（附彩插）

1—心率；2—实际呼吸的节奏（由呼吸带测量）

- 心脏康复
- 高血压
- 慢性肌肉疼痛
- 妊娠诱发的高血压
- 抑郁
- 焦虑
- 创伤后应激障碍
- 失眠

6.6　HRV训练的广泛应用

HRV训练以及HRV训练和其他方法的结合已经取得了很好的治疗效果。我国学者刘卿、周仁来的分析也表明，HRV是区分焦虑症患者与正常群体间自主神经变化的可靠指标，值得推广使用。表6－4列出了HRV主要的应用领域及相应的训练方法，其中的信息来自美国应用心理生理和生物反馈协会，为了减少篇幅，在此将部分信息进行缩减。

表6－4　HRV反馈训练的应用

疾病或训练目标		训练方法
哮喘		HRV反馈训练
慢性阻塞性肺疾病		HRV反馈训练，血氧仪反馈
功能性肠胃障碍	反复发作的腹痛	慢呼吸，手指温度反馈
	反复发作的腹痛	HRV反馈训练

续表

疾病或训练目标		训练方法
肠易激性反应综合征		HRV 反馈训练
反复发作的腹痛		HRV 反馈训练集成到其他治疗方法中
周期性呕吐		HRV 反馈训练
纤维肌痛		HRV 反馈训练
心脏康复	充血性心力衰竭	HRV 反馈训练
	冠状动脉病	HRV 反馈训练
	冠状动脉病	HRV 反馈训练和认知行为疗法
	充血性心力衰竭	HRV 反馈训练和压力管理
高血压	预高血压	HRV 反馈训练
	预高血压	缓慢腹部呼吸和 EMG 反馈训练
	慢性肌肉痛	HRV 反馈训练和肌筋膜放松
	慢性肌肉痛	HRV 反馈训练
产科妇科	早产	HRV 反馈训练
	妊娠高血压	HRV 反馈训练（减少压力）
	妊娠高血压	呼吸和温度反馈
	产后抑郁症	HRV 反馈训练（减少压力）
抑郁		HRV 反馈训练
		HRV 反馈训练和辩证行为疗法
		HRV 反馈训练、辩证行为疗法以及药物（Zoloft）
焦虑障碍	创伤后应激障碍（PTSD）	HRV 反馈训练
	创伤后应激障碍（PTSD）	HRV 反馈训练和辩证行为疗法
	创伤后应激障碍（PTSD）	HRV 反馈训练和其他治疗办法
	恐惧症	HRV 反馈训练
	焦虑	HRV 反馈训练
	压力	HRV 反馈训练和压力管理
	压力	HRV 反馈训练和其他治疗
睡眠	睡眠	HRV 反馈训练（减少压力）
	睡眠	HRV 反馈训练
提高能力	篮球	HRV 反馈训练
	高尔夫球	HRV 反馈训练
	舞蹈	HRV 反馈训练
音乐		家用 HRV 反馈训练（Em Wave）

本章小结

心率变异性（HRV）是近年来很受关注的无创性心理监测指标之一，它能够反映心脏自主神经系统的活动性、均衡性及相关的病理状态等，具有广泛的临床应用前景。基于心率变异性参数的生物反馈可以提高机体对环境的适应力，在疾病治疗、康复训练、降低焦虑和压力以及提高运动成绩等方面具有效果。

本章在第4章的基础上讲述了HRV各个参数的含义及对应的生理心理状态，并详细介绍了HRV监测在辅助诊断和预测健康状态方面的应用，以及HRV反馈和其他生物反馈（比如呼吸反馈等）相结合在临床、康复训练以及预防方面的应用。

参考文献

[1] 刘卿，周仁来．焦虑症患者心率变异性研究的元分析［J］．北京师范大学学报（自然科学版），2009，49（5）：9－12.

[2] 王优，张欣怡，赵久波，等．抑郁症心率变异性研究进展［J］．中国神经精神疾病杂志，2017，43（10）：634－637.

[3] 邢志强，李玲，翟燕楠，等．心率变异性生物反馈治疗对精神分裂症合并抑郁、焦虑症状的影响［J］．福建医药杂志，2018，40（4）：125－127.

[4] 许昭．心率变异性反馈训练对运动员心理疲劳调节的应用研究［J］．山东体育学院学报，2009，25（11）：46－48.

[5] 张力为，马启伟．体育运动心理学［M］．杭州：浙江教育出版社，1998.

[6] 张苏范，毕希名，周燮生．生物反馈［M］．北京：北京科学技术出版社，1987.

[7] 周玉来，陆盛，宋国林，等．放松训练对心率变异性的影响［J］．武警医学院学报，2011，20（1）：70－72.

第 7 章

肌电生物反馈、皮肤导电性反馈和呼吸反馈

肌电（EMG）生物反馈，也称为表面肌电（SEMG）生物反馈，有着非常广泛的应用。本章讲述 EMG 信号的测量方法及分析算法，以及这些信号如何应用在生物反馈中。EDG 或 GSR 反馈训练是一种常用的放松训练，由于传感器简单方便，经常用作家庭训练。呼吸带可以监测到呼吸时肌肉的收缩情况，用来监测呼吸的模式，引导受训者进行正确的呼吸。呼吸训练和 HRV 训练相结合是常用的训练组合。

7.1 SEMG 的测量

7.1.1 测量系统

图 7－1 所示为表面肌肉电信号的测量过程。由肌肉纤维产生的 SEMG 信号被电极捕获，然后被放大、滤波，由编码器转换为数字信号，发送到计算机，由软件处理、显示和记录。

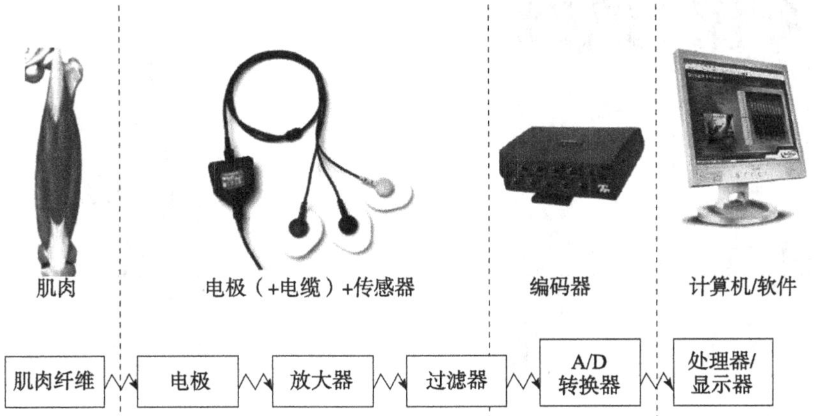

图 7－1　SEMG 的测量

7.1.2 皮肤的准备

适当的皮肤准备对于获得良好的信号是非常重要的。在使用电极之前，要确保皮肤表面清洁干燥，用 NuPrep（见第4章，脑电波及脑电波分析）等磨砂膏擦拭皮肤，去除死皮。也可以用酒精擦拭皮肤并使之干燥，但效果不如磨砂膏。如有必要，还需剃掉多余的体毛。

如果使用带有扩展电缆的单个电极，应当首先将电极扣在电缆连接器上。一旦电极贴在皮肤上再来扣电极，对于受检者来说很不舒服。

为了增加导电性，可以将导电电极膏或乳膏（如 Ten20）涂在电极的中心（图 7－2 中深色区域）部分，再贴在皮肤上。

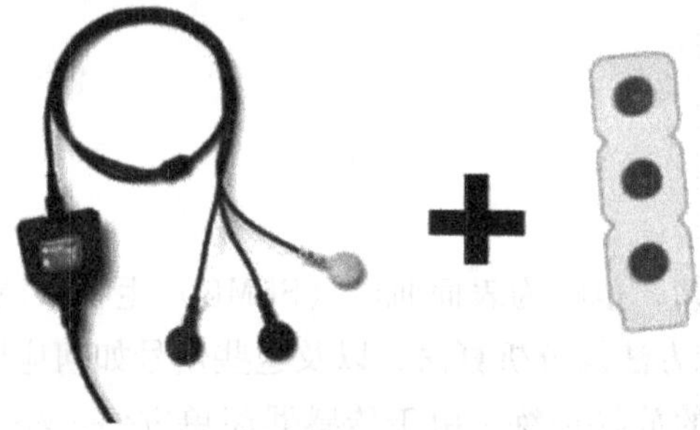

图 7－2 电缆连接器和电极（附彩插）

7.1.3 电极的放置

将有源电极（图 7－3 中的蓝色和黄色）贴在受检者身上。有源电极应该与肌纤维的方向保持一致，除非另有说明。参考电极（黑色连接器）可放置在身体的任何位置。图 7－3 所示为实际操作中有源电极的放置位置。图 7－4 所示为电极的相对位置和肌纤维的方向。

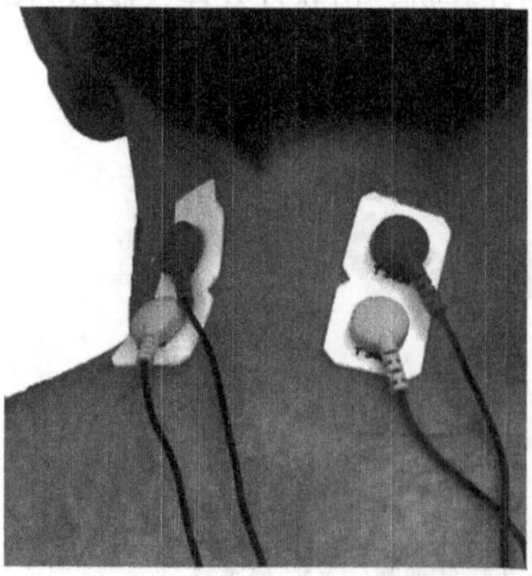

图 7－3 有源电极的位置（附彩插）

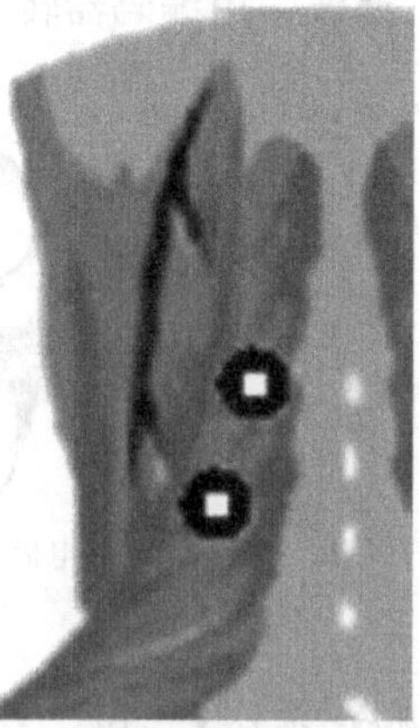

图 7－4 电极要和肌纤维的方向一致

应确保电极牢固地放置在皮肤上，并确保皮肤和电极之间有良好的接触。

7.1.4　测量的位置

图 7－5～图 7－7 所示为 SEMG 电极在身体上放置的位置。图中只标出了有源电极的位置。

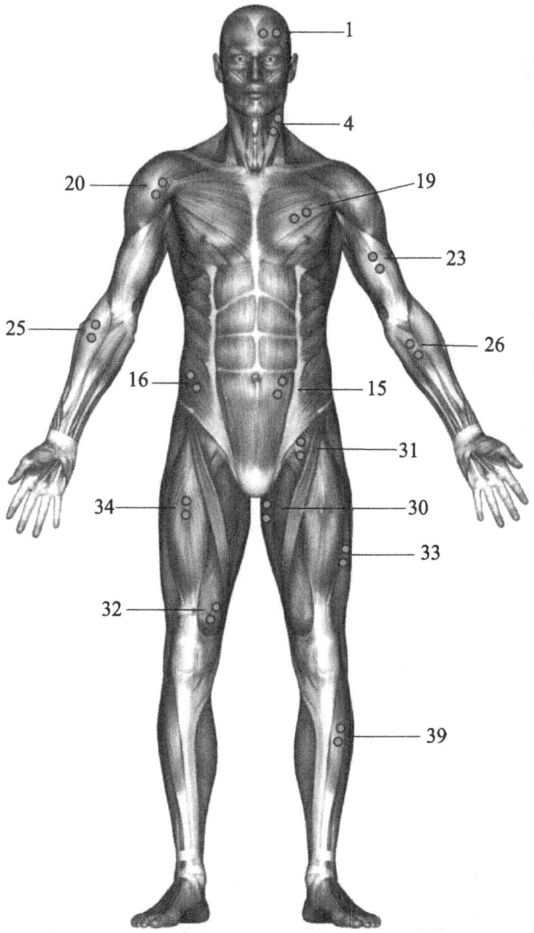

图 7－5　SEMG 的放置位置（正视图）

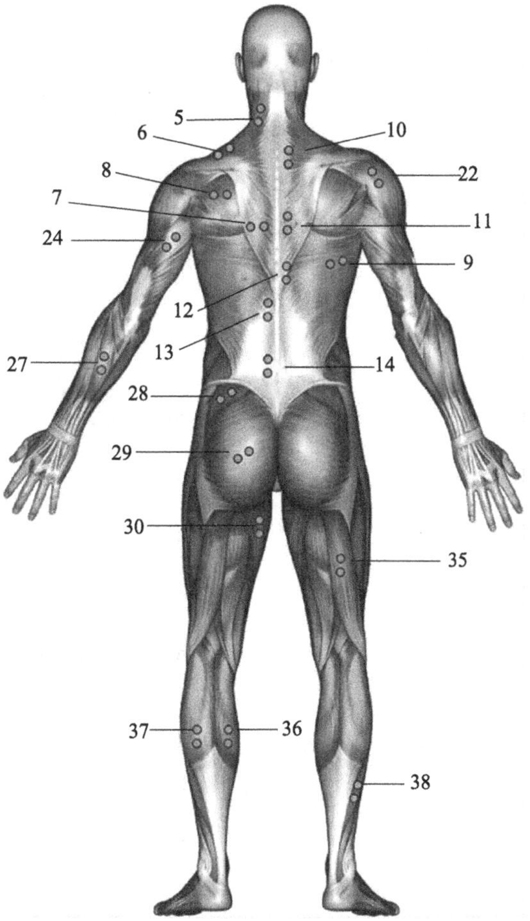

图 7－6　SEMG 的放置位置（后视图）

7.1.5　阻抗检测

良好的皮肤接触是保证信号质量的必要条件，测量电极和皮肤之间的阻抗是验证接触是否良好的方法（图 7－8）。

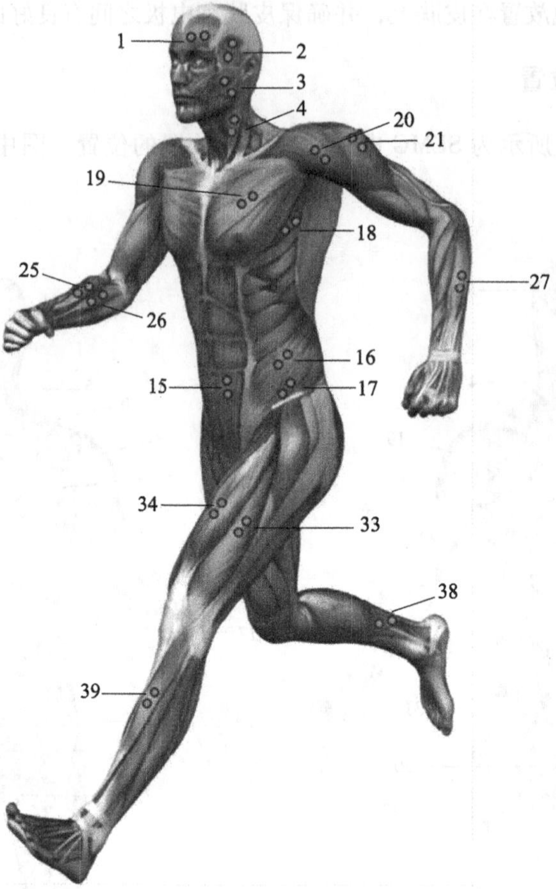

图 7－7 SEMG 的放置位置（侧视图）

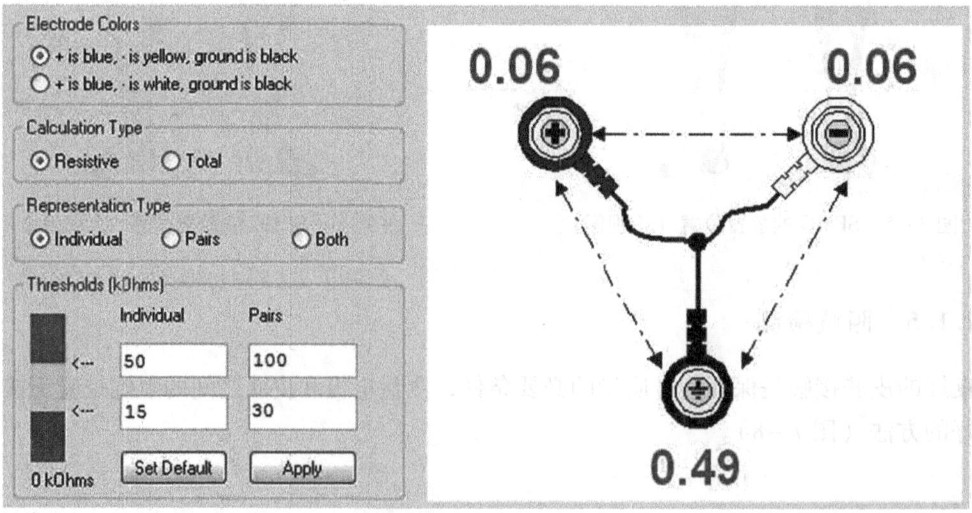

图 7－8 阻抗检测

一般情况下阻抗的检测范围见表 7 - 1。

表 7 - 1　阻抗的检测范围

阻抗/kΩ	用　途
0 ~ 15	建议用于评估
15 ~ 50	可用于生物反馈训练，但不建议用于评估
大于 50	不推荐

7.2　SEMG 的信号

7.2.1　原始信号、时域信息和频域信息

如图 7 - 9（a）所示，在原始肌电图中，*X* 轴显示时间，*Y* 轴以 μV（微伏）显示振幅，关于以零为中心的轴正负波动。当更多的肌纤维收缩时，*Y* 轴的幅度增加；当肌肉放松时，它们会减少。

RMS 是通过计算得到的信号的幅度的均方根，代表信号的平均功率（图 7 - 9（b））。

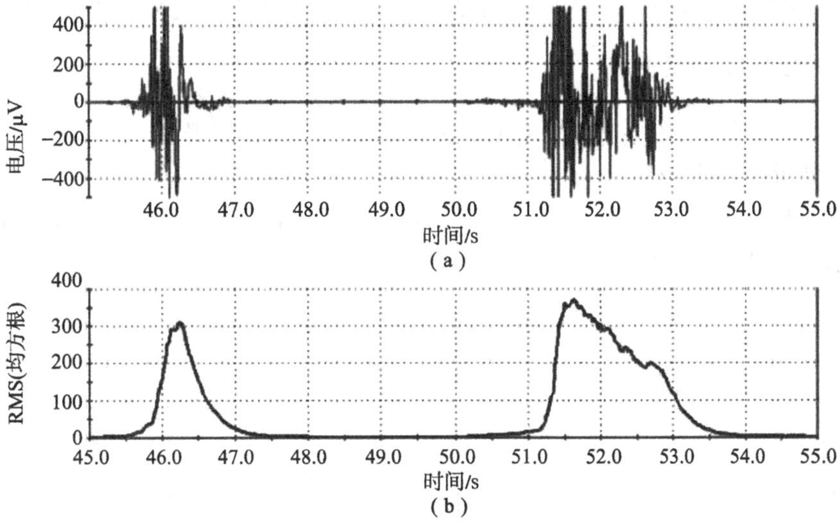

图 7 - 9　肌电原始信号和均方根

肌电信号也可以在频域中显示。通常认为相关的 SEMG 频率为 20 ~ 500Hz。可以将慢肌纤维的活动与快肌纤维的活动通过频率分开，通常慢速纤维频率为 20 ~ 90Hz，快速抽搐纤维频率为 90 ~ 500Hz。

在频域图 7 - 10 中，*X* 轴以 Hz 为单位表示频率，*Y* 轴表示相对幅度。从频域信息中可获得时域中不可获得的信息，如肌肉疲劳。随着肌肉疲劳，收缩频率降低，但是时域中的总振幅可以保持不变（因此在时域中不能看到肌肉疲劳），而在频域中从中位频率可以看出肌肉疲劳。图 7 - 10 中的绿色条表示中数频率，红色条表示平均功率频率。

中位（中值）频率：将功率密度谱分成两个部分，这两部分有相同的总功率。这个分界的频率就是中位频率。

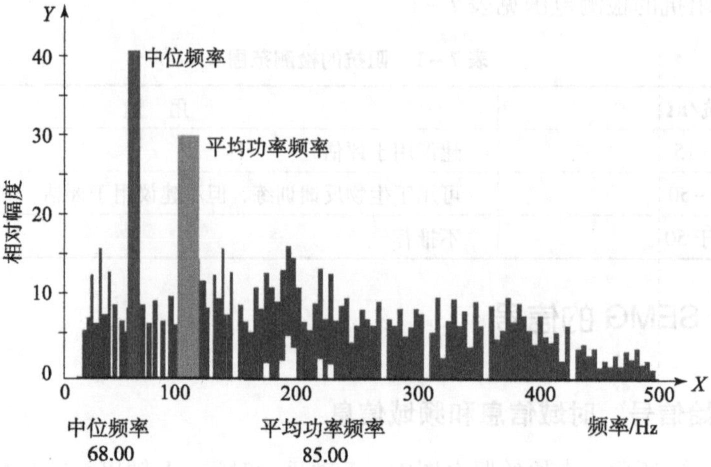

图7-10 肌电的频域信息（附彩插）

平均功率频率：平均功率频率和它的频谱幅度的乘积等于整个频段乘积的平均值。

随着肌肉的疲劳，功率密度谱和频谱向左侧移动，所以中位数和平均功率频率减少。注意平均功率频率和中位频率是仅用于等长收缩（持续收缩，没有运动）的相关肌肉疲劳指标。

7.2.2 SEMG 信号分析

SEMG 信号可以在三个不同的维度上分析：幅度、时间和频谱。

1. 幅度分析（图7-11）

基线或静止水平（Base Line or Resting Level）：肌肉完全放松时的 SEMG 水平。通常认为静止肌肉的 SEMG 应小于 5μV。

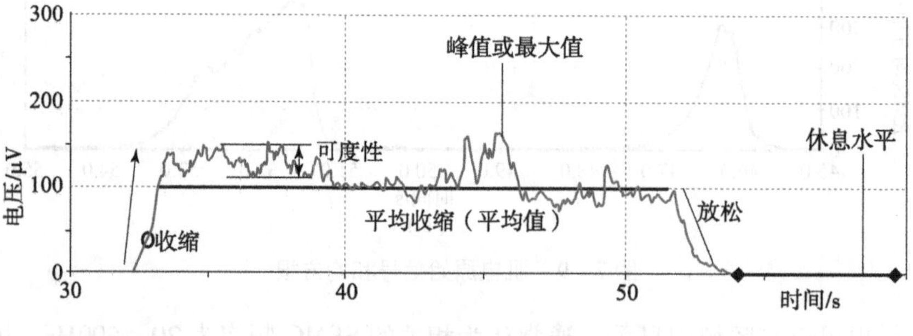

图7-11 肌电信号的参数

平均收缩（收缩期间 SEMG 的平均值）：这个指标用来衡量肌肉的力量和耐力水平。

峰值或最大值：这是肌肉可以产生的最大 SEMG 幅度。

可变性：神经肌肉稳定性的指标。

区域或 iEMG：EMG 在给定的时间段内的数学积分，振幅对应于曲线下的面积。它反映这段时间内产生的能量。

2. 时间分析

发作时间或激活时间：肌肉收缩所需的时间。

释放时间或停用时间：肌肉恢复休息所需的时间。

3. 频谱分析

平均/中位频率：它们的减少率是肌肉（在进行等长收缩）疲劳的指标。

7.3　SEMG 生物反馈

SEMG 生物反馈是一种强大的康复工具，在物理治疗中非常受欢迎。

SEMG 生物反馈包括测量患者的肌肉张力并将其轻松翻译成可理解的视觉或音频反馈。这提高了患者的意识使其有意识地控制他们的肌肉，并在患者和 SEMG 信号之间创造互动。SEMG 生物反馈在患者康复过程中发挥积极作用，它也能帮助治疗师更有效地指导患者。

7.3.1　SEMG 分析

在患者进行少量肌肉收缩时记录 SEMG。可以看到图 7－12 中的静息水平过高，收缩水平非常低且不稳定。

高静息水平表示较高的肌肉张力，在大多数情况下，会导致肌肉疲劳或肌肉疼痛（肌肉永不休息）。在这种情况下，应首先对患者进行训练，让他放松肌肉。如果患者对紧张感的主观认识不佳，生物反馈应该用于提高运动意识。一旦肌肉能够休息，患者应逐渐接受训练以提高肌肉水平——收缩和速度（称为“上升训练”），通过训练以获得对肌肉的控制。

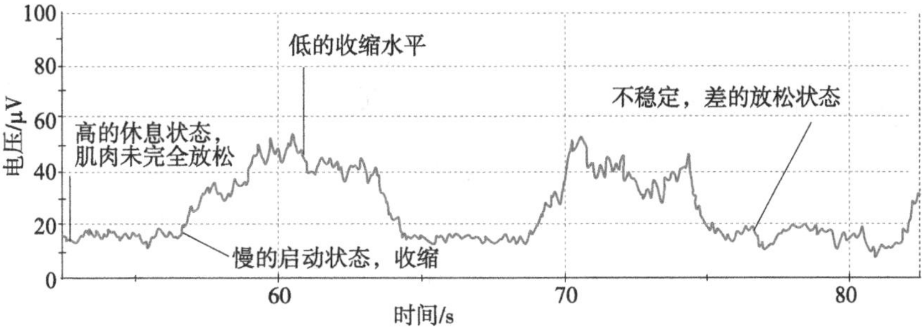

图 7－12　高静息水平，收缩水平低且不稳定，起效和释放慢

7.3.2　SEMG 反馈训练

1. 放松训练，让 RMS 低于阈值

设置生物反馈系统，当 RMS 值下降时，系统显示笑脸；当 RMS 升高时，系统显示哭脸（图 7－13）。

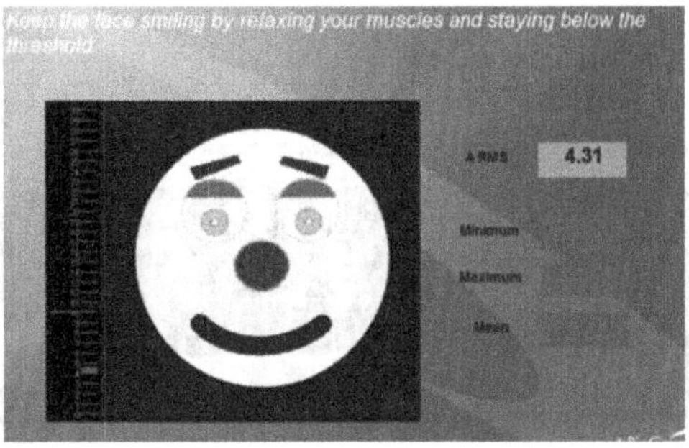

图 7－13　放松肌肉训练

2. 肌肉增强训练，让肌肉 RMS 的峰值可变性增高

设置生物反馈系统，当这些参数升高时，小球就会向上升（图 7－14）。

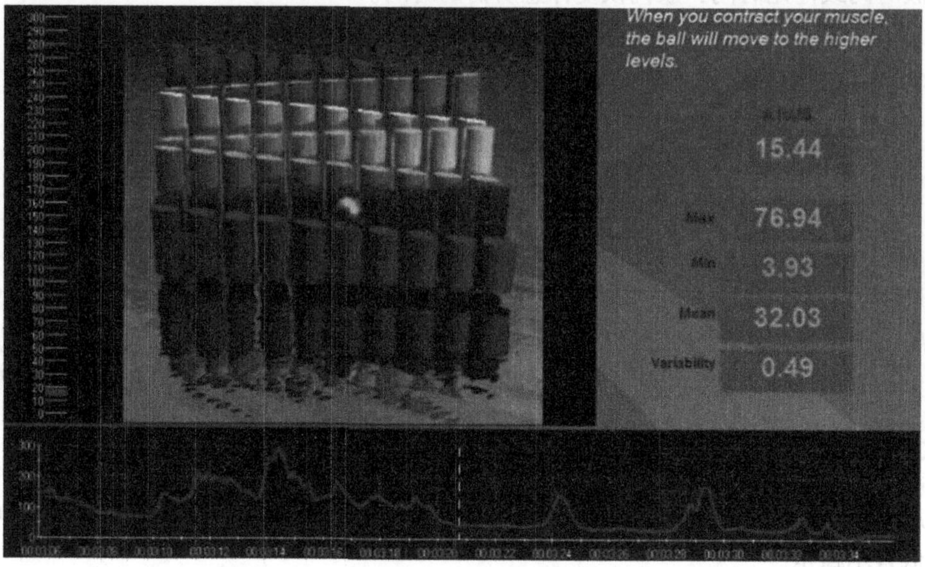

图 7－14　肌肉增强训练

3. 肌肉控制训练

交替训练肌肉的放松和收缩，或者同时训练不同肌肉的放松和收缩。在肌肉 B 放松时将小人举上去，在肌肉 A 收缩超过阈值时，系统播放一个声音（图 7－15）。

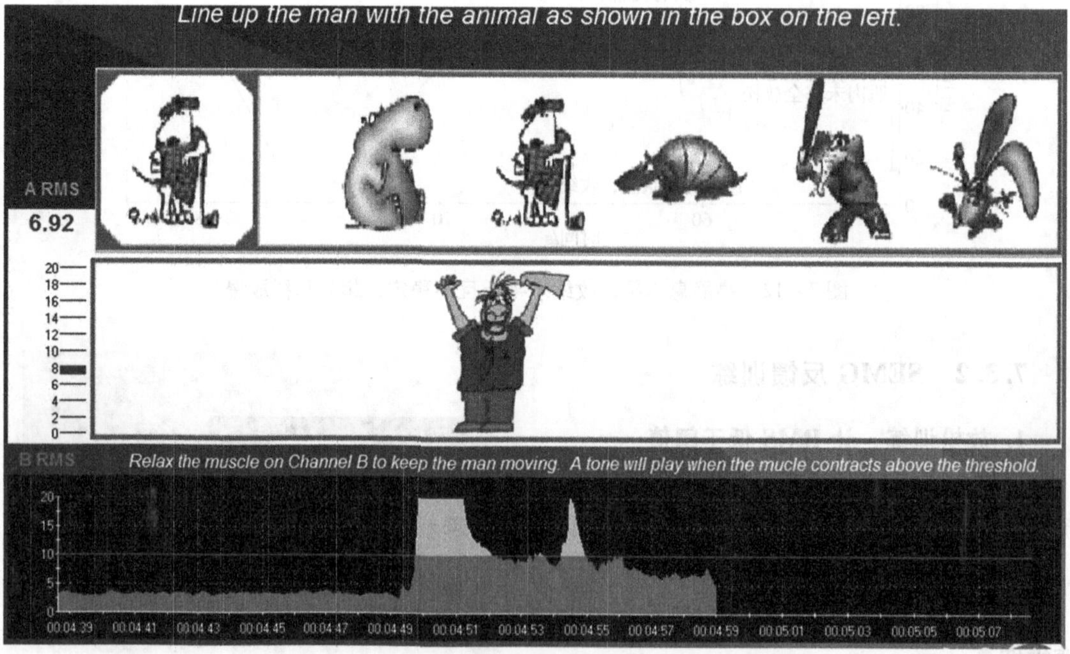

图 7－15　训练肌肉 B 的放松和肌肉 A 的收缩

4. 训练前、后的对比

图 7－16 所示为几次治疗后相同肌肉的 SEMG 记录。肌肉的静息水平低，起效和释放快，收缩率高。

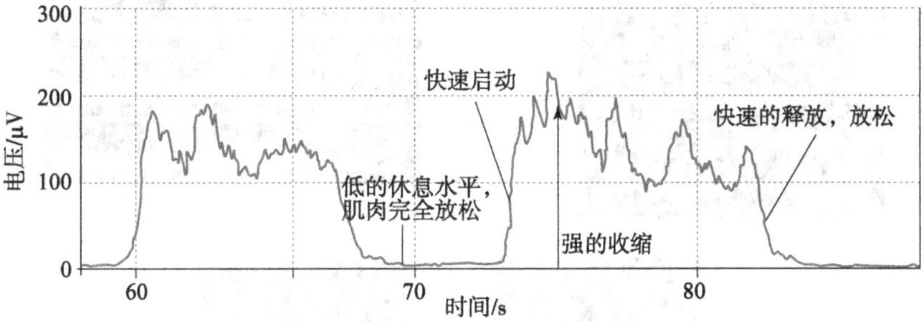

图 7－16　正常肌肉的 SEMG 信号

7.3.3　各 SEMG 信号的独立反馈

SMEG 生物反馈作用于以下训练：

- 感觉的恢复训练
- 过度紧张肌肉的放松训练（向下训练）
- 过度松弛肌肉的增强训练（向上训练）
- 控制/协调运动
- 改善姿势

独立反馈通常需要监测 1～4 块肌肉。通常是两块：一块是原动肌，另一块是对抗肌。

7.3.4　SEMG 的组合反馈

SEMG 生物反馈也被用于恢复运动功能。因为运动功能通常涉及众多肌肉共同工作，如果利用每块肌肉的 SEMG 提供的独立反馈，当信号的数量变得更多时，患者可能会被他看到的众多图表所震撼，对面对的挑战感到气馁。在这种情况下，一般超过 4 块肌肉时，反馈是在信号的集合上给出的。只有当肌肉同时遵循正确的激活模式时，受训者才能获得奖励。通常的做法是：将肌肉及其相应信号分为两组，即上训和下训（图 7－17）。只有当上训的肌肉群都超过阈值且下训的肌肉群都低于阈值时，DVD 才会清晰地播放。通过这种反馈形式，让受训者学习控制肌肉，并有兴趣地训练下去。

7.3.5　在游戏中康复运动机能

身体康复通常被认为是乏味、重复、困难和无聊的，这将影响患者的动力，最终影响治疗的有效性。生物反馈方式的多样性解决了这个问题。SEMG 生物反馈不断发展，增加了患者对康复训练的参与度。电子游戏是生物反馈的新手段。结果是：当患者享受游戏时，他们正在训练肌肉的精细动作。通过这些游戏，患者可以改善肌肉的紧张度，提高力量，协调和精细地控制肌肉和姿态。例如，在有的游戏中，受训者通过收缩来控制游戏中鱼的肌肉，从而引导它安全穿过洞穴，这样受训者自己的肌肉也得到了训练。

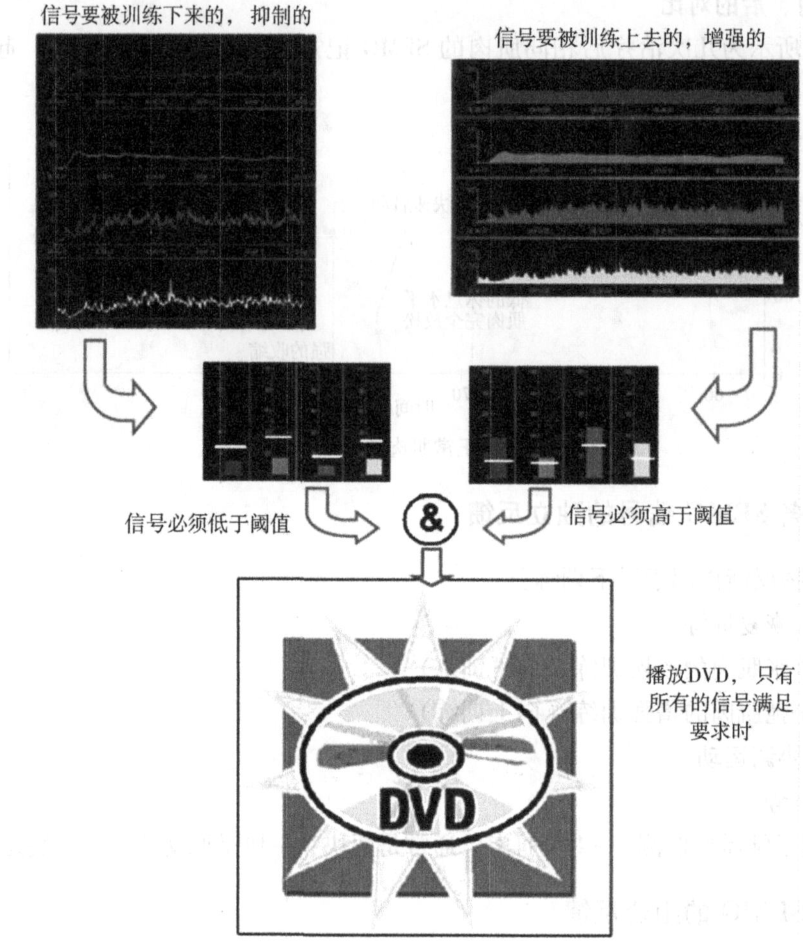

图 7-17　多个 SEMG 信号的组合反馈

7.3.6　SEMG 反馈用于健身

利用 SEMG 的精确信息，SEMG 反馈提供了独特的方法来提升力量和调节能力。

- SEMG 可以检查肌肉的疲劳度，从而定义恰如其分的运动量；
- SEMG 可以监控肌肉收缩和释放的整个过程，可以给出精确的建议；
- SEMG 可以监测肌肉的双侧差异，肌肉激活很少，或根本没有激活等信息，使健身期间保持良好的姿势，激活正确的肌肉；
- SEMG 也可用于检查多肌肉联合动作时各肌肉的协调和时间安排。

7.3.7　SEMG 和等速测力计等的结合

SEMG、等速测力计和其他生理信号的结合在研究中也变得非常流行。

SEMG 可以评估肌肉或肌肉群的活动（收缩强度、时间、激活顺序和局部肌肉疲劳），等速测力计可以测量运动的特征（距离、速度、扭矩等），再通过其他生理指标监测（呼吸、心率、代谢等），这些信息可以验证训练的有效性，并给受训者精确的指导，如呼吸模式、肌肉激活模式、训练的组织、时间等，提高训练的效率并且缩短康复的时间（图 7－18）。

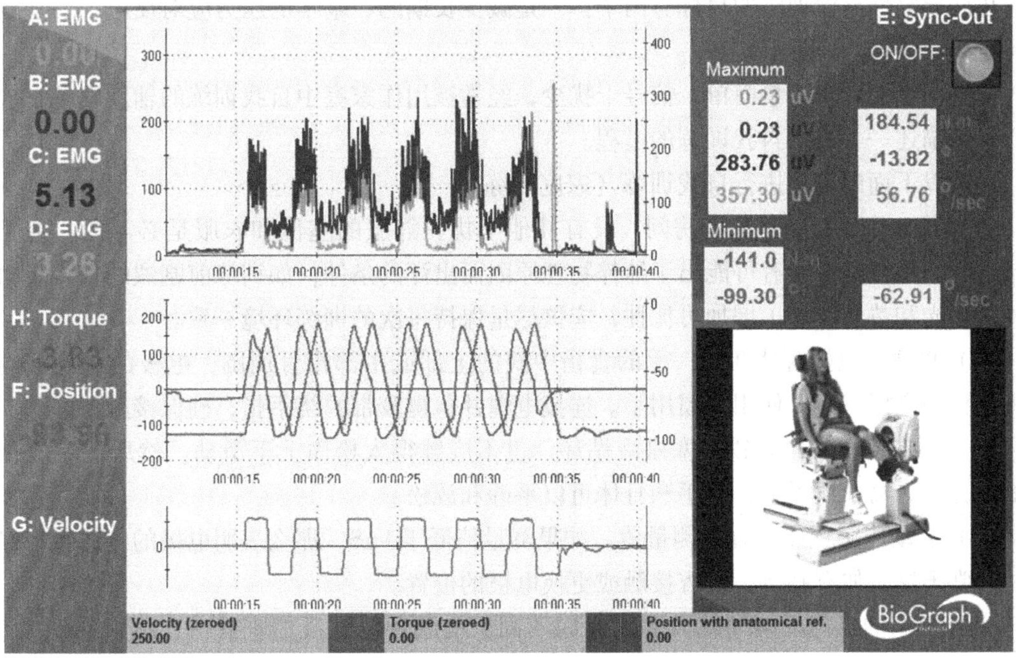

图 7－18 SEMG、等速测力计和其他生理信号的结合

目前，将 SEMG 反馈和等速测力计结合起来的健身和康复系统有以下几种：

- Biodex System 4
- CSMI Humac/Cybex
- BTE Technologies
- Con－Trex
- LimbGym

7.4 皮肤导电性（皮肤电阻）反馈

皮肤导电反应，也称为皮肤电反应。皮肤电阻或皮肤电导是基于皮肤的生物电特性的测量方法。在物理学方面，皮肤电导以 μS 测量。简单地说，“皮肤电阻”也是一个常见术语，表示电导的倒数。

皮肤导电性反馈训练是生物反馈的一种非常普遍的工具，广泛用于治疗焦虑、恐慌症和特定恐惧症等，或者和其他方法结合，治疗高血压、耳鸣和睡眠障碍等。

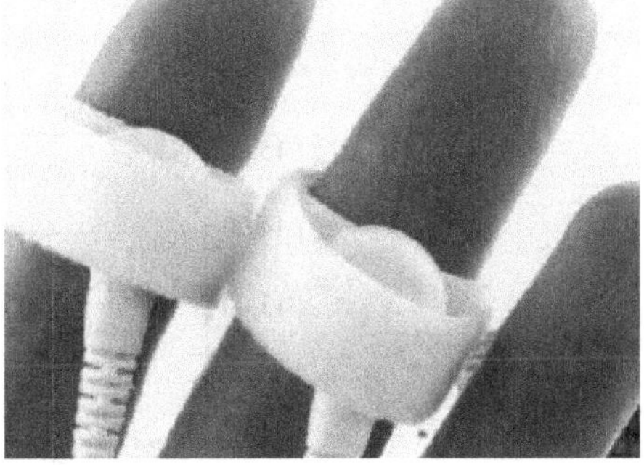

图 7－19 皮肤电导测量示意图

由于手部汗腺丰富，一般在手上测量皮肤导电性（图 7－19）。通常将两个电极放在同一只手

的两个指尖上进行测量。电极的深色下侧应与皮肤接触良好。

皮肤导电性反馈训练的目标有两个：一是减少长期的、基本的压力应对反应；二是减少对特定刺激的即时应激反应。

皮肤导电性因为测量简单，信号干扰少，经常被用作家庭中自我训练的辅助设备。这里我们仔细描述一下进行自我训练的过程。

一般以下面的步骤进行自我训练（家庭训练）：

（1）找一个安静、舒适的房间，没有其他干扰。舒服的座位和衣服是必需的。基于皮肤导电性，应该避免所有可能出于纯粹物理原因而出汗的条件，如训练前剧烈的身体活动或强烈的阳光和热量。为了增加可比性，应该尽量保持每次的训练环境一致。

（2）将两个电极缠绕在同一手的食指中间的上部或中部指骨周围，电极的深色下侧应与皮肤接触良好。建议使用非惯用手。连接电缆并包裹胶带围绕手指，确保接触良好。

（3）不应缠得太紧以致阻塞血液循环，也不应缠得太松而上下滑动。然后把手放在舒适的地方，如椅子扶手上，让手和身体可以平静和放松。

（4）启动应用程序，查看测量值。如果测量值低于1μS，那么表明电极的电接触不好或皮肤非常干燥。如有必要，检查接触或更换电极的位置。

（5）不同的生物反馈训练需要的时间不同，皮肤导电性反馈训练一次约15min，需要6~10次。在整个训练期间要保持专注，如果在训练时开始感到疲倦，应该缩短训练时间，增加训练次数。

（6）对于测得的皮肤导电性，应进行两个方面的评估：一个是趋势性的，另一个是临时性的。趋势性是指在一次训练中皮肤电导的长期平均值及发展趋势。趋势性的变化可以在1~15μS变化，取决于个人和训练情况。临时性的变化是皮肤电导的快速变化（波动），它通常由突然的刺激引起，也可能是皮肤反应的临时变化。引起临时变化的刺激可以是内部的（思想、记忆和情感）或外部（图像、声音和事件）的。

（7）在兴奋状态下，皮肤导电的趋势性增加和临时性的波动增加，如图7-20所示。在平静和休息时，皮肤导电的趋势性降低和临时性的波动降低，如图7-21所示。

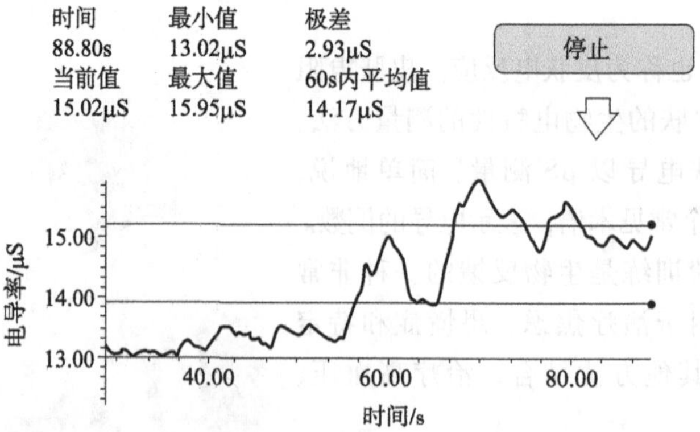

图7-20 兴奋状态下皮肤导电趋势

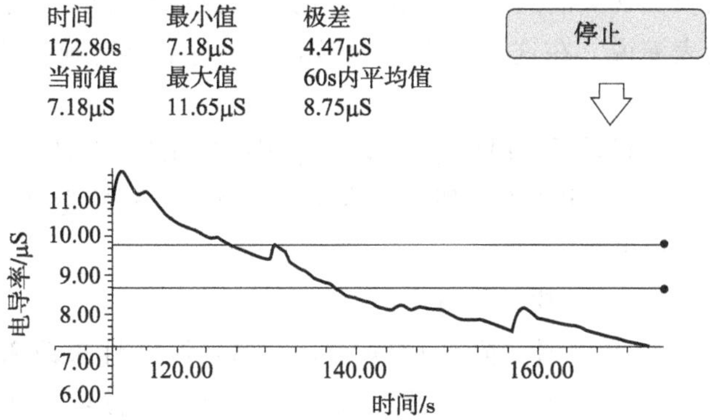

图7-21 平静状态下皮肤导电趋势

(8) 第一阶段：观察和实验，确定初始状态。

①在休息时记录基线状态10min。尽可能放松，在此期间不要观察测量值，因为这会影响真正的基线测量的客观性。

②观察完整的曲线及其平均的趋势是上升还是下降；某些阶段，或整个测量过程中的一般水平是否恒定；在测量中是否放松；客观测量与主观感受之间是否吻合；记录曲线的一般水平和每分钟大致的波动次数。

③如果发现皮肤电导异常上升，也许是电极固定得太紧而导致手指出汗。如有必要，应擦干双手并重新安装电极，稍微松弛一点。

(9) 第二阶段：皮肤导电性的生物反馈训练（趋势和刺激后）。

①第二阶段包括多次训练。现在应该通过反馈信号进行有意识的放松练习。

②开始测量并观察一段时间。然后尝试佩戴传感器进行积极的、有意识的放松。有很多方法可以尝试，比如呼吸控制和平静的模式、肌肉放松或自我暗示。具体的方法取决于受训者的放松技巧和体验。设备提供的是即时的实时反馈，训练可以降低皮肤电导的趋势水平，并且降低对刺激的即时反应。

③刺激的强度及其主观反应都会影响皮肤反应的幅度。刺激可以是内在的（思想、记忆和情感），或外部的（图像、声音和事件）。受训者不可避免地会感到无法放松，如产生消极的想法。如果发现皮肤反应上升，应尝试将其降低。深呼吸也会引起皮肤反应，所以应尽量试图深呼吸，使皮肤反应再次下降。

④第二阶段的目的是降低皮肤电导的基准水平，如果刺激发生，通过放松练习让皮肤电导性降下来。也就是说，以降低一般压力水平，以及学习在紧张的情况下让自己平静下来的能力。练习的次数因人而异。

(10) 第三阶段：故意挑衅，放松和压力应对。

①在此阶段将积极使用压力刺激（压力源）提高处理能力。直接挑衅的有用工具是日常生活中的压力源。

②训练一般从休息（几分钟）开始，然后开始测量，并放松几分钟。

③然后开始使用选择性压力源。它可以是某种思想（担心考试失败）、声音（领导发火或孩子啼哭）或具有负面含义的图像（事故的现场、恐惧症的恐惧对象和场景）。例如，想象在一大群人面前发表演说，在这种压力源的影响下很可能会看到皮肤反应激增。尝试放松，减少自发波动。

④放松阶段。在压力刺激后有段放松阶段。刺激阶段和放松阶段应交替进行，进行3～4次后结束，不要过度训练。可以在一段时间内多次训练，直到感觉到压力反应的显著减少或在压力情况之后恢复得更快。

（11）第四阶段：转移，放松，没有反馈。

①现在可以检查是否可以通过降低皮肤反应和降低波动性来改善放松。首先，记录10min的基线，在尽可能放松的同时观察测量值；然后，将其与第一阶段的基线测量值进行比较。整体水平皮肤电导应该下降，或自发波动应该减少。日常情况会影响测量，应尽量保持和第一次测量的可比性。

②挑战性的转移练习：使用选择性压力源，但没有反馈，尽量保持冷静和放松。事后检查测量数据，观察皮肤反应。是否能够保持皮肤电导率相对较低，甚至可以限制波动量。如果能够做到这一点，基线与第一阶段相比也是如此，就已经成功地完成了压力转移训练，可以减少训练。如果还不能达到上述目标，请继续练习。在日常生活中遇到压力情况时，可以回想一下训练的情况，并利用新技能保持放松。

7.5 呼吸反馈

呼吸监测通过作用于胸部和腹部的呼吸带来测量胸部和腹部的扩张和收缩，从而发现呼吸的模式。临床医生可以使用呼吸带反馈来检测和纠正功能失调的呼吸模式和行为（图7－22）。不正常的呼吸模式包括锁骨呼吸、反向呼吸（呼气时腹部扩张，吸入时收缩的呼吸）和胸呼吸（浅呼吸，主要依赖于外部肋间的肺部膨胀）。呼吸功能障碍包括窒息（呼吸暂停）、喘气、叹息和气喘。

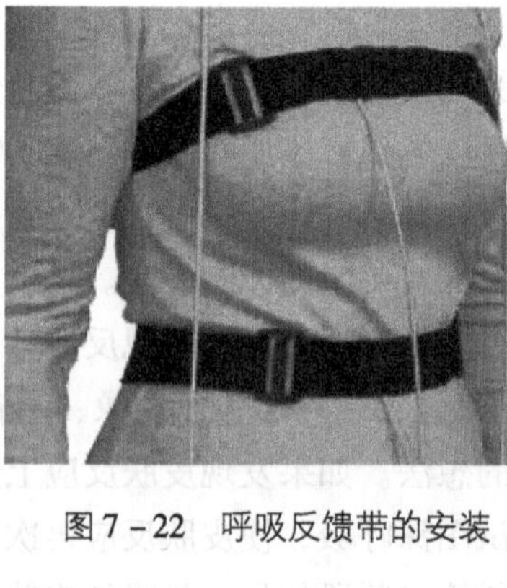

图7－22 呼吸反馈带的安装

呼吸反馈用于训练：

- 引导受训者体察自己的呼吸模式，对自己的呼吸“有意识”；
- 通过给定的呼吸节奏和呼气吸气过程引导受训者进行腹式呼吸、深呼吸，减少每分钟呼吸次数；
- 和其他反馈结合，比如心率变异性等，练习共振呼吸；
- 通过呼吸训练，引导受训者将意识集中到呼吸上，支持冥想练习。

图7－23所示为按照呼吸的节奏来定义呼吸模式的参数，通过给定吸气阶段的时间 $T1$、保持阶段的时间 $T2$、呼气阶段的时间 $T3$ 以及暂停阶段的时间 $T4$，规范整个呼吸的过程，然后通过呼吸带采集的参数进行匹配，从而引导正确的呼吸模式。

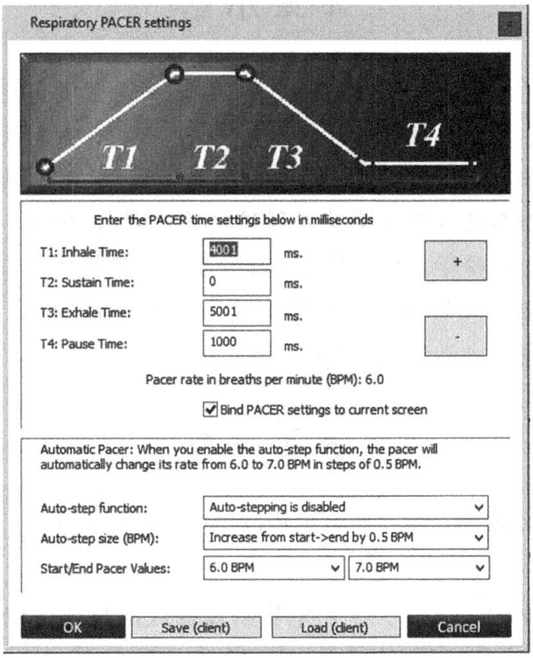

图 7 – 23　定义呼吸模式

图 7 – 24 所示为呼吸反馈和心率变异性结合训练的过程，按照系统给定的呼吸节奏和模式，受训者尝试按此模式呼吸，系统在训练过程中检测呼吸和心率变异性的相干性。

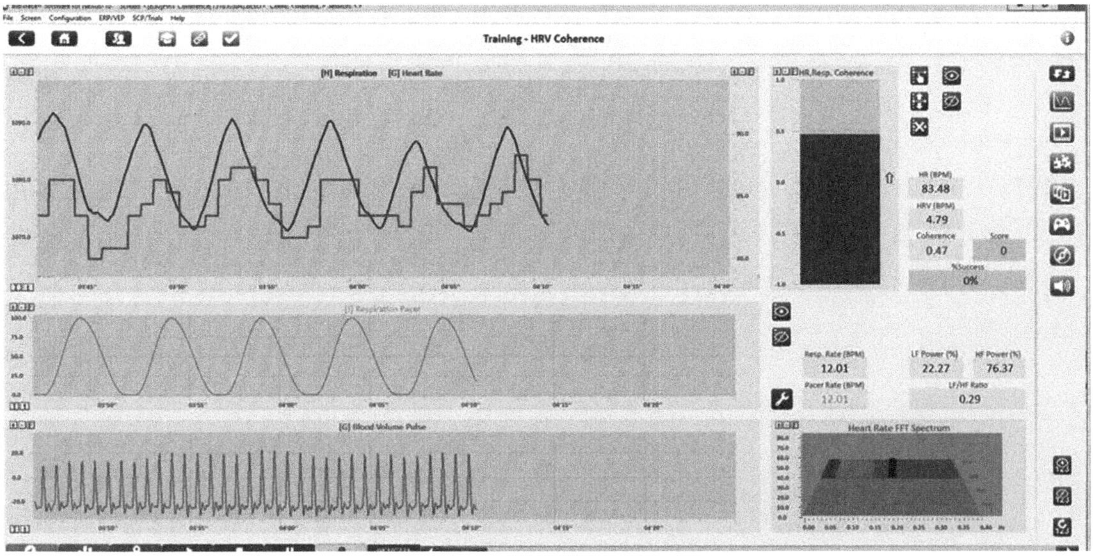

图 7 – 24　呼吸反馈和心率变异性结合，共振呼吸

本章小结

进行表面肌电信号的测量之前要处理好皮肤，电极的安放要考虑肌肉的走向，在测量前要检查阻抗。理解肌电信号的参数及其对应的生理信息是进行生物反馈的基础。本章介绍了一般肌电反馈的设计方法，各个肌肉单独反馈或是组合反馈。肌电反馈可以独立使用，也可以和其他反馈形式，或与其他设备（如运动摄像机等）结合使用。肌电反馈已经广泛应用于运动分析、康复训练、放松等。皮肤导电性反馈是一种很好的放松训练机制，本章详细说明了在家庭中用皮肤导电性反馈自我训练的过程。呼吸反馈可以定义呼吸的节律和相关参数，反馈系统可以引导受训者进行呼吸训练。

参考文献

[1] 王庭槐，高庆春，许小洋，等. 肌电生物反馈的非线性机制 [J]. 中国心理卫生杂志，2006 (02): 113 - 117.

[2] 秦丽平，吴夷，李函轩，等. 关于肌电生物反馈仪的检测讨论 [J]. 中国医疗器械信息，2016，22 (13): 53 - 57.

[3] 吴锋，周玉彬，成奇明，等. 一种肌电生物反馈仪的研制及其放松效果评价方法设计 [J]. 中国数字医学，2011，6 (01): 96 - 98.

第8章 压力管理和放松训练

当人处于压力之下时，心率会加快，肌肉收紧，血压升高，开始出汗，呼吸加快。通过生物反馈，可以在监视器上清晰地看到这些压力反应，然后努力尝试去阻止它们，尝试放松，努力的结果被及时展示（反馈）出来。当减慢心率、降低血压和缓解肌肉紧张时，将在屏幕上获得即时反馈。通过逐步练习，将在没有生物反馈设备的情况下也能自行控制这些指标。这就是生物反馈支持下的放松训练，它在临床上广泛使用，从头痛、高血压、焦虑到职业倦怠等。本章讲述了压力和生理指标的关系、压力测试、生物反馈支持的放松训练的分析（压力测试）、流程、效果及操作实例。本章中详细地描述了生物反馈的一个案例以及两次会议的情境，使读者对生物反馈治疗中每次训练的设置、谈话技巧、训练指导及家庭作业等细节有直观了解。

8.1 慢性压力是很多疾病的根源

每个人在某种程度上都会经历压力。然而，人们对压力的反应方式会对身体健康产生重大影响。有时，管理压力的最佳方法是改变所处的情况，即减轻压力。在其他时候，最好的策略是改变对情况的反应方式。

8.1.1 压力的类型

压力可以定义为导致身体、情绪或心理压力的任何类型的变化。然而，并非所有类型的压力都是有害的。以下是不同类型的压力。

（1）良性应激。这种压力是有趣的、令人兴奋的。它被称为一种积极的压力，可以让人精力充沛。它与肾上腺素的激增有关，如当体育比赛、滑雪或赛车达到最后极限时。

（2）急性压力。一种非常短期的压力，既可以是积极的，也可以是令人痛苦的。这是在日常生活中经常遇到的压力类型，如准备一场考试。

（3）慢性压力。压力似乎永无止境，不可避免，如一场糟糕的婚姻或极其繁重的工作所带来的压力。慢性压力也可能源于经历过的创伤。

8.1.2 身体对压力的反应

压力可以触发身体对感知到的威胁或危险的反应，称为战斗或逃跑反应。在这个反应过程中，某些激素如肾上腺素和皮质醇被释放出来，使心率加快，消化减缓，将血液分流到主要的肌肉群，并改变各种其他自主神经功能，给身体带来一阵能量和力量。图 8－1 所示为在压力下，战斗或逃跑反应中身体各个系统的表现。

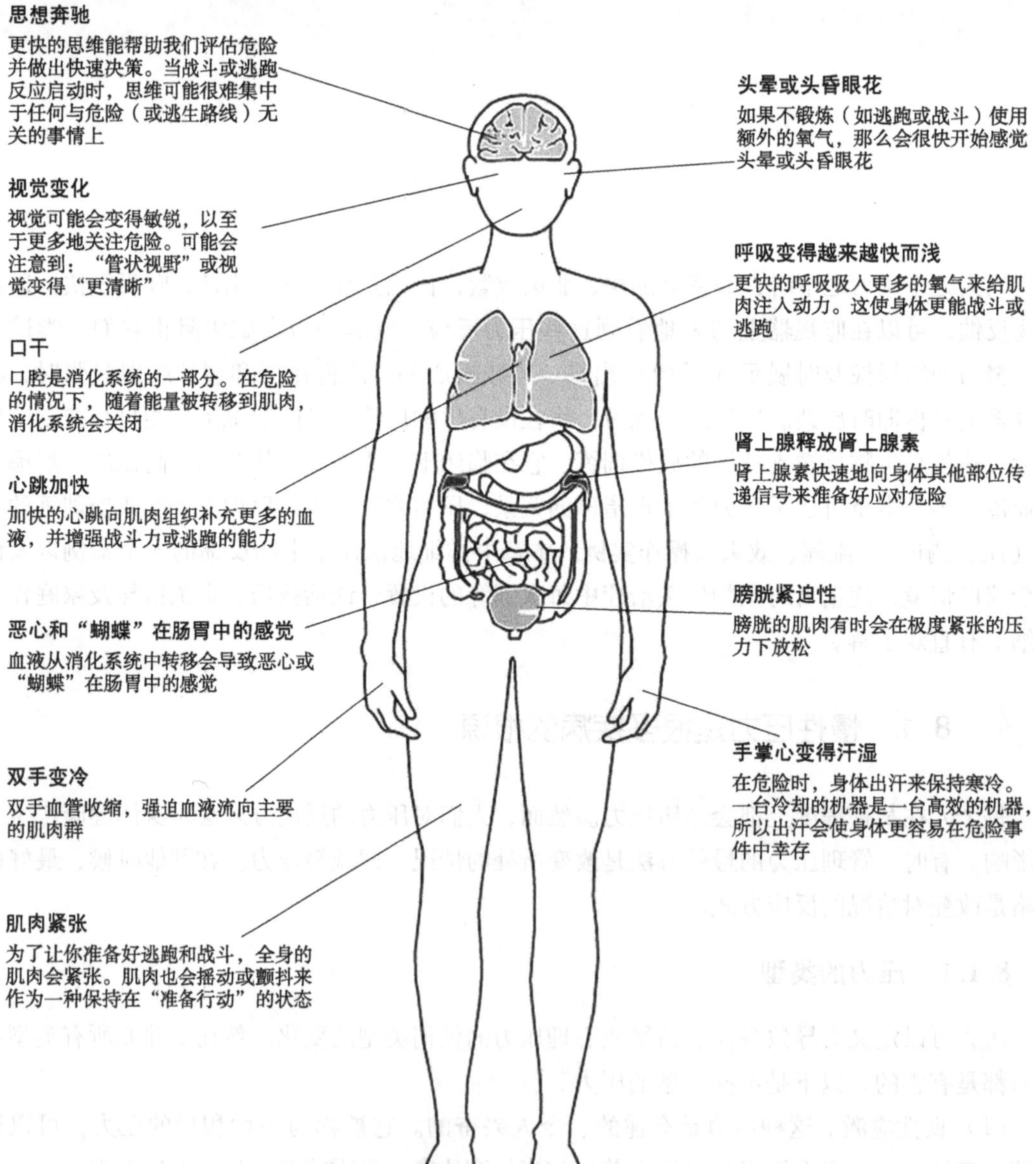

思想奔驰
更快的思维能帮助我们评估危险并做出快速决策。当战斗或逃跑反应启动时，思维可能很难集中于任何与危险（或逃生路线）无关的事情上
视觉变化
视觉可能会变得敏锐，以至于更多地关注危险。可能会注意到：“管状视野”或视觉变得“更清晰”
口干
口腔是消化系统的一部分。在危险的情况下，随着能量被转移到肌肉，消化系统会关闭
心跳加快
加快的心跳向肌肉组织补充更多的血液，并增强战斗力或逃跑的能力
恶心和“蝴蝶”在肠胃中的感觉
血液从消化系统中转移会导致恶心或“蝴蝶”在肠胃中的感觉
双手变冷
双手血管收缩，强迫血液流向主要的肌肉群
肌肉紧张
为了让你准备好逃跑和战斗，全身的肌肉会紧张。肌肉也会摇动或颤抖来作为一种保持在“准备行动”的状态
头晕或头昏眼花
如果不锻炼（如逃跑或战斗）使用额外的氧气，那么会很快开始感觉头晕或头昏眼花
呼吸变得越来越快而浅
更快的呼吸吸入更多的氧气来给肌肉注入动力。这使身体更能战斗或逃跑
肾上腺释放肾上腺素
肾上腺素快速地向身体其他部位传递信号来准备好应对危险
膀胱紧迫性
膀胱的肌肉有时会在极度紧张的压力下放松
手掌心变得汗湿
在危险时，身体出汗来保持寒冷。一台冷却的机器是一台高效的机器，所以出汗会使身体更容易在危险事件中幸存

图 8－1 在压力下身体的战斗或逃跑反应

当压力来临时，作为一个生物体，人本能地做出反应——战斗或者逃跑，身体的各个系统都为了这一目标而紧急动员起来。

1. 大脑

大脑在高速运转，对各种情况进行危险评估并做出判断。这时注意力会集中在和危险或逃生路线相关的事情上，而忽略其他事情。大脑高速运转需要额外的氧气，如果没有足够的氧气，就会感觉头晕眼花。

2. 视觉和听觉变化

视觉和听觉可能会变得敏锐以至于更多地关注危险，也可能会集中到和危险相关的细节，或者视觉变得更清晰。

3. 口干

随着能量转移到肌肉群，消化系统会关闭，消化液的分泌减少，所以会感到口干。

4. 心跳加快

加快的心跳向肌肉组织补充更多的血液，并增强战斗力或逃跑的能力。

5. 恶心或肠胃不舒服

因为血液从消化系统转移出来，所以会导致恶心或者肠胃不舒服的感觉。

6. 双手变冷，手心出汗

双手的血管收缩，迫使血液流向主要的肌肉群。另外，身体通过出汗来保持寒冷，因为冷却的机器是一台高效的机器，所以出汗使身体更容易在危险中幸存。

7. 肌肉会紧张起来

躯干肌肉和大的肌肉会紧张起来，为战斗或逃跑做好准备。有时肌肉会颤抖来保持一种准备行动的状态，特别是在人想要静止时。

8. 呼吸变得快而浅

这时候通过快速的浅呼吸来给肌肉注入更多的氧气，使肌肉进入战斗状态。

9. 肾上腺释放肾上腺素

肾上腺素迅速传向身体的各个部位，让各部分准备好应对危险。

10. 膀胱紧迫性

膀胱肌肉有时会在极度紧张的压力下放松。

8.1.3　长期慢性压力对身体的影响

在面临危险时身体的这些反应是必需的。正常情况下，当人感知到威胁消失时，身体通过放松恢复正常功能。但是，如果身体长期处于压力状况下，如在工作中，松弛反应不会经常发生，这样相当于身体长期处于接近恒定的战斗或逃跑状态，会对身体造成伤害。慢性压力使自主神经系统会过度活跃，长此以往会损害健康。

最初的症状相对温和，如慢性头痛和对感冒的易感性增加。然而，随着更多暴露于慢性压力，可能会出现更严重的健康问题，包括但不限于糖尿病、脱发、心脏病、甲状腺功能亢进症、肥胖、性功能障碍、牙齿和牙龈疾病、溃疡等。压力也会带来情绪上的损失。虽然一些压力可能会产生轻度焦虑或沮丧的感觉，但长时间的压力会导致职业倦怠、焦虑、抑郁等。

压力也会导致一些不健康的习惯，对健康产生负面影响。例如，许多人通过暴饮暴食或吸烟来应对压力。这些不健康的习惯会对身体造成伤害，长此以往会造成更大的问题（表8－1）。

表8－1 由慢性压力而产生或恶化的健康问题

心血管疾病	高血压	抑郁
焦虑	性功能障碍	不孕以及月经不调
经常感冒	失眠乏困	精力不集中
健忘	食欲异常	消化问题和消化系统失调

8.2 管理压力

适当的压力会提高我们的工作效率和健康水平。但长期的高压状态又会使功能下降，以致影响健康。长期压力有一个崩溃点——P点，如图8－2所示。在此点会有一些前兆，如头疼、失眠、胃炎、疲劳、情绪低落，以及一些疾病的复发等。

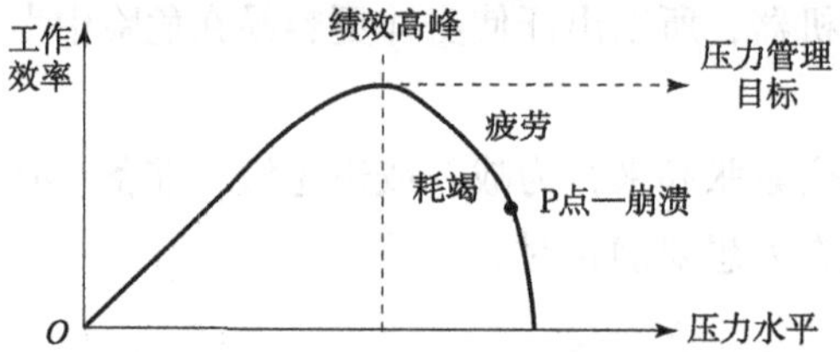

图8－2 压力与工作效率的关系

有时，管理压力的最佳方法是改变所处的情况，即改变压力源。在其他时候，最好的策略是改变对情况的反应方式。个体的压力管理可分为下面几个方面。

(1) 管理压力源

①压力的认知管理。承认压力的合理性，分析压力源，直面压力，寻求解决方案，不要陷于对压力的担忧和恐惧中。

②工作环境的管理。寻求支持和帮助，建立良好的人际关系，和团队一起承担压力。

③生活方式的管理。通过运动、营养、健康的生活方式以及家庭的支持来提高对压力的适应性。

(2) 管理对压力的反应

①放松训练；

②生理宣泄；

③心理宣泄。

(3) 管理压力产生的症状主要是心理咨询或治疗医疗护理。

本章中我们着重介绍对于压力的应对和管理压力产生的症状。

8.2.1　自我压力应对理论

简单地讲，自我压力应对（Self - stressing）就是压力在个体上的反应，由 Smith 在 2007 年提出，他将个体在压力下的反应情况进行归类。这一理论为寻求合适的应对压力办法提出了指导，也为如何应用生物反馈技术给出了指导意见。按照自我压力应对理论，持续的压力以 6 种方式对人们的生理和心理产生影响。

（1）形体姿态反应。当人们面临压力时，通常产生防御性的或者好斗型的身体姿态，比如说站起来、蹲着或者伏在桌子上。如果这种姿态持续一段时间，就会产生肌肉的紧张，引起身体某一部位的缺血，从而导致紧张疲惫、精力不济。

（2）躯干肌肉群反应。当面临危险时，躯干的肌肉群会紧张起来，以准备进攻或者逃跑。当这种持续的紧张转成慢性，可能会导致疼痛和疲惫。

（3）呼吸反应。当人们处于压力的情况下，很可能进行快速不均匀的浅呼吸，从而更多地用到肋骨和肩膀的肌肉，而较少用到膈膜，这会导致胸肌和肩膀肌肉群的过度紧张。

（4）过分聚焦反应，过多地关注于身体的某部分或特定的生理过程。在压力下，人们的注意力和思绪会更多地聚焦到特定的身体部分或者特定的生理过程，从而会导致生理过程的改变。例如，个体在受到威胁时，可能会更多地注意到自己急促的呼吸和胃部的恶心。这种过多的关注和思虑，会使不舒服的部位或生理过程放大，如呼吸更加急促，恶心加剧。

（5）情绪反应。我们经常通过认知来提高自身情绪的活跃度，从而鼓励自己来应对压力。这种持续不断的自我加油、自我肯定、自我暗示及重复的话语会激活焦虑、生气和抑郁等的消极的情绪。

（6）注意力反应。当我们碰到危险时，会主动地、不知疲倦地聚焦于进攻、防御或逃跑。此外，我们经常会把注意力投向更多的目标，如会不再关注手头的任务，而是试图同时完成多项任务，同时关注当务之急和目标任务，开始去关注自己付出的努力、自己的情绪等。人们通过注意力的高度紧张来维持警觉度。

8.2.2　放松的技术

自我压力应对理论也为相应的放松方法提出了指导，按照上述 6 种影响，我们可以有 6 种通用的放松技巧，每种自我压力应对形式也对应着一组放松的方法及可能应用的生物反馈技术。

- 第一种：自我伸展练习，这主要是针对超负荷的身体状态。
  - 伸展运动、瑜伽、动气功等，表面肌电生物反馈。
- 第二种：紧张 - 放松练习，这主要适合于过于紧张的躯干肌肉群。
  - 渐进式肌肉放松，表面肌电生物反馈。
- 第三种：呼吸练习，这种练习主要是用于压力下的浅短呼吸。
  - 呼吸练习、气功、呼吸生物反馈、HRV 生物反馈、心率反馈等。
- 第四种：自体（Autogenic）训练，这种练习主要适合于对身体某一部分或生理过程的过度关注。

◦ 自体练习、温度生物反馈、皮肤电阻生物反馈、心电生物反馈、HRV 生物反馈。

- 第五种：意像训练、神经反馈、HRV 生物反馈。
- 第六种：冥想和正念训练，这种练习主要适合于警觉的注意力。

◦ 冥想和正念训练、神经反馈、皮肤电阻生物反馈、HRV 生物反馈。

上面介绍的放松技巧，不仅对应的是一种压力反应形式，也可能是几种压力反应的集合，比如渐进性的肌肉紧张和放松练习，其主要目标是针对躯干的肌肉的训练。但是，也可以作用于肩膀等各个肌肉群，而且一个练习渐进式肌肉紧张、放松的人，通常会深呼吸，并且会结合放松意像训练。

自我压力应对理论把整个放松技巧进行了简化，这样有助于个体找到适合自己的方式。例如，当人们谈到瑜伽时，世界上有成千上万种的瑜伽。我们可以用这个理论来判断，这种特定的瑜伽包含了哪些自我压力应对形式，从而决定它是否适合自己。根据这一理论，让训练者知道不同放松技巧的差异，从而找出合适的训练技巧，并且可以对这些放松方法进行组合。

自体训练是由德国精神病学家 Johannes Heinrich Schultz 开发的一种脱敏－放松技术，通过该技术可以达到心理生理学上确定的松弛（放松）。该技术于 1932 年首次发表。它用一组语言重复引导来引起放松状态的可视化过程，如“我的手臂很沉重”，并且基于对身体部位的被动感知（如手臂、腿的沉重和温暖）来促进放松状态。该技术用于缓解许多压力引起的心身疾病。

生物反馈实践者整合了自体训练的基本元素，并且通过生物反馈来指示身体的放松状态，如通过测量体温来确认手是否变温暖，这样强化确认自体训练的效果。

8.2.3 放松、冥想和正念

“放松”一词被广泛使用，似乎对不同的人放松意味着不同的状态，对有的人来说，放松只是意味着闭上眼睛，世界离我远去；对另一些人来说，放松意味着入静，没有杂念。

1. 5 个级别，19 种放松的状态

2015 年，Smith 考察各种放松的技术及相应的描述，将放松划分成 5 个级别，19 种状态。

- 第一级别：基本的放松。

放松状态：不参与，感觉到距离的遥远和不相干。

放松状态：肌肉放松，感觉到身体舒服，呼吸轻松。

放松状态：安逸，感觉安静和清新。

- 第二级别：基本的正念。

放松状态：意识到的，感觉到注意力集中，思路清晰。

放松状态：中心化的，感觉到专心和踏实。

放松状态：走向深层次的，感觉到进入更深的状态，事情在变化中。

放松状态：安静，感觉到寂静，感觉到有较少的思绪。

放松状态：接受，即接受自己不能拥有的和不能改变的，接受事物本来的样子，不强求。

放松状态：能够很快地觉察到思绪的漂移，很快地注意到思绪的漂移和自己的分神，可以较早地捕捉到这些漂移。

放松状态：可以轻松放弃当前思绪并重新聚焦思绪。可以轻易脱离思绪飘逸，不在分神上纠缠。

- 第三个级别：意念流和改变。

放松状态：好奇，对事情感兴趣，觉得很多事情都是新的。

放松状态：享受，享受每一个时刻。

放松状态：一步一刻，关注每一个时刻的来和去。

- 第四个级别：正面的情绪。

放松状态：幸福，正面，信任。

放松状态：爱和关注。

放松状态：感恩和感激。

- 第五个级别：意念超觉。

放松状态：敬畏和奇迹，神秘的经验。

放松状态：虔诚。

放松状态：无时间、无边界、无限地在一个时刻。

这些状态会反映到一些生理的指标，如温度、心率、呼吸、血压、脑电波及大脑的化学物质、大脑皮层局部区域的厚度等。虽然基于大样本的数据还很缺乏，但个体在放松训练前、后生理指标的差异，在放松状态的主观体验和生理指标的关系可逐步建立起来。这样我们就可以用生物反馈帮助个体体察放松状态，提高放松训练的效率。

2. 冥想和正念

（1）冥想

把传统的意识训练作现代化的应用已经变成广为流行的趋势，不管是一般大众或心理卫生工作人员都对冥想和禅修的技术产生兴趣。在过去的 10 ~ 15 年里进行冥想练习的人越来越多。冥想是一种心性修炼的手段，儒家称为静坐，在佛教、道教中称为打坐，在佛教中亦可称为坐禅、禅修。

冥想又有很多流派，每种流派都有不同的修炼方法，但总体是要达到注意力集中于一处，将思绪集中于一处，或减少思绪念头。过去对于冥想和禅修经验的研究，主要在于生理学的效果，把冥想和禅修当成一种促进生理健康的“自我调节策略”。现在西方国家把冥想和禅修者的主体经验当成评估研究的主题，并且把冥想或禅修当成一种建立心理健康的手段，以及可以和心理治疗同时进行的辅助手段。

冥想和禅修可以理解为对注意力再规范的过程，通过练习，可以训练心灵的集中力（让心念持续集中于单一物体而不受干扰的定力）以及正念力（心灵观察其自身时刻变化的念头本质，不分心地持续注意一系列心念变化的内观智慧）。这样的“感知再训练”使我们可以对瞬息万变的自我概念进行非常精密和准确的探索，并且洞悉“自我感”永久固定化下来的过程。

传统模式认为冥想和禅修有以下阶段：

①初步练习。在这个阶段中，冥想和禅修的初学者第一次面对自己的精神内容。在训练心智专注的起始过程中，会出现认知、情感及身体的不适，可能干扰并妨碍建立专注力的过程。

②专注入门。这个阶段是第一次经验对固定物体的冥想，第一次直接体会到冥想所能达到的境界。虽然这种体会仍不稳定，但在这个阶段已经有足够的专注力，可以时刻观察心灵客体的变化，或者暂时不受干扰地凝视单一客体。初学者在这个阶段通常体验到明显的放松，因而很有成就感。

③三昧（samadhi）。随着一心一意地专注练习，终于达到全神贯注于冥想客体的境界。虽然这种全神贯注的深度与性质不一，但几乎伴随着催眠般不注意外在世界的状态，而回到主观世界中满足、欣喜与平静的感受。

④洞识（insight）。在大部分的冥想传统中，如果是持续观察心灵的时刻变化，包括注意到当下思绪和感觉的产生与消散，便能对自体的本质获得新的“知识”。若是没有受过适当的感知训练，就无法获得这样的知识或“洞识”。

从上面的描述不难看出，三昧和洞识的阶段是放松状态的第四和第五个级别的体验。所以在这里，我们将冥想归类为是一种高级放松的技术和放松的状态。

（2）正念

在国外，苹果公司创始人史蒂夫·乔布斯、演员艾玛·沃特森、脱口秀主持人奥普拉·温弗瑞、篮球运动员科比·布莱恩特，都曾在公开场合推荐过正念冥想。正念冥想与健身、营养、睡眠一起并列成为“健康四大支柱”。2007 年，Google 公司开始在公司内部组织正念领导力（Search In Yourself，SIY）课程。2012 年，SIY 独立成为非营利组织，为包括美国运通、福特和领英等大企业提供内部正念减压培训。

在国内，“正念”一词也越来越频繁地出现在人们的日常生活中。许多院校、机构纷纷开展了正念训练体验活动。

正念（mindfulness）源自东方佛学，指的是如实地觉察。最早将正念引入医学治疗领域的是 Dr. Jon Kabat - Zinn。他认为正念是“一种有目的、不加评判地将注意力集中于此时此刻的方法”。Alidina（2014）认为可以从 5 个方面理解正念。

①专注。进入正念状态时，无论选择什么目标，都做到投入、专注。

②此时此刻。你生存和生活于此时此地的现实，意味着你需要以回归事物本源、感知事物此时此刻存在状态的方式，去感知万物的存在。

③非反应。正念鼓励你对你的体验做出响应（Response），而不是对你的思维做出反应（Reaction）。思维反应是自动做出的，并让你无从选择；体验响应则是刻意做出的，并有很强的目的选择性。

④非判断。不基于过去的环境和背景做出个人判断，看清事物的本源。

⑤全心开放。向你的体验中注入慈爱、激情、温暖和友爱。

正念训练可以帮助个体将注意从反复的入侵性的想法中转移到某个具体的点上，因此能够阻止消极事件的进一步加工。正念还强调对此时此刻的感受，因此可以避免个体沉迷于过去的事件中。这就是为什么正念能够改善反刍思维。相关研究已经证实，正念练习还可以提高注意力和情绪调节能力、降低焦虑。

3. 冥想会引起生理心理的变化

通过现代医学的测量手段，我们发现以下问题：

（1）冥想能引起一系列统称为“放松反应”的体内生化和物理变化。

赫伯特·本森博士和他的团队在喜马拉雅山的佛教寺院做临床研究，本森博士是身心医学研究所（Mind – Body Medical Institute）的创办人，他的研究所隶属于哈佛大学。他报告说，冥想能引起一系列统称为“放松反应”的体内生化和物理变化。这个放松反应包括代谢变化、心脏跳动率、呼吸、血压和大脑化学物质的变化。

（2）耶鲁大学、哈佛大学、马萨诸塞州总医院所做的一项研究显示，有些冥想会减少交感神经系统活动及增加副交感神经系统的活动。

（3）有些冥想会在大脑的特定区域增加脑灰质，并可能减缓自然老化过程中的大脑退化。这一部分脑部扫描显示，那些打坐的人在脑部负责注意力和处理感觉输入信息部位的灰质厚度有所增加。

（4）通过禅坐会重组大脑中的电路。

（5）詹姆斯·奥斯汀博士（美国科罗拉多大学的神经生理学家）在其《禅与脑》（*Zen and the Brain*）（奥斯汀，1999）中报告说，操练冥想禅会“重组大脑中的电路”。

（6）基于正念的减压（Mindfullness – based Stress Reduction，MBSR）是目前流行的训练计划，它提供长期、强化的正念训练，以帮助患有压力、焦虑、抑郁和疼痛的人。它的效果已经过临床验证。

（7）冥想中的流（Flow）状态冥想会更容易达到一个反应性的、创造性的觉知或心流（流畅）的状态。

8.3 压力曲线/心理生理压力评估

压力、放松状态和很多生理指标都有关系，但对于特定个体来说，哪些生理指标比较敏感是因人而异的。我们可以用生物反馈的办法来进行压力的评估（Stress Profile），从而制定个体化的训练方案。评估个体对轻度压力事件的反应是制定生物反馈计划的基础。在压力评估期间，医生首先记录生理读数的基线，然后呈现给客户几种轻度压力因素，如认知、身体和情绪压力，记录个体在不同压力因素下的生理指标。本节介绍具体的操作流程，治疗师可根据客户的情况进行裁剪。一般治疗师根据客户的具体情况来定义压力源。

8.3.1 心理生理压力评估的过程

1. 第一步：准备皮肤，设置传感器

（1）设置以下传感器：呼吸带、肌电传感器、心电传感器、皮肤电导计、温度计。

（2）准备皮肤并连接传感器。

EMG 放在眼睛上方的前额 Fp1、Fp2 的位置；

心电图：两个手腕内侧，接地（左手背面）；

呼吸带：腰部周围；

指针温度计：左手手指；

皮肤电导计：左手中指。

(3) 信号质量检测。

确保所有传感器都能正常接触，确保传感器能够响应客户的运动并产生合理的效果。

2. 第二步：记录数据

向客户解释程序，并按设计好的程序记录数据。

(1)（0～2min）指导客户睁着眼睛静静地坐着。记录 2min 的基线数据。

(2)（2～4min）在 2min 结束时，开始施加一个 2min 的认知压力源，如算术问题。

不使用笔和纸或计算器（如果算术对客户来说特别困难，请他们重复从 100 减去 7）。向客户提供以下说明："在接下来的 2min 内，我将要求您解决一些数学问题，请尽快处理并告诉我答案"。不要就客户的答案是否正确提供反馈。

(3)（4～6min）让客户知道评估的这一部分已经结束，让其静静地坐着，睁着眼睛 2min。

(4)（6～8min）开始身体压力源测试：打开大声的有害噪声（如婴儿哭闹等）并要求客户听取声音。

(5)（8～10min）关掉噪声，让客户静静地坐着，睁着眼睛 2min。

(6)（10～12min）开始情绪压力测试：要求客户谈论他们印象深刻的压力事件，包括事件的细节以及他们的想法和感受。提供最小的移情反应，以免减轻压力反应。

(7)（12～14min）中断客户的评估，即使其还没有完成，并指示客户睁着眼睛静静地坐着。

停止录制，保存数据，让客户知道评估已完成。

3. 第三步：回顾记录数据过程并制定训练目标

询问客户在评估期间的体验，哪些事件特别紧张以及造成紧张的原因，是否感觉到任何生理变化。

根据表 8－2 中描述的标准审查数据。根据以上分析选择需要解决的生理参数。

表 8－2 压力生理指标评估指南

EMG（正常值小于 3μV）		
在基准线测量时其值是否偏高	是	否
在任何一种压力状态下，其值是否高于基准值	是	否
在休息期间，其值是否向基准值降低	是	否
心率（正常范围为每分钟 60～80 次）		
在基准线测量时其值是否偏高	是	否
在任何一种压力状态下，其值是否高于基准值	是	否

续表

在休息期间，其值是否向基准值降低	是	否
呼吸频率（正常是每分钟少于 12 次）		
在基准线测量时其值是否偏高	是	否
在任何一种压力状态下，其值是否高于基准值	是	否
在休息期间，其值是否向基准值降低	是	否
皮肤导电性（缺乏参考数据）		
在基准线测量时其值是否偏高	是	否
在任何一种压力状态下，其值是否高于基准值	是	否
在休息期间，其值是否向基准值降低	是	否
手指的温度（正常范围高于 32.2℃）		
在基准线测量时其值是否偏高	是	否
在任何一种压力状态下，其值是否高于基准值	是	否
在休息期间，其值是否向基准值降低	是	否
心率变异性（正常范围随年龄变化）		
在基准线测量时其值是否偏高	是	否
在任何一种压力状态下，其值是否高于基准值	是	否
在休息期间，其值是否向基准值降低	是	否

对选择答案为“是”的生理指标进行训练。如果基准值高于或低于正常值，则训练目标是帮助客户将在非压力环境中的该生理参数训练到正常范围。

如果压力期间的测量值高于或低于正常值，则训练目标是帮助客户识别压力因素，并且能够在压力下保持正常的生理功能水平。

如果在休息期间数值表明生理治疗缺乏恢复，则训练目标是帮助客户训练生理参数在压力后迅速恢复正常水平。

8.3.2　压力评估的注意事项

1. 个体化的生理信号测量集

当前测量的信号越多，我们发现有效压力参数的机会就多。但在临床上，效率也很重要。特别是测量信号和传感器越多，安装过程越复杂时，越容易引起个体的烦躁情绪，反而给信号的测量引入更多的误差。

好的做法是通过和客户的交流，治疗师可以识别发现哪些指标是可能相关的，定义合适的测量集。

握手可能表明的生理反应模式：

手冷→血管反应性→可测量手臂的皮肤的电导性

出汗过度的手掌→过度交感神经兴奋运动→可测量颈部和肩部肌肉紧张

客户的呼吸模式：

气喘吁吁→通常在与客户交谈时观察到浅胸腔呼吸→呼吸测量

客户反映的局部疼痛→可测量局部肌肉的紧张度

2. 生理心理信号的稳定性

个体的生理心理信号值和个体当时的身体状态、测量前后的经历和计划、周围的环境、测量素材的选择等都有很大关系。

在测量静息态的脑电波时，个体前一个晚上是否休息好，当前是否疲惫，当前是否承受临时的压力（如路上交通，测量之后必须去完成一项重要的任务等），是否刚饮用过咖啡等兴奋类的饮料，是否处于饥饿状态等，这些都会影响到脑电波。

其他外围的生理信号，个体测量之前是否处于运动状态，如骑自行车、快速爬楼梯参加测量等，室内室外的温差、室内的温度、湿度、嘈杂度等环境因素，都会影响到信号值。

从目前的研究结果可以得到以下结论：

（1）目前发现心率变化性有充分的测试和重测试的可靠性，各次测量的可比性好。

（2）前额的肌肉电信号、心率、血压有较好的可靠性。

（3）手表面的温度、其他部位的肌电信号、皮肤导电性、血流量脉搏、呼吸等可对比性较差。

为了尽可能地提高生理信号的可靠性，一般可以进行下面的尝试：

①设立测量的适应期

适应期指一个被测量的个体在进入试验状态，测量状态之前需要一段时间来适应环境。这个适应时间是必需的，首先允许个体熟悉这些新的操作环境、新的试验。对于很多人来说，第一次经历有如此多的传感器安装到他的身体上。另外就是影响测量的因素，如室外室内温度的变化等。这个适应阶段很重要，特别是如果后续训练测量是基于初始的基准值。如果基准值不稳定，后续的训练和测量都会有很大的误差。

适应期的时间因人而异，通常建议至少有 5min 的时间。但是对于有些客户来说可能需要更多的时间。另一个可能的做法就是设立可监测的适应期，如测量心率的变化。如果心率的变化保持在每分钟的变化量不超过 ±3 次，或者说表面肌电信号的值 1min 不超过 ±5%，那么就能判定个体处于生理指标的稳定态，可以进行后续的测量。

②测量环境和流程的标准化

通过稳定的测量环境，包括温度、湿度、通风、光照、噪声等，增加重复测量的可对比性。另外，被试者进入工作室、登记、进入等待间、进入测量室等这些流程都一致化，使被试者熟悉，心理稳定。

③个体状态的中性化和可对比化

在测量开始前，询问被试者的生理状态，如果处于极端情况，就放弃测量。另外，引导被试者从交通、之前或之后的临时压力中暂时脱离出来。确认被试者理解各个测试项的内容。在第二次测量中，争取从时间、生理状态等方面增加和第一次测量的可对比性。

④多个生理指标同时测量，互相验证

可同时测量多个生理指标，对不同的生理指标进行验证，如手上的皮肤导电性和手掌的温度，观察各指标是否矛盾，是否有一致性。

8.4　生物反馈的广泛应用——放松训练

放松训练是生物反馈最广泛的训练形式。

8.4.1　用于放松训练的生理指标

下面是经常用于放松训练的生理指标：

- 心率变异性
- 皮肤导电性
- 心率
- 皮肤温度
- 肌肉紧张度
- 呼吸

通过 8.3 节讲述的压力/生理指标评估办法，可以找出个性化的压力曲线，简化生物反馈训练，提高训练效率。

8.4.2　生物反馈放松训练

生物反馈技术广泛用于放松训练，例如共振呼吸、正面图像、瑜伽和冥想。在这些生物反馈辅助的放松训练中，用户通常静静地坐着，并专注于通过反馈进行自我调节，从而尽快达到最佳的放松状态。这里可以使用和练习不同的放松方法，用生物反馈系统进行验证。

（1）深呼吸，腹式呼吸；

（2）共振呼吸；

（3）渐进式肌肉放松：交替收紧，然后放松不同的肌肉群；

（4）自体训练（Autogenic）；

（5）引导图像：专注于特定图像（例如，橙色的颜色和纹理），以集中思绪，放松大脑；

（6）正念冥想：集中思想，放下负面情绪。

8.4.3　生物反馈暴露疗法

生物反馈技术还可用于改善使用者对急性压力、应激反应以及消极情绪和精神刺激的适应能力。通常，这种类型的生物反馈训练在模拟的压力体验期间或之后执行。例如，紧张的工作任务、负面的多媒体刺激、压力很大的游戏，或者重现精神刺激的场景等。生物反馈有助于提高用户对压力的认识，“脱敏”神经刺激。比如，因为交通事故产生应激反馈的个体，可以逐步向他展示交通事故的图片、视频等，受训者要在此过程中学习控制自己的心率，使呼吸逐步接近正常水平。

8.4.4 α－θ训练

在α波、θ波增强时，人们会感到平静放松。所以，可以通过神经反馈来增强α波和θ波达到放松的目标。

8.4.5 Flow（流的状态）的训练

1975年，Csikszentmihalyi提出了概念化的术语“流”，它描述了在充分参与活动时，人类可以体验到的一种愉快的感觉。

如图8－3所示，不是所有类型的行为中都会发生此状态，它需要明确的目标、明确和及时的反馈，同时假设技能和挑战完美匹配。

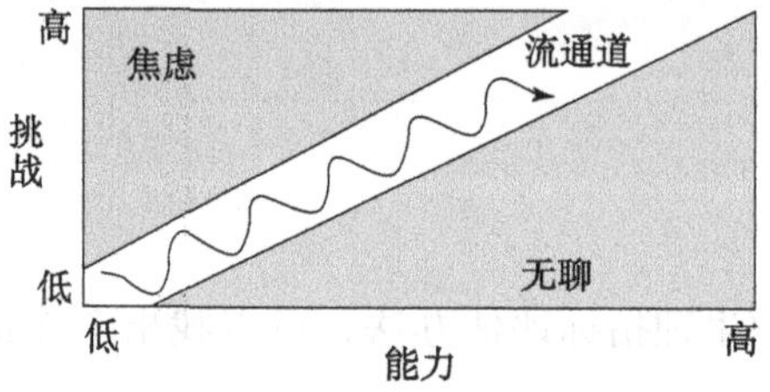

图8－3 流的状态

只有在目标明确、反馈及时，以及能力和所需的技能匹配时，客体才有可能进入流的状态，体会到一种沉浸其中的、专注而可控的、创造性的状态，在此状态中客体可以达到最优的性能。可以在运动员、艺术家和其他职业的人员中观察到这一状态。

“流”可以被视为一种融合的生理状态，由独特的大脑状态的出现来支持。“流”的产生需要挑战，要有假设的短期压力（好的压力），人体通过生理保护（如增强免疫保护）来应对挑战，从而产生了此状态。相反，长期压力（慢性）会影响并破坏流状态。

科学界想通过各种手段来识别流的神经生理学和感觉特征，以期发现和产生更多流的状态（Stüttgen等，2011）。目前，用到的主要技术是EMG（脑磁图）和EEG（脑电图）。这里我们对脑电波的流的研究进展进行说明。

1. EEG的流特征

人们通过研究流状态和非流状态时脑电波的不同频率的功率和相位信息，试图发现流状态的特征。目前已发现但并未被广泛证明的是：①低频波段，如θ波和高频波段的耦合；②β波段EEG和EMG的相干性。

另外，人们想通过EEG信号和肢体EMG信号的关联性来确定流状态。有研究表明，在流状态时，运动皮质层的高频波段γ波（35～60Hz）和前臂肌肉的EMG信号显示共振。

2. 神经反馈对“流”训练的尝试

基于已有的发现和一些假设，人们尝试用下面的神经反馈训练来达到流状态：

（1）增强12～15Hz波段，同时抑制其他波段；

（2）增强γ波的波幅；

（3）TAG同步，增强θ波、α波和γ波的同步。

8.5　案例：生物反馈减少焦虑和不受控制的哭泣

这里通过一个详细的案例说明生物反馈在临床上的应用。本案例摘自《日本生物反馈研究》，2009 年第 26 卷第 2 号。在此进行了翻译和删减。此案例可以说明以下问题：

（1）通过评估来制定诊断策略；

（2）解释与客户一致的疾病过程和治疗策略；

（3）重构客户的疾病信念；

（4）生物反馈训练、家庭作业等。

8.5.1　病例

病人年龄 20 岁、是一名成绩优异的大学生。她的生物反馈治疗的具体目标是：减少焦虑和每日哭泣。她经常大哭，几乎每天一次，还非常担心她的成绩和表现。她在考试前变得非常焦虑，认为自己表现不佳，倾向于拖延完成她的学业。不过，她在考试中表现出色，任何课程的成绩都没有低于过 A -。她在大学期间经历了焦虑，导致她难以掌握学习内容。通常，她会在考试等紧张时期喝咖啡。她感到匆忙的时候就会延迟或避免进食，当饥饿增加时，会吃能量棒。她对其他人的感受和情绪非常敏感，当朋友们对她感到不满时，她会对自己感到不安。她形容自己有焦虑并说明了这一点——“我有些不对劲”。除了焦虑和哭泣，她还经常感觉颈部和肩部紧张，并有非常严重的痛经史，而且月经前情绪波动大。最初的痛经经历从 14 岁开始，包括失眠。那时她的失眠非常严重，只有在母亲旁边她才能入睡。在大学时她已经学会了自己入睡，但在考试前仍然遇到睡眠困难。她很苗条，有很多年芭蕾舞演员训练的经历。她的生物反馈治疗的具体目标包括：学习减少焦虑的技巧，并且在 6 天后减少每日哭泣。

8.5.2　第一次会议

1. 第一次会议的目标

第一次会议的目标包括：①建立融洽关系；②定义问题和目标；③为她提供心理生物学模型症状；④进行心理生理评估；⑤创造生物反馈体验；⑥制定在家练习方案。

2. 了解超敏反应

在第一次会议期间，她被要求描述她想要在下一次会议之前实现的目标。

在听了她的历史和目标后，治疗师将她的焦虑问题重新定义为过敏症（恐惧反应），即她的敏感性使她能够意识到其他人的情感和能量场。根据她的描述，当她年龄很小时，如果她周围的人生气了，她觉得自己像是被击中了腹部。治疗师将她的情绪反应和经历描述为过敏（虽然她没有向治疗师描述这一点），她同意并且身体放松。

然后治疗师重申，这些经历（超敏感性）不是失败或缺陷，而是“礼物”和特殊技能。这样，患者感到被理解，而不是缺陷或责备。在临床环境中，治疗师可能会使用色盲与正常视觉的类比。例如，拥有正常的视觉的人可以看到世界上所有丰富的色彩，而色盲的人则不可以。拥有正常视觉的人可以戴太阳镜来阻挡一些过于丰富的颜色，而色盲的人则无法进行此操作。通过类比，患者可以就像拥有正常视觉的人需要找到“太阳镜”来抑制过于丰富的视觉刺激。也就是说，客户需要学习一些抑制技能并控制她的超敏反应。使用色盲比喻是第一步，将焦虑重构为过敏症。因此，当她意识到她自己很焦虑时，她的任务是将焦虑重新定义为“我比其他大多数人更敏感”。这种重新定位使客户从“健康的二元视角”转移到非病态标签的模拟量表，如“较少敏感的”和“更敏感”。重构方法也意味着有些事情可以改变，例如，“我比其他人更敏感”表明了这一点：她可以学习掌握灵敏度的技能，减少对刺激的反应。

3. 激活脑状态

治疗师描述如何通过饮食中的葡萄糖水平以及呼吸运动减少浅呼吸，可以使 EEG 的频率降低（反映焦虑度降低）。治疗师解释说，降低的脑电图频率（反映大脑状态）表明焦虑度降低。治疗师建议避免浅表呼吸。因为咖啡因直接使她焦虑，所以避免进食能量棒和咖啡。高血糖、浅表呼吸会减少氧气流量，所有这些都会降低脑电频率从而增加引发焦虑的可能性。

作为我们工作基础的治疗模型是将任何症状视为正常生物反应诱发的后果，这些后果可能过度、正常或被压制。在生物机制方面的框架症状使它成为现实，客户更容易接受，因为这样的框架避免了责怪客户。

同时，治疗师可以进行心理生理学治疗，通过向客户展示思想和情感确实有助于评估和练习生理模式的变化。

4. 生物学基础讨论

下一步是对她的焦虑和哭泣的生物学基础的简短讨论，包括重构经前期症状，描述饮食、呼吸和压力之间的相互作用，以及这些压力如何增加情绪反应。

重构还包括确定时间，经前症状作为敏感性增加的一个时期，是一种内在的生物过程，包括血流量的变化等。为了更好地管理超敏反应，她必须记住在下一次经前期，何时她会更加敏感。

治疗师描述了焦虑和饮食之间（如低血糖症）的关系，以及如何观察大脑活动（脑电图改变）来观察焦虑，呼吸活动（呼吸改变）是焦虑的结果。

治疗师解释说，她过分担心的想法可能引起浅表呼吸，可能影响大脑功能，因此导致了她的焦虑情绪。知道了一些生理问题和焦虑的基础，有助于重塑她的自我描述的缺陷，使缺陷（焦虑）被视作只是一种更敏感的感觉。这样，这种反应是可以控制的。

5. 了解生理过程

客户接受了其症状的生理模型，因为它解释了她过去的经验。例如，客户报告说，在压力很大的时候，她经常喝酒或咖啡，吃更多的含有碳水化合物的食物，并有浅表呼吸，然后治疗师可以得到结论：咖啡和糖结合浅表呼吸使她产生共情反应。此外，客户意识到压力会影响她的思考，因为她对各种原始信息反应太多，而不能够处理与任务有关的信息。作为理解模型的结果——心理生理反应，客户能够更好地识别她的时间。她强调，为什么她在课堂上更难以掌握信息。通过血流量的例子说明了在不同呼吸状态时大脑中发生的变化：快速呼吸期间整个大脑的血流量显著减少。治疗师提供了关于她情绪生理基础的信息，对焦虑进行重构，并以此为基础进行饮食和行为建议，包括减少咖啡因和含糖量高的食物（例如能量棒、百吉饼或白面食），增加富含蛋白质的食物、水果和蔬菜（例如鸡蛋、鲑鱼、坚果），以及缓慢的横膈膜呼吸。

6. 心理生理压力曲线测量

心理生理压力曲线测量的目的如下：

（1）识别生理反应；

（2）探索生理学如何导致疾病；

（3）证明她可以改变她的生理状态；

（4）将学到的技能分配为家庭作业。

在临床中，在第一个会议中使用评估数据通常更有用：向客户展示他们是如何反应的，并制定适当的干预措施——客户可以做家里做的功课练习。

在此例中，我们进行下面的测量。

心理生理压力分布程序使用 Procomp Biograph Infiniti™（5.0 版）记录此特定应力曲线。监测以下内容：

（1）胸部呼吸，胸部（乳房上方和腋下）；

（2）腹部呼吸，用脐带水平的腰部应变仪测量；

（3）活动的颈部和肩部肌肉张力，通过 SEMG 放置在左斜角肌和右上斜方肌以及带上的电极，通过滤波器设置为 100 ~ 200Hz；

（4）从左拇指记录血容量脉搏；

（5）从左环指和食指记录皮肤电导。

传感器校准后，测量程序包括以下内容：

- 安静地坐在椅子上；
- 说话；
- 在没有治疗师的情况下坐在房间里放松；
- 说话；
- 崩溃，回忆起无望、无助和无能为力的情形（不受控制的哭泣），回忆时向下俯视；
- 积极的记忆，继续坐着回忆起积极的赋权记忆，回忆时平视；
- 坐，直立，向上看，再次回想起无望、无助和无能为力的回忆；
- 回忆积极的赋权记忆。

接下来让她放松并通过触觉和口头提示进行辅导，以唤起缓慢的横膈膜呼吸。

因为她描述了不受控制的哭泣，我们将此运用在压力曲线测量中。在此环节中，让她用不同身体姿态来回忆崩溃、无助、无望的情景。研究表明：俯视时，身体崩溃放大了无望、无助的回忆；抬头时，抑制回忆这些负面记忆并增强了对积极记忆的回忆。

7. 从生理压力曲线观察

主要观察结果是在初始阶段以每分钟 20 次快速呼吸，在放松的情况下，几乎没有心率变异性及明显的胸部呼吸。呼吸过程中斜角肌到斜方肌的 SEMG 活动增加。

在放松期间，治疗师离开了房间，受训者呼吸较慢，HRV 增加，但皮肤电导水平(SCL)在松弛的指令开始时增加，并且斜角肌到斜方肌的 SEMG 随着每次吸入而增加。

在放松状态下呼吸较慢时，她的斜角肌 SEMG 增加，每次吸气时，SCL 开始增加。通过应变仪位移和斜角肌－斜方肌 SEMG 的组合，显示有明显的胸部肌肉活动，说明存在快速浅表呼吸。对于这个客户，慢性的浅表呼吸会与低血压相互作用，不良饮食带来的葡萄糖水平可以解释焦虑、哭泣的症状。

向客户解释了这个心理生理学模型，她承认这对她有意义。客户报告说她典型的呼吸模式是胸部浅呼吸。她练习过芭蕾舞和普拉提，芭蕾舞和普拉提专注于加强核心肌肉，她通过紧紧平放她的腹部来内化这个芭蕾舞和普拉提训练。保持腹部紧绷平坦时，她的呼吸会导致胸闷。健康的个体，当吸气期间腹部膨胀并在收缩期间发生呼吸－呼气。当她接受指示时，治疗师离开房间，发生了皮肤电导活动的增加，这说明她在此期间评判自己并试图完成(焦虑度增加)，表现出完美主义性格。SCL 在她自我判断后花了大约 90s 回到基线，这个 90s 的间隔表明，即使她开始自我干预——减轻她的焦虑，还需要至少 90s 才能平静系统的影响。

我们经常使用缓慢返回到基线的记录 SCL 解释压力、情绪甚至思想引发的生理变化需要时间来代谢和消散。它类似于一个喝酒很多的人现在想要清醒，即使在停止饮酒之后，这个人也没有立即清醒，因为酒精需要数小时代谢。因此，认识到压力响应，然后中断响应，意味着 SCL 需要一些时间回归生理学基线。了解身体恢复的延迟，允许客户中断自我判断，并在询问之前给自己更多时间。最后，治疗师询问她是否有慢性颈肩僵硬，因为 SEMG 记录增加，客户立即回复说：“是的”。根据客户的经验，治疗师能够建立并深化“是”反应。这种帮助客户说话的治疗策略非常有助于建立关系，因为她同意观察结果并感受到了被理解。这种谈话方式形成了治疗谈话的基础。

家庭实践包括白天尝试慢呼吸；每天用餐 3 次，其中早餐要含有蛋白质和低糖食物，不喝咖啡，练习慢膈肌呼吸，她要观察颈部和肩部的紧张，体会情绪紧张，以了解认知社会和外部触发的紧张，同时努力放松颈部和肩部。

8. 身体姿势和情绪回忆评估

客户报告说，俯视时容易唤起绝望、无助和无能为力的记忆；仰视时会唤起积极的记忆，感觉不想哭。通过生理压力曲线和客观的信息，让客户看到不同模式的效果，客户自己可以做出选择。将记录显示给客户，她可以看到她在俯视时呼吸更快，也经历了悲伤的情绪。相反，在她唤起积极情绪的同时，她并没有哭，感觉更好。

治疗师指出，向上看是积极的感觉。灵感是许多西方宗教的共同姿态——人们跪下然后抬头，看着教堂的十字架，或者看着从较高的位置说话的牧师。治疗师强调，她已经具备改变思维的能力：从无望、无助的感觉到积极赋予的记忆。这又是改变她对自我的看法的策略。也就是说，她改变了对自我的认知：“我”不是只能不知所措，不能控制，“我”是可以控制的。她在这里经历了她可以改变情绪，哭泣和记忆可能会停止或转移。这次讨论产生了另一项家庭实践任务：每当她经历焦虑等消极情绪、负面的思想或哭泣，她要坐直，然后向上看，并开始慢慢地呼吸，回忆积极的情形。

9. 横膈膜呼吸的实践

在评估和讨论之后，会议最后一部分的重点在于如何教会她进行较慢的膈肌呼吸：胸部成分较少且增加 HRV 可增强交感神经/副交感神经平衡的呼吸。练习包括用治疗师的触觉指导观看屏幕。治疗师在接触她的同时，慢慢地引导呼吸节奏，并指导客户的腹部和腰部在呼气时轻轻推入，然后让它膨胀。在呼气的同时，她想象着空气从她的手臂流下来，流出她的手和手指，也从她的腿、脚和脚趾流出。当她呼气时，治疗师用呼气的节奏从中心向外抚摸着她的手臂和腿。为了能够膈肌呼吸，她需要松开腰带，因为她有“设计师的牛仔裤”综合征。也就是说，她紧身的衣服限制了她的腹部吸入空气，并强迫她呼吸到胸部。松开腰带后，她很容易掌握这项技能，因为她之前练习过瑜伽。在膈肌呼吸后，她感到更加平静。

通过解释生理模型以及触觉辅导呼吸，想象将气体呼出自己的手臂和腿，这些都有助于客户学习。这种指导的呼吸经验构成了她最后的家庭作业：在此期间多次呼吸，尝试越来越慢的呼吸，想象呼出的气体通过手臂和腿部流出体外。

10. 呼吸教学和自我体验

做这种呼吸练习有许多因素，其中包括治疗师自我体验、注意力和正念的作用。治疗师的自我体验至关重要，并能显著提高临床成功率。同步练习向客户传授的技能意味着客户可以通过模仿隐蔽地学习。如果一个治疗师可以做他们要求客户掌握的技能，客户似乎更容易学习，这个过程可以通过镜像神经元调节。

自我体验为治疗师提供了真实感和内在感，影响客户获取技能的信心。想象一下男性情感治疗师告诉一位进行过乳房切除女性：“乳房切除一定是可怕的，但你会好好的。”如果客户被一位女性治疗师告知，她自己进行过乳房切除，谁更可信呢？定向呼吸还包括被动注意训练。也就是说，客户被引导只专注于呼吸到她的手臂和腿部。同时，她的注意力通过特定的触觉运动，加强了她的手臂和腿部的呼吸练习。触觉加固是集中注意力的有力工具，这个家庭作业实践是全面脱敏的过程。每当注意力徘徊，她要把它带回到呼吸任务：想象气体流出手臂和腿部。会议结束时一起回顾了家庭作业。

分配的作业其实也是一个试验，看看这些练习是否可以减少焦虑，从而影响问题——哭泣。很多时候，患者如果觉得作业是有时间限制的，他就愿意练习。通常，如果一个人在两到三周内练习学到的技能，他/她就会有一些轻微的改善。如果客户进行支持系统再生的心理生理学家庭作业来恢复交感神经/副交感神经平衡，结果是主观感觉上练习更流畅，就可以报告对焦虑的控制力改善。如果客户每天不多次做呼吸作业，治疗师就需要探索妨碍客户进行家庭作业的因素，包括了解不做功课的好处。如果客户忠实地做了功课但报告没有任何改善，那么这个人有可能做了功课，但没有掌握技能，还需要更细心的细节指导，此外，它也表明这种疾病还有其他原因。

8.5.3　第二次会议

第二次会议的目标是回顾前一周的经验并用生物反馈来练习对生理的掌握。

1. 回顾及家庭作业情况

会议开始时回顾了她的家庭作业。她报告说在过去的 5 天里感觉好多了，只有一次，她因为悲伤的感情哭了起来。她报告说，白天她有足够的精力去做这些练习，然后悲伤的感觉就会完全消失。在记忆回忆练习中，她意识到哭泣和她之前的行为模式关系密切，她观察到通过呼吸练习她觉得更安静。并观察到当她的男朋友批评她时，她会开始感到悲伤和“过错”。我们详细讨论了这个话题以及她为什么哭。当她意识到她的男朋友给了她很多的支持时，她哭了。虽然问题暂时回避了，但是它并没有得到解决。与第一次课程相似，她的自我意识提高了：膈肌呼吸使她能够观察她正在经历的过程。

2. 生理模型 – 压力模型

基于她的家庭作业经验和第二次会议的观察结果，我们讨论了她的生物反馈训练及相关的沟通技巧。她观察到，当她心烦意乱时，体验性压倒一切，她甚至说她不相信的事情。这个体验再次融入上一次会议上提出的生理模型，治疗师提出：在压力下，血液流动到深层肌肉，从大脑的执行功能到皮质转移涉及运动和平衡的领域——以激活所有能量为人体准备战斗或逃跑。此外，当人们特别沮丧、生气时，会感觉世界是危险的，同样身体会触发战斗或逃跑反应，相应的血流会从额叶皮层和内脏移开（图 8 – 4）。

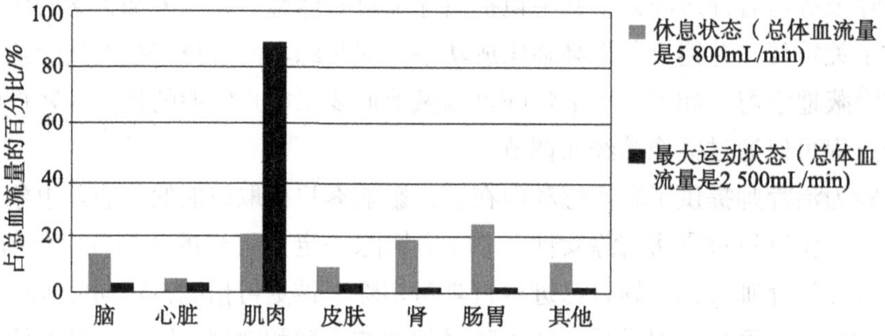

图 8 – 4　休息期间和最大运动期间各种身体器官和组织的相对血流量

注意力和密切关注意识允许选择创建解决方案。因此，她可以探索以下选项：

（1）当心烦意乱时，抽出时间进行体育锻炼，以完成战斗或逃跑反应。等待情绪消散以后再讨论问题。

（2）在她能量高的时期（如早晨）解决问题，而不是在睡觉前。

（3）将睡觉前做渐进式放松作为一种仪式，而不是谈论负面情绪。

（4）即使她感觉良好，也要在白天多次练习慢呼吸。

（5）练习沟通技巧以获得乐趣。

3. 生物反馈训练

具体的生物反馈训练包括练习轻松（腹部）呼吸、呼吸和 HRV 与反馈、呼吸和 HRV 同步，并教授具体的家庭作业及家用心率变异性反馈装置（Stress Eraser）的使用。

生物反馈：用放置在胸部和腹部的应变仪监测呼吸腹式呼吸，用血容量脉冲光电容积描记器监测心率。连接所有的感应器，客户被要求演示膈肌呼吸。与第一次会议相似，她的意识提高了膈肌呼吸的技能，更高的技能使她能够观察到她的生理过程。经过一段时间的练习后，她可以每分钟大约进行 6 次呼吸，并努力尝试最大限度地提高心肺呼吸同步性。在此期间，她有时通过视觉反馈练习，有时没有反馈进行练习。通过练习，腹部呼吸明显。

8.5.4　6 周后的随访

在 6 周后的随访中，客户报告说，“总的来说，我一直做得非常好。我更放松了，我绝对不会把自己称为焦虑的人——我已经接受了这样的想法，即我只是比其他人更敏感。在我的经期前的那个星期，我很留意并做好准备：我在精神上提醒自己，这段时间我可能会更加情绪激动，或很敏感。我也努力并不经常喝咖啡（虽然我时不时喝一次，但我会尝试，当我放松的时候就一天一杯）。我试着进行腹部呼吸，但随着时间的推移，我有时会忘记。但当我心烦时，我会记起并努力尝试腹部呼吸。”

8.5.5　总结

生物反馈是治疗心身疾病的有用工具，它确认了患者认为“疾病”存在于体内。同时，它充当了“特洛伊木马”，允许客户体验并且看到思想、情感和内部/外部压力因素会影响症状的发生和维持。生物反馈协议确认：仅仅对压力的想法也会引起生理反应，而且客户也可以掌控其生理学的反应模式。因此，当在集成方法中使用生理反馈时，治疗师要使客户成为自我潜力修复的积极参与者。生物反馈方法是创建一个解释该事件发生的心理生物学模型，教授客户特定的技能来扭转和改变心理生理过程，从而改善症状。通过使用生理模型来解释对疾病/症状过程的影响因素，客户并没有感到被责备，也能从反馈中体验并观察到症状的发生。通过让客户学习意识和具体技能，在日常生活中加以实践，然后客户经历了显著的临床改善。这些积极的变化是生物反馈训练和众多隐蔽因素共同作用的结果，包括增强交感神经的生理变化——副交感神经平衡。

（1）增加心率变异性，并在约 20℃时进行轻松的膈肌呼吸，每分钟 6 次。

（2）通过将客户的注意力集中在观察上来进行正念自我训练。当思绪游荡时，将被动注意力（意识）带回对呼吸等生理过程的控制。

（3）通过身体姿态，正面回忆将无助和绝望的感觉转化为希望。

（4）通过慢速呼气中断初始响应，抑制不断升级的心理和生理的战斗和逃跑模式。

（5）治疗师尊重和理解客户的症状，建立治疗同盟。

（6）改变认知框架。如何通过观察症状来解释疾病，即症状是生理过程模型的扭曲。可以通过控制生理过程来治疗疾病。

该报告证明临床生物反馈不仅是附加传感器和进行训练。生物反馈，像任何其他临床/教育健康的实践一样，意味着在适当的时间为患者整合适当的程序。

本章小结

长期的慢性压力会损害健康，生物反馈辅助的放松训练是管理压力、消除慢性压力产生的各种症状的有效工具。通过压力的生理指标评估，让受训者意识到压力对自己身体状态的影响，加强受训者自己干预自己的动力和信息。通过个体化的指标评估，选择超过正常值的指标及敏感的指标进行生物反馈训练，可以简化生物反馈，提高生物反馈的效率。由生物反馈辅助放松训练并结合其他放松方法，如渐进式肌肉放松、正面图像引导等，帮助受训者找到放松的状态和方法，利于在日常生活中的自我联系。另外，通过选择反馈的视音频资料，可以让受训者暴露于应激场景，进行暴露疗法。α－θ和新开展的流状态训练也是一种很好的放松疗法。在本章中第一次详细地描述生物反馈的一个案例，即两次会议的情形，使读者对生物反馈治疗的具体细节有直观了解。

参考文献

[1] Alidina S. 正念冥想：遇见更好的自己［M］. 赵经纬，刘宁，李如彦，译. 北京：人民邮电出版社，2014.

[2] Kabat－Zinn. Mindfulness－based interventions in context：Past，present，and future［J］. Clinical Psychology：Science and Practice，2003（10）：144－156.

[3] 王妍，胡金生，李松泽. 反刍思维：抑郁研究的新视角［J］. 中国健康心理学杂志，2016，24（04）：635－640.

[4] 郑延平. 生物反馈的临床实践［M］. 北京：高等教育出版社，2003.

[5] 杨菊贤. 生物反馈技术及其在心血管心身疾病的应用［J］. 辽宁医学杂志，1999（02）：61－63.

[6] 刘茹. 生物反馈在心身疾病治疗中的应用［J］. 天津中医，2001（03）：29.

第9章 生物反馈的流程及规范

在介绍了生物反馈的发展历史、生物反馈的原理及各个具体的生物反馈技术，如表面肌电反馈、皮肤导电性反馈、呼吸反馈、神经反馈、心率变异性反馈等各个反馈技术的信号原理、训练方法、应用范围等后，本章介绍生物反馈的操作流程和规范。生物反馈作为反馈疗法和干预技术，与个体的参与度和学习曲线关系密切，其操作流程和规范有其特殊性。生物反馈治疗既要训练前全面的测评，制定个体化的训练方案，也需要在训练中密切观察受训者和数据，评估受训者的学习过程，不断地优化调整训练方案，同时也需要给予受训者必要的心理辅导和行为指导。

9.1 相关术语

为了方便后面的描述，我们对一些术语进行定义。

1. 训练方案/训练协议（Training Protocols）

训练方案/训练协议一般包括几个单独的训练设置。一个单独的训练设置描述一种训练的设置，在此设置中，电极的位置、训练的方法和参数及训练的目标保持不变。

2. 单元设置（Session Setting）

一个训练的设置对应一个训练单元。一个训练设置一般包括下面的内容：

（1）训练的方法，如频段训练、z - Score 训练等；

（2）传感器的安装位置，一般用 10 - 20 系统的标准位置表示，如 C3、C4 等；

（3）训练的参数，如功率、相关性、θ/β 比率等；

（4）训练的目标，如希望参数值增加、减少，或达到一定范围等；

（5）训练的时间；

（6）受训者的状态，如睁眼、闭眼、完成特定任务等；

（7）反馈的形式，如音频、视频、触觉等；

（8）反馈的素材，如视频的材料等。

3. 训练（Training）

训练是指受训者在神经反馈训练师的指导下完成的过程。它是指受训者和训练师的一次会面，一般为 20 ~ 90min。

4. 训练单元（Session）

训练单元是指一个单独的训练时段，在这一时段中只有一个训练设置。一般的做法是训练师贴好电极，设置好系统参数，让受训者接受反馈，进行训练，时间一般为 5 ~ 25min。一般的神经反馈系统都提供针对训练单元的数据记录功能，以利于后续的分析。

9.2 生物反馈的流程

图 9－1 所示为生物反馈的一般流程，第一次访谈的目标是了解受训者的背景情况、病史以及他的需求和目标，从而决定是否进行下一步工作。如果确认生物反馈可以对受训者有所帮助，需要进行生物反馈的相关测评，如压力生理指标评估、脑电波测量等，根据这些测评结果制定训练的方案。接下来要执行训练方案，在此过程中对受训者的症状进行持续的跟踪，评估训练效果。在训练执行一段时间后，如果达到训练目标则结束训练；否则，在需要时重新进行测评，修正训练方案，继续训练。

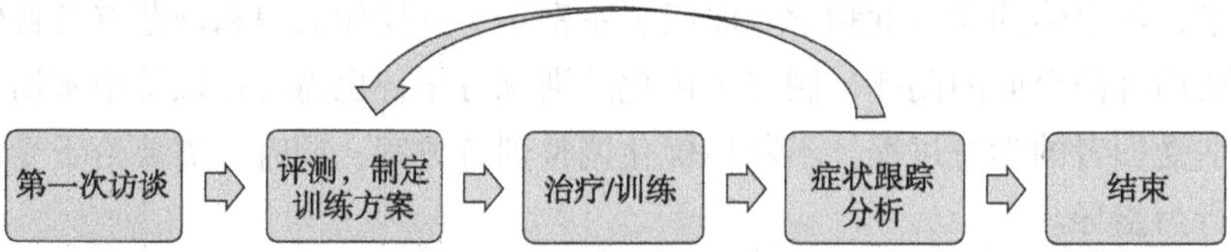

图 9－1 生物反馈流程

下面，分别讲述每一步的具体做法及注意事项，并举一个案例进行说明。

9.2.1 初次访谈（了解病历和背景信息）

目标：生物反馈是否是针对此受训者的可能的干预手段。

初次访谈的目的是了解受训者目前的困扰、病史和背景信息，迄今为止的治疗和干预手段以及他的个人目标，从而判断生物反馈是否是受训者的干预选项。

从其他医生处转诊来的病人，一般有完整的病历信息，有的也有心电图、脑电图等测量报告，这些信息加上生物反馈师的访谈，构成了受训者目前的完整现状。对于非病人的受训者，访谈要着重他目前的困扰及他个人的训练目标，如有的健康受训者想通过生物反馈来提高专注力，有的受训者要提高运动成绩等。对这些受训者，要细化他的目标，比如专注力目前的情况，想要具体改善的地方，判断此目标是否可行。

对于一些受训者，如果没有完整的病历信息，或者对目前的困扰很难清晰地描述，有效的方法是采用相关的量表。例如，针对显示有注意力问题的小朋友可采用 SNAP－Ⅳ和

ADHD 诊断量表父母版（ADHDDS－P）；对于有焦虑症状的受训者，可以参考焦虑自评量表（Self－Rating Anxiety Scale，SAS），或者用这些量表来指导访谈，尽可能地搜集全面的信息。这些量表可以作为症状跟踪的手段。

根据这些信息，再加上应用美国生理心理和生物反馈协会对生物反馈有效性的评估信息（见第1章），就可以初步判断生物反馈是否是此受训者可能的干预手段。

9.2.2 测评分析并制定训练方案

目标：此受训者是否有超出正常范围的生理指标？是否存在可以作为生物反馈的生理指标？

在此阶段，要做一系列的测评，从而发现偏离正常值的生理指标，找到可能作为生物反馈的生理指标。

在此阶段，首先要做的第一个决定是我们优先考虑神经反馈还是基于其他生物信号的外围生物反馈，因为这两种反馈的测量方法不同。下面分别介绍如何进行神经反馈及外围生物反馈的测评分析。

1. 神经反馈的分析并确定训练方案/协议

目前，制定神经反馈方案的方法有以下几种。

（1）按19通道的标准采集方式，即qEEG给定的模式来采集脑电波，和样本数据库进行对比，发现偏差。这是目前常用的一种方法，它的优点是数据采集全面准确，可信度高。缺点是数据采集所需的时间较长，有些受训者的接受度差，如ADHD儿童。另外，由于qEEG数据库样本的局限性，并不总是可以提供有效的对比数据。目前，大多数qEEG（见第4章）数据库都提供数据服务，治疗师按指定的模式采集数据，提交给数据库服务商，就可以获得受训者和样本数据库的对比报告。

（2）采集部分通道的脑电波，比对特定的Neurometrics的特征值。例如，只测定一些关键点的脑电波，如Cz、Fz、O1、C4等，计算出这些点的Neurometrics，通过对比这些特征值的正常范围发现哪些位置和参数有偏离。这种方法的数据采集简单、快速，适用范围广。缺点是有可能漏掉一些偏差的数据源。目前流行的Clinical Q就属于这种方法。

（3）利用症状来主观地确定训练方案。例如，基于症状来制定训练方案的IFL Otherm方法。治疗师根据此方法提供的操作手册，通过向受训者提出的一系列问题，来决定训练方案。

因为qEEG数据库样本集的局限性及脑电数据特征值的局限性，很多神经反馈治疗师会将数据和主观经验、症状综合考虑，从而制定训练方案。

1）qEEG数据库对比

图9－2显示的是三种不同类型的ADHD，每种类型都有其不同的脑电特征。图9－2（a）所示的类型在脑前区有过多的β波；图9－2（b）所示的类型在脑前区中线处有过多的θ波（低频范围）；图9－2（c）所示的类型在运动感觉统合区有过多的α波，每种类型的ADHD都要根据它的脑电特征进行训练和调整。

2）特征值法

特征值法就是测量指定位置、指定状态的脑电波，然后进行特征值计算，并与参考值对比，判断哪些特征值是异常的，从而制定训练方案。目前，在脑电方面，并没有大家公认的

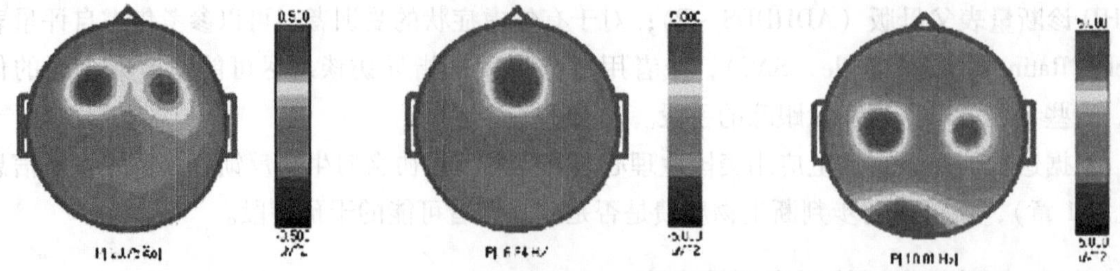

脑前区过多的β波（高频范围） (a)

脑前中线过多的θ波（低频范围） (b)

运动感觉统合过多的α波（α波未在期望的区域出现） (c)

图 9－2 ADHD 的三种不同类型（附彩插）
（引自：Family Counseling，San Diego EMDR）

脑电特征值，但存在一些测量模式和特征值，被较多的神经反馈治疗师认可，如 Clinical Q 方法。Clinical Q 方法由 Paul G. Swingle 提出，他是加拿大不列颠哥伦比亚省的注册心理学家，曾是渥太华大学的心理学教授。在心理治疗和精神病学领域颇有建树。他从长时间的心理治疗的病历数据出发，提出了 Clinical Q 方法。

Clinical Q 方法是一种基于 5 个数据采集点（Cz，F3，F4，Fz，O1）的记录时间少于 6min 的脑电波采集模式，以及后续的数据分析、数据的参考值和可能的症状的评估体系。

Clinical Q 方法记录静息态（包括睁眼和闭眼）及简单任务态（阅读、计算等，取决于受训者的能力和喜好）时 5 个数据采集点的脑电波数据。

然后去除干扰信号，计算出不同状态下 θ/β、高频 β/β 等一列参数，以及不同状态切换时（如从睁眼到闭眼、从静息态到任务态）不同的脑电参数，如 α 波的增加和回落。从这些参数中发现受训者的问题，从而制定训练方案。表 9－1 列出了 Clinical Q 方法的部分特征值及参考值。

表 9－1 Clinical Q 计算的脑电参数、参考值及可能的症状

中央区		Cz
波幅	T/B	理想区间：1.8~2.2（儿童为2.4），如果大于2.2：专注力问题。如果<1.8：大脑不能很好地恢复，大脑睡眠问题，疲乏无力，脑子发懵，思维不清晰。短期记忆差、焦虑、抗压能力差，因职业倦怠引起的抑郁。大脑不能安静下来，思虑过多
Alpha	Alpha Up（从睁眼到闭眼，Alpha波波幅的增加百分比）	理想的反应是30%增加。如果小于30%：焦虑，有精神压力源，记忆力问题，很难回忆起相关信息。如果大于100%：艺术家气质（天赋）
	Alpha recovery（从睁眼到闭眼，Alpha波波幅降落百分比）	如果大于25%：脑子发懵（混乱，健忘，缺乏焦点，思维不清晰等）
	Alpha Dom F（Alpha波的主频率）	如果大于9.5：反应慢
	L/Hi Alpha（低频段Alpha和高频段Alpha波的比率）	如果>1.5：认知效率低，理解力弱
	Hi β/β（高频段Beta波和Beta波的比率）	理想0.45~0.55 检查Fz位置的同一个参数，看是否升高。如果是Fz位置此参数也升高，参考Fz位置的表现

在神经反馈行业，还有其他类似的方法，如 The Learning Curve（TLC Brain Trainer）方法。

3）基于症状来制定训练方案

这是一种常用的利用症状来制定训练方案的办法，即利用问卷等形式来判断大脑区域（罗德曼脑分区）的功能情况，然后决定是否对指定区域进行激活或抑制。一般的激活训练是增强 β 波，抑制训练是增强 α 波，或抑制高频 β 波。

目前，对于训练方案并没有一致的描述方法，基本上每个诊所、每个训练师都有其自己的一套体系。表 9－2 给出了一个训练方案的示例。在此示例中，训练方案包括 4 个训练单元设置。第 1 个训练单元进行 5～8min 的 HEG 训练；第 2 个训练单元为 2 通道的 EEG 频段训练，电极在 P3 和 P4 处，增强 4～10Hz，反馈形式是看视频，用波幅控制视频的明暗，受训者此时的状态应该是安静和放松；第 3 个训练单元是基于 C3 和 C4 处的频段训练；第 4 个训练单元是 Fz 和 F3 的频段训练。

表 9－2　训练方案/协议的示例

训练单元	训练方法	电极位置	受训者状态	增强	抑制	增强率	抑制率	反馈形式	训练时间/min
1	HEG		专注					开过山车，视频	5～8
2	2EEG	P3	放松，安静	4～10Hz				安静的视频，明暗尺寸	15
	2EEG	P4		4～10Hz					
3	2EEG	C3	注意，现在	4～15Hz				安静的视频，暂停	15
	2EEG	C4		12～15Hz					
4	2EEG	F2			20～40Hz			有趣的视频，明暗尺寸	10
	2EEG	F3			20～40Hz				

引自：瑞士锐脑中心（Rui－Brain－Center. ch）

2. 外围生物反馈的评测及制定方案

这里的外围生物反馈是指除了神经反馈之外的其他生物反馈方法。在实际操作中会采取几种反馈方法相结合的方式，比如呼吸反馈和肌电反馈相结合。这里，首先要做的决定是用什么样的生物信号来进行反馈。一般有两种做法，一是症状主观评估法；二是压力生理指标评估法。

1）症状主观评估法

根据受训者的情况、治疗师的观察和经验来制定训练方案。如受训者主诉焦虑，在初次访谈中发现受训者手冰凉、浅表呼吸急促，治疗师按照自己的经验先尝试手指温度反馈训练及呼吸训练。

这是一种良好的开始方法，让受训者从一两个简单的生物信号开始，不用一开始就进行复杂的传感器连接（很多受训者有恐惧感）。从简单的信号开始，建立受训者对自我的体察、对生理模型的理解，建立治疗师和受训者的互动关系，增加受训者对生理指标进行控制的信息。

在受训者进行反馈练习中，再根据受训者提供的进一步信息和治疗师的观察，引入其他的生物信号，比如发现局部肌肉的僵硬疲惫，可引入肌电反馈等，然后将训练逐步深入下去。

2）压力生理指标评估

通过压力曲线测量和评估个体的生理指标的基准值、在压力状态下的变化及回落过程，决定超出正常范围的生理指标或敏感的生理指标，从而决定生物反馈的生理指标。具体做法参见第 8 章 8.3 节。

9.2.3 执行训练

在训练方案制定后，开始执行训练，一般的训练过程为 20～60min。每个训练包含几个训练单元。在训练中，训练师操作生物反馈系统，设置好电极，指导受训者完成训练。生物反馈训练是受训者的一个学习过程，在此过程中，训练师相当于教练的角色。

1. 训练师的职责

训练师要指导受训者完成神经反馈训练。他的职责如下：

（1）操作。操作是指训练师操作系统、清理皮肤、粘贴电极片等。要求训练师熟悉系统，动作轻柔准确。

（2）观察。观察包括观察系统/信号和观察受训者两方面。观察系统/信号包括监视脑电信号、信号是否正常、是否有干扰信号、系统运行是否正常、脑电波的变化是否合理等。观察受训者包括观察受训者的身体状态、表情，受训者是否配合，是否积极学习和体察自己的状态，是否努力调整自己的状态。观察受训者的其他症状，比如受训者在训练过程中的抽动发生情况等。

（3）引导。引导是指引导受训者的学习和调节过程，启发受训者如何获得更多的正向反馈。如对参加放松训练的受训者，可通过一些放松技巧，如深呼吸、渐进性肌肉放松等，让他体会身体状态和脑电波的关系。对于过于努力调整的受训者，引导他允许负反馈的发生，以“平常心”来达到更好的效果。如果训练的过程中，受训者有不愉快的创伤被唤醒，还要进行必要的平复和心理辅导。

（4）记录。记录包括记录训练的进行情况及受训者的相关信息。大多数系统都有数据记录功能，要把数据记录下来，便于后续的分析。在训练过程中要将观察到的情况记录下来。另外就是受训者的相关信息，如上次训练后的反应、家庭作业完成情况等。

训练师应该有标准的训练记录表格，以便于结构化地记录信息，便于以后查找和分析。有的系统有记录功能，训练师在训练过程中观察的情况可以随时记录。有的诊所定义自己的记录模板，便于内部人员交流。表 9－3 为锐脑中心的记录模板。

表 9－3　一个训练记录的模板

A	B	C	D	E	F	G	H	I	J	K	L	M
3	训练		日期	2018.05.02			时间	15:00-16:00		训练师	×××××	
	客户上次训练后的情况	据妈妈说，老师反馈孩子在学校时笑容多了，愿意参加小组讨论，人际关系好转，但仍会因为其表达及随意性影响同学关系（主要是篮球队友）。手机使用时间过长，一般每天6~7h										
	系统	训练方法	电极位置	受训者状态		增强	抑制	增强率	抑制率	反馈形式	训练时间/min	训练评估（目标达到否）
	1	HEG		专注						开过山车，视频	5.8	
	观察	受训者	完成较好									
		数据	上升，正常									
	2	2EEG	P3	放松，安静		4~10Hz				安静的视频，明暗尺寸	15	
		2EEG	P4			4~10Hz						
	观察	受训者	今天很难安静下来									
		数据	β波较高									
	3	2EEG	C3	注意，现在		4~15Hz				安静的视频，暂停	15	
		2EEG	C4			12~15Hz						
	观察	受训者	正常									
		数据	正常									
	4	2EEG	F2				20~40Hz			有趣的视频明暗尺寸	10	
		2EEG	F3				20~40Hz					
	观察	受训者	能够自己控制，有成就感									
		数据	一开始Fz数据有干扰，重新固定电极后，变好									
	受训者其他信息	《蜡笔小新》HEG游戏难度75，稳定性/持久性均有进步；1EEG P4《久石让》，数据比上次好，低频没上次高，后期略有下降；C4数据比较好，后期稍有上升。Fz点数据不错，只有低频稍有下降										
	自我学习和反思	孩子反馈数学学习较之前轻松些，继续关注数学学习。同时与其约定手机使用时间，鼓励其尝试找到自己的方法，一周之后反馈										

引自：瑞士锐脑中心（Rui－Brain－Center. ch）

2. 家庭作业和转化

生物反馈是自我体察、自我控制的过程，只有通过经常的练习，才能迅速达到效果。所以，很多治疗师会给受训者布置家庭作业，让他在没有操作系统时自我练习，或者将在训练中学习的控制力转化到生活和工作中去。

家庭作业的类型有以下几种：

（1）观察型。受训者和/或受训者相关的人观察和记录受训者的日常表现，作为评估训练和调整训练的信息基础。观察的内容因人而异，因训练目标、训练的进展情况而异。治疗师要给出清晰的定义，可以是睡眠的情况、疼痛的次数、情绪的波动，或者学校作业完成情况等。

（2）练习型。在生物反馈训练中，利用反馈，受训者会学到新的方法和体验，比如呼吸的技巧、放松的办法等。确认受训者通过训练掌握了新的方法后，治疗师要协助受训者将学到的方法在日常生活中加以练习，比如共同定义练习时间、练习次数等。在受训者下次训练时，治疗师和受训者需要一起回顾家庭作业的完成情况，如是不是掌握了要点，是否有时间练习等。

（3）转化和行为指导。在生物反馈训练中习得的技能如集中注意力、应对压力等，要在生活中加以转化和应用。治疗师指导受训者如何将习得的技能加以唤醒和应用，比如通过身体状态提示，与生物反馈练习中特定的图像、音乐及游戏相关联等。

9.2.4 评估训练

有两种评估神经反馈训练的方式：一次训练单元的评估和多次训练单元的评估。

1. 一次训练单元的评估

一次训练单元的评估主要是针对脑电数据的分析，看受训者在训练过程中可否通过反馈达到调整脑电波的目的。因为训练的方式不同，评估的方式也不同。目前，常用的训练方式有：基准值+多次尝试法和连续训练法。

1）基准值+多次尝试法

先录制脑电数据的基准值，然后开始训练、休息、训练、休息的尝试。例如，目前的训练单元是单通道的SMR训练，目标是增加SMR的波幅，训练位置是Cz。在训练师粘贴好电极、配置好参数后，神经反馈系统会采集基准数据，如1min的脑电波。后面的训练过程可划分为训练5min、休息1min，再训练5min、休息1min等。在训练过程中，实时的SMR波幅值会和基准值比较，如果比基准值高，受训者获得正反馈，否则获得负反馈，在休息过程中没有反馈。

在评估此训练单元时，通过比较训练时段和休息时段的SMR平均值，评估受训者是否学会了调整SMR，这就是所谓的学习曲线。图9-3所示为不同的受训者（不同的颜色代表不同的受训者）在同一个训练单元中的学习曲线。由图可以看出，受训者4有较好的学习曲线。

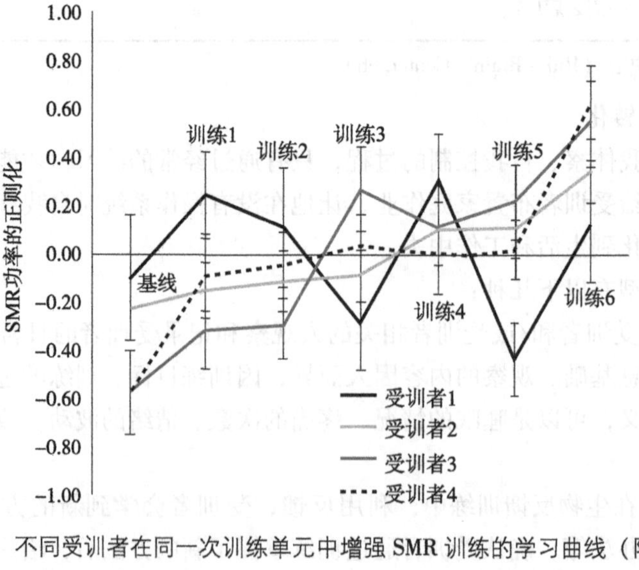

图9-3 不同受训者在同一次训练单元中增强SMR训练的学习曲线（附彩插）

2）连续训练法

连续训练法一般在训练开始前不采集基准值，而是人为地设置一个阈值，或者系统自动计算出一个合适的阈值。在上面的示例中，训练师可根据分析结果或自己的经验设置一个阈值，当 SMR 的波幅超过阈值时，系统给出正反馈，否则给出负反馈。系统也可以根据历史数据计算出一个合适的阈值，如过去 2min 的平均值，当实时值超过阈值时，系统给出正反馈。对于这类训练方法，一般通过分析历史数据来评估训练。

2. 多次训练单元的评估

对多次训练单元的评估可以采用和单次训练单元类似的方法，或者取单次训练单元的同一个数据；另外，还需进行量化脑电波测量。图 9－4 所示为 4 次训练单元中，训练前后的 SEMG 值。

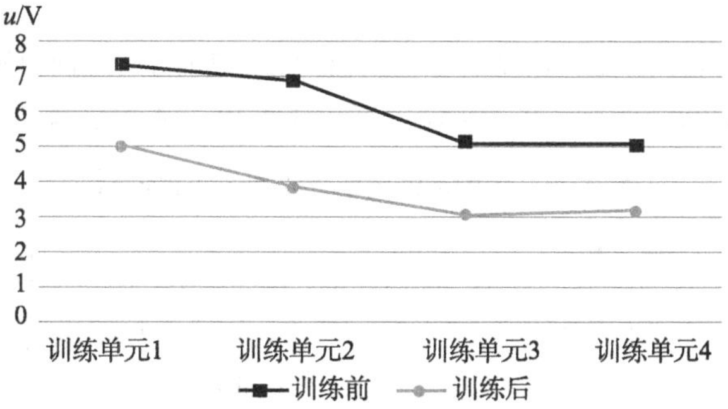

图 9－4　不同训练单元中训练前和训练后的 SEMG 对比

3. 症状跟踪分析

除了通过评估训练数据、测量等进行客观的跟踪分析，还需要跟踪受训者的个体感受。在训练开始前，要和受训者明确地定义训练的目标及相应的评判方式。可行的方式是和受训者一起定义要跟踪的症状，然后让受训者、受训者的家人、老师及治疗师等对症状进行观察并打分。经过一段时间可以将症状的情况汇总，评估训练效果，或发现其他和症状相关的因素。

9.2.5　结束训练

一般在下面的情况下结束训练：

（1）通过症状的跟踪，受训者的训练目标已经实现，受训者对长期的自我控制有信心。

（2）受训者的训练目标并未完全实现，但是受训者已经掌握了日常的自我训练方法，可以自我控制和转化。受训者和治疗师都相信，随着受训者的长期自我练习，症状会逐步改善。

9.3　案例：用生物反馈来缓解癌症相关的疼痛

本案例是用生物反馈来改善一位男性癌症患者的疼痛感知，提高生活质量。

9.3.1 病例

Mario 是一名患有急性淋巴细胞白血病的男性青年，他正处于再诱导化疗免疫疗法阶段。他的主要症状是疼痛，主要局限于头部和头部颈部肌肉（通常每周几次），偶尔在臀部和膝盖周围也会出现，他也表现出很大的焦虑。

9.3.2 测评

通过 5 个通道监测和记录自主神经活动：表面肌电图（SEMG）、血容量脉冲（BVP）、皮肤电导（SC）、外周温度（TEMP）和呼吸回应（RESP）。

9.3.3 治疗过程

Mario 按照商定的目标，遵循计划的治疗方案增加他的生理自我调节，以更好的方式面对侵入性手术和治疗期间疼痛相关的焦虑。表 9－4 列出了 4 次训练的详细情况。

表 9－4 生物反馈辅助放松训练干预计划

训练阶段	活 动	评 定
第一阶段（60min）	• 关于疼痛生理学的教育 • 深呼吸练习 • 生物反馈说明 • 共振频率评估后，练习用引导进行呼吸 • 在家里练习呼吸 • 家庭痛苦日记 • 设定治疗目标	• 初步的半结构式谈话（疼痛的位置、发起和程度） • PedsQL™癌症模块（生活质量） • TAD（焦虑和抑郁问卷） • VAS（视觉模拟疼痛量表） • 下列指标的基线和训练后的值：心率、SDNN、功率、SEMG、皮肤电导、温度、呼吸率
第二阶段（60min）	• 审查使用呼吸应用程序和痛苦的日记 • 关于 HRV 的具体解释 • 练习用引导和不用引导的呼吸 • 练习共振呼吸	• VAS • 下列指标的基线和训练后的值：心率、SDNN、功率、SEMG、皮肤电导、温度、呼吸率
第三阶段（60min）	• 审查使用呼吸应用程序和痛苦的日记 • 解释关于肌肉的知识，张力 • 小的肌肉放松练习 • 练习有引导和无引导下的呼吸 • 练习共振呼吸 • SEMG 反馈训练	• VAS • 下列指标的基线和训练后的值：心率、SDNN、功率、SEMG、皮肤电导、温度、呼吸率
第四阶段（60min）	• 审查使用呼吸应用程序和痛苦的日记 • 有引导和无引导的呼吸 • 练习共振呼吸 • SEMG 反馈训练 • 审查具体的疑虑/困难和建议预防疼痛发作 • 审查治疗目标	• PedsQL • TAD • VAS • 下列指标的基线和训练后的值：心率、SDNN、功率、SEMG、皮肤电导、温度、呼吸率

在第一阶段，Mario 被教导腹部（膈肌）呼吸，练习使用较少的胸部呼吸。然后，寻找他的共振频率（心率和呼吸同步），以每分钟 7.5 次呼吸，再接受呼吸训练（用视觉和听觉反馈）。他继续进行呼吸程序练习（指导他吸气和呼气时，呼吸频率恰好为每分钟 7.5 次），每天至少 1 次。他在 4 周里都进行此项练习。

第二阶段的目的是学习在引导和无引导下的呼吸，增加呼吸和心率的共振，这种练习也在第三和第四阶段进行。

如图 9 - 5 所示，结果表明，SDNN 分别为 23.64ms 和 68.46ms。

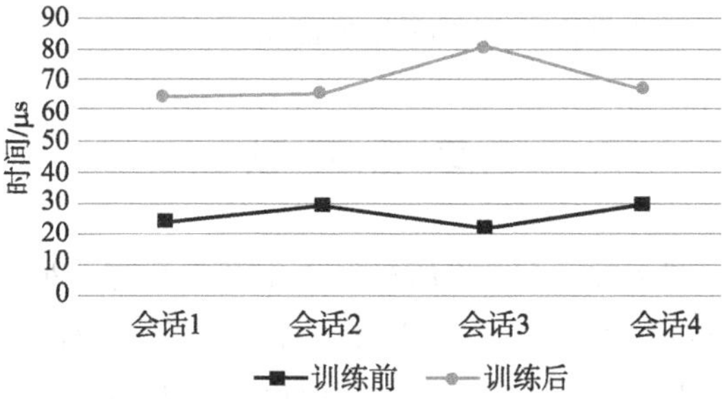

图 9 - 5 训练前和训练后的 SDNN 中位数毫秒水平

LF 和 HF 频带（迷走神经）活动的比率从 2.43 变为 0.97，这显示出交感神经和副交感神经更好的整体平衡性。

从第三至第四阶段中增加 EMG，减少颈部肌肉紧张并促进松弛。在 BF 培训之前，向 Mario 解释了疼痛中的肌肉紧张是关键因素，他在放松练习中受过训练，通过渐进式肌肉放松方法，将注意力集中在放松肌肉的感觉上，进行小的放松训练，SEMG 值从 7.36μV 增加到 3.20μV（图 9 - 6）。

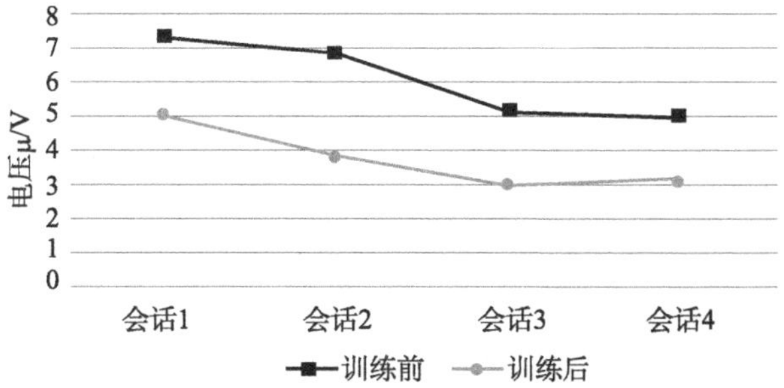

图 9 - 6 不同训练单元中训练前和训练后 SEMG 的对比

9.3.4 案例结论

这个案例表明生物反馈训练也可以通过自己的能力改善情绪调节管理和适应生理唤醒以应对情境需要。其中，在 SEMG 和 HRV 中观察到训练前后显著的差异，这与消极心理的缓解所带来的与疼痛有关的症状减少有关，从而证明生物反馈训练能够重新塑造个人的痛苦知觉。

本章小结

生物反馈的整个流程可以分为：初次访谈，评测分析及制定训练方案，执行和评估训练，结束训练。在评测分析阶段，常用的方法是量化脑电波测量和压力曲线。在执行训练阶段，治疗师要准确操作，仔细观察，指导鼓励，详细记录，分析评估，优化调整，让受训者尽快学到自我控制的能力，并将此能力转化到生活、学习和工作中。通过一个用肌电反馈治疗缓解癌症患者的疼痛的案例对整个流程进行了说明。

参考文献

[1] 杨文俊. 大脑生物反馈治疗 [J]. 临床神经电生理学杂志，2004 (04)：237 -238.

[2] 郑延平. 生物反馈的临床实践 [M]. 北京：高等教育出版社，2003.

[3] 杨菊贤. 生物反馈技术及其在心血管心身疾病的应用 [J]. 辽宁医学杂志，1999 (02)：61 -63.

第10章 ADHD

随着我国社会经济的快速发展，儿童和青少年精神心理疾病患病率也日趋递增，其中注意力缺陷及多动障碍（ADHD）具有代表性，且发病率较高。ADHD 的发病率高，虽无生命危险，但是给患儿本人、家庭、学校乃至社会带来诸多负面影响。因此，对 ADHD 患儿早发现、早诊断、早干预矫治极为重要。神经反馈治疗 ADHD 从 20 世纪 70 年代就开始了，取得了很好的效果，目前它是儿科医生推荐的治疗 ADHD 最有效的办法之一。本章介绍了 ADHD 的临床表现及治疗方法、ADHD 患者的脑电特征，以及目前治疗 ADHD 的神经反馈的训练思路和训练方法。最后提供一个 15 岁的 ADHD 患者通过神经反馈治疗来停服药物，提高学业的案例。

10.1 ADHD 的特征

ADHD 是一种常见于儿童的神经精神疾病。国内以前称此症为多动症，指与年龄不相符的注意力不集中、活动过度、情绪冲动和学习困难为特征的一类综合征，属于破坏性行为障碍，在儿童中常见。

许多国家进行过 ADHD 的流行病学调查，但有关报道资料之间的差异很大。英国报道儿童患病率为 1%；荷兰为 5% ~20%；美国为 3% ~5%；日本为 4%。按 DSM—IV 诊断标准，学龄儿童中患病率为 3% ~6%。我国 ADHD 流行病学调查地区很广，次数很多，所得数据的差异也很大，患病率为 3% ~10%。本症男童发病率明显高于女童，比例为 9∶1 ~4∶1。其差异的原因之一是男童更具有冲动和攻击行为，并且易伴随品行方面的问题，故更容易引起注意。ADHD 症状多在入学后出现，到了 9 岁尤为凸显，并且随着年龄增加儿童共患学习障碍和其他精神疾病的比率明显增加。

10.1.1 临床表现

1. 过度活动

许多孕期母亲反映这类儿童在腹内即好动，出生后属于“难养气质类型”，婴幼儿期就显得易兴奋、活动量大、多哭闹、睡眠差、喂食困难。幼儿园教师反映这类儿童不易睡午觉，到了学龄期在课堂上纪律差、扰人或话多，无法静心做作业，做事唐突冒失，发生意外伤害者亦多见。少数儿童课堂上睡觉或疲倦，属“觉醒不足型”。

2. 注意力不集中

注意力不集中是该症核心症状（图 10－1），儿童无法持续注意于一件事物，注意力极涣散，频繁东张西望，上课或做事时注意力极易被无关刺激吸引分散，无心听家长或老师讲话，经常答非所问，短时记忆和长时记忆受损，容易丢三落四，学习成绩差，作业和做事拖延。多数患儿家长因陪伴患儿做家庭作业困难而感到沮丧、愤怒，因此经常惩罚儿童，收效甚微。部分患儿对感兴趣的事物如电视或游戏机产生较强的兴趣和动机，集中注意力延长，但是不能因此排除 ADHD 或 ADD。

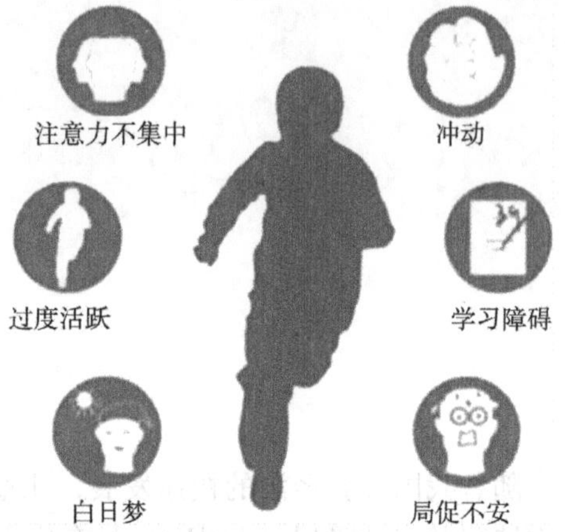

图 10－1 ADHD 的核心症状

3. 行为冲动

患儿易兴奋和冲动，尤其容易出现“人来疯”，好发脾气和攻击，行为不顾及后果，欺侮同学甚至伤害他人。其不遵守游戏规则，出现抢“风头”或抢夺玩具的现象。较难理解别人内心活动和表情，缺乏同情心，对外来刺激容易做出过激反应。因此，患儿在团体中易遭排斥，很难交知心朋友，或易与顽皮和学习差的儿童为伍。

4. 情绪问题及违拗对抗

ADHD 患儿多伴有情绪问题，如焦虑和烦躁，睡眠不宁，持续的自我评价不良，社会孤立导致消沉和对抗，因过激反应而与老师和同学发生冲突，进而对立违抗管教和团体规则，长期陷入不良情绪和人际冲突的“恶性循环”。

5. 学习困难

患儿多伴有学习成绩不良，小学三年级后尤为突显，并且大多数有语言理解或表达方面的问题，书写凌乱，计算困难，不交作业，抵触家庭作业；有些患儿可伴手眼协调困难、短时记忆障碍等，伴有典型学习障碍（Learning Disability，LD）者居多。临床检查常伴阳性神经系统软体症，如无法顺利完成指鼻实验、闭眼单腿独立等。

10.1.2 ADHD 的共病和发展

调查显示，60%～80%的患儿存在一种及以上的共患病，涉及儿童青少年的社会功能和社会行为，导致治疗效果降低，愈后不良。

儿童 ADHD 与其他方面行为问题的并发较多见。在发育和认知方面，可合并发育性语言障碍、发育性协调运动障碍及学习障碍（LD）；在精神行为方面，容易合并对立违抗性障碍（50% ~60%）、适应性障碍（30% ~60%）、焦虑障碍（25% ~40%）、心境障碍（15% ~75%）、反社会行为（如药物依赖、攻击和反社会人格障碍）；在躯体化方面，多合并抽动障碍（包括 Tourette 综合征，30% ~50%）和癫痫。有研究表明，ADHD 并阅读障碍比率为 8% ~39%；计算障碍为 12% ~30%；书写障碍为 12% ~27%。合并率为 30% ~50%，明显高于健康儿童的发病率，即 3 个被诊断为 ADHD 的患儿中至少 1 人并 LD。

10.1.3 儿童 ADHD 的并症

ADHD 患儿合并的早期语言问题多属于发育性语言障碍，或称为沟通障碍，尤其是表达性语言功能低下，幼儿期可能表现语言发育迟缓、单向言语、话题不着边际、喋喋不休、言语表述散乱等。此期间说话虽流利，但他们讲话时很少注意听对方讲话，只顾自己说自己的话或经常转换话题。ADHD 患儿的早期语言发育落后情况多在 4 岁左右会得以改善，到学龄期则容易出现语塞、口吃、说话偏少、语言表述困难、书面语言表达不利等情况。例如，很难有条理地叙述事物或个人经验，旁人一时很难听明白他们讲述的事情，但从他们日常会话上一般看不出特殊问题。学龄期 ADHD 患儿通过自我意识理解到自己语言表达有困难时，则会出现语塞、口吃、说话少等表现，合并 LD 的 ADHD 患儿更容易出现不良的自我意识。因此，这类患儿也容易导致焦虑性障碍、社交恐惧以及拒绝上学症（图 10 -2）。

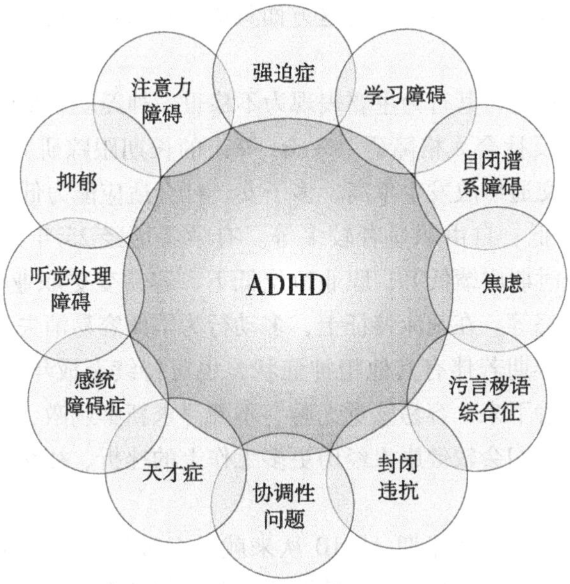

图 10 -2 ADHD 的并症

神经心理学研究发现，由于 ADHD 患儿注意力持续时间短暂，使信息记录困难，表现短时记忆损害；在感知层次上，ADHD 患儿往往伴有触觉辨别困难、执行功能缺陷、工作记忆和连续操作功能低下。ADHD 儿童的行动往往缺乏计划性和预测性，他们在学习和人际交往方面似乎很难做到“吃一堑，长一智”。

1. ADHD 患儿的青春期

多数 ADHD 患儿青春期以后因神经系统发育趋于成熟、体内性激素分泌开始旺盛而多动行为有所减少；冲动行为亦随大脑成熟而减轻，但注意缺陷、白日梦、注意力集中困难、认知功能偏异等仍可持续相当长时间，甚至可贯穿整个青春期乃至成年期。他们同时还伴有轻微的身高增长缓慢现象，这与药物使用无关，青春期后期恢复正常。

研究发现，那些认知功能较高的 ADHD 患儿的听觉反应能力会得到改善，从而借助所谓“旁侧通道”的建立来促进逻辑思维能力。但是，智力偏低的 ADHD 患儿缺乏有效的信息处理能力，其逻辑思维和推理能力的增长并不明显。ADHD 患儿对图形认知和视觉思维能力虽具有一定优势，但实际操作能力和认知上的弹性仍很差。

ADHD 患儿进入中学后学习更显吃力，伴随更明显的学习困难和厌学情绪。其原因是信号输入短暂、短时记忆困难、阅读理解能力低下，从而导致逻辑推理和抽象思维受限制。这种认知特点多从小学二年级后半学期开始，之后逐渐加重，并伴学校生活适应困难、厌学和逃学、人际关系紧张、攻击同学和老师、耐受性差，导致对立违抗性障碍（Oppositional Defiant Disorder，ODD）。

50% 的 ADHD 患儿具有发生意外事故的倾向，经历意外伤害的比例较健康儿童高 2 倍以上。他们当中伴品行障碍者居多，占 ADHD 的 30% ~ 50%，表现为打架斗殴、欺诈、偷盗、纵火、破坏财物、非法性行为、吸毒等。最近报道，这类儿童更容易成为网络成瘾者，并且更难于矫治，同时伴有明显的睡眠问题，如入睡困难、睡眠时间紊乱、睡眠减少等。未经干预者还容易发展为违法，迄今尚缺乏这方面具体的流行病学资料。

2. 成年 ADHD

ADHD 持续至成年期后，其行为主要表现为不稳重、神经质、易激惹、暴怒发作等，残留症状明显者可能具有反社会人格障碍。Weiss 等人的长期跟踪研究发现，与对照组比较，ADHD 组的学历偏低、交通事故发生率高、多子女、社会适应能力低、人格上幼稚、特殊行业或在大公司的就业率低、自由职业者较多等。有学者历经 25 年追踪调查，也发现患有 ADHD 的成年人在高校时期成绩低下、职业地位低下、容易变更职业，大多表现为神经质、难于静下心来做事、易怒等。在临床特征上，多动行为早期容易消失，但注意集中困难和冲动行为则持续多年。童年期若伴有其他精神症状，也可持续至成年期。患有 ADHD 的成年人共性特征为平时无法静下来，容易感觉无聊、不断寻求新鲜刺激、容易出现家庭危机、对他人情感判断迟钝等；他们会较健康人经历更多工作上的挫折、社交挫败、自卑、滥用物质及性格异常等。

事实上，迄今为止有许多成年期 ADHD 从来就没有被诊断过，特别是那些不伴有行为问题的患者。这些成人会感觉到自己有些情况不正常，但又不知道问题发生在哪里。以至于最近以来，在美国许多成年人自我诊断 ADHD，他们当中求医服药者急剧上升。成年人 ADHD 多伴焦虑障碍、神经症、药物滥用及反社会行为障碍等。儿童期 ADHD 若属于注意缺陷型，容易伴抑郁，童年期还可能伴反应依恋性障碍，但反社会行为少；多动 - 冲动型或混合型则易并药物依赖和破坏行为。1/4 的 ADHD 患者可发展为青春期和成人期的反社会行为。ADHD 患者中酒精依赖者占 68%，反社会人格障碍占 23%。成年人 ADHD 的情感障碍与抑郁症或双向性情感障碍不同，多属于情感变化大，自发或反应性情感高涨与低落，并持续数小时乃至数日，随着年龄增高情感高涨逐渐减少，而情绪低落持续增多。图 10 - 3 所示为 ADHD 在不同年龄阶段的主要症状。

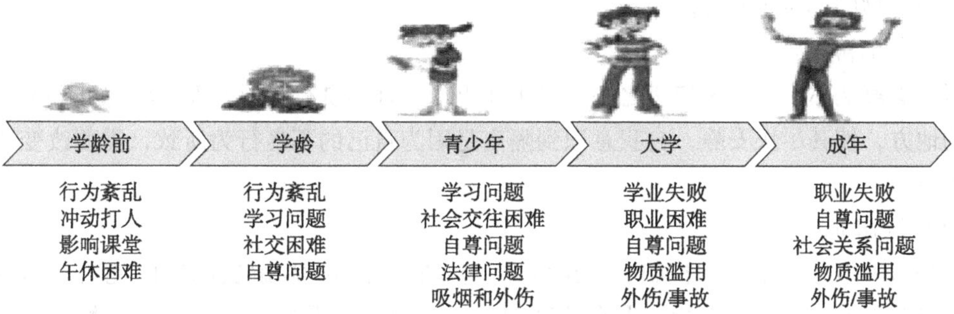

图 10 - 3 ADHD 的主要症状及发展

10.1.4 ADHD 治疗

ADHD 治疗应是个体化、长期化、各种疗法结合的过程。

1. 药物治疗

常用的药物有以下几种：

（1）中枢兴奋剂，即哌甲酯，又名利他林。目前，国内已使用起该药缓释片——哌甲酯控释片（专注达，Concerta），其血液饱和度持续时间较长，早晨服药一片，有效时间可持续 8 h 以上。常见不良反应可能有头痛、抽动、腹痛、失眠等，可随治疗时间的延长而适应和消失。

（2）选择性 NE 再摄取抑制剂，托莫西汀（择思达，Atomoxetine）胶囊是一种非中枢兴奋性药物，结构类似氟西汀，治疗 ADHD 疗效与哌甲酯相当，主要用于 7 岁以上患儿和成人患者。常见不良反应为食欲减退、消化不良、疲劳、眩晕等，可随治疗时间延长而减退和适应。该药物没有成瘾性，效应较哌甲酯更加缓慢平稳，停药不必逐渐减量。

（3）三环类抗抑郁药物，对中枢兴奋剂治疗效果不理想的 ADHD 患者，三环类抗抑郁药物仍不失为最常用的二线选用药物。常用的有盐酸米帕明、去甲米帕明，对伴有焦虑和抑郁的 ADHD 较适宜。米帕明的不良反应有轻度激动、嗜睡、口干、头晕、便秘、震颤及肌肉抽动等。

（4）去甲肾上腺素能受体激动剂，一般选用可乐定，该药起初用于抗高血压。偶有低血压、嗜睡、头痛及腹痛等不良反应。

目前，国内已很少使用苯异妥因（匹莫林）。

2. 行为治疗与指导

行为的治疗和指导包括对患者及其父母的行为矫正和指导。

（1）行为疗法

利用条件反射原理，在训练中合适行为出现时，就给予奖励，以求保持，并继续改进；当不合适行为出现时，就加以漠视，或暂时剥夺一些权利，以表示惩罚。实施该疗法前，必须确定患儿的某些行为是“靶向行为”，通过阳性强化法或消退法来强化或消除该“靶向行为”。一般结合奖惩原则，如代币制、活动奖赏及暂时隔离法效果较佳。此类训练由家庭、儿童门诊及学校三方面结合进行才能突出效果和稳固疗效。研究证明，药物结合行为矫治比单独应用药物的效果要好得多。

（2）暂时隔离法

暂时隔离法亦属于行为疗法之一。当患儿出现某种不良行为时，及时将患儿隔离到一个单独的地方，使其尽快安静，自我意识到隔离是因为自己的不良行为所致，需要改变这种不良行为。

（3）认知训练

训练 ADHD 患儿的自我控制、自我指导、多加思考和提高解决问题的能力。训练目的在于使患儿养成“三思而后行”及在活动中养成“停停、看看和听听”的习惯，以达到加强自我调节。

（4）疏泄疗法

让患儿将不满情绪或对事物的不满全讲出来，大人在旁边注意聆听并给予分析，对于正确的加以肯定，错的加以指导纠正，使患儿心情舒畅，能同家长融洽相处和相互合作。利用适当机会让患儿多做户外活动，使部分旺盛的精力宣泄出来，再回到课堂或做作业就会安静许多。

（5）父母和教师咨询

就诊患儿的父母几乎都处于不同程度的焦虑或失望中，有些教师也是如此，并对患儿形成不良的定式印象。因此，心理治疗也需要对双亲同时进行，并争得教师的理解与参与，效果会更好。需帮助父母认识到 ADHD 是一种病，改变将患儿当作“坏孩子，没救的”的看法，告知父母和教师一味的惩罚教育不但无效，甚至可能起反作用。重视良性的教育，以多理解和鼓励为主，鼓励患儿参加有规则的活动，按时作息，保证充足睡眠和合理营养。学校和家庭训练都要有始终如一的纪律要求。因此，可以时常组织小型家长学习班，由医师讲解有关 ADHD 的知识和特殊照管方法，家长也要相互交流育儿心得及各自看法，同时也能宣泄心中的愤懑，改正不良的教养态度与方法。

3. 神经反馈治疗

神经反馈在 20 世纪 80 年代就被逐步用在治疗 ADHD 方面，很多临床研究报告被发表。

2009 年，Dr. Martijn Arns，Sabine de Ridder，Ute Strehl，Marinus Breteler，Anton Coenen 在 *Clinical EEG and Neuroscience* 发表了 Meta 分析“Efficacy of Neurofeedback Treatment in ADHD：The Effects on Inattention，Impulsivity and Hyperactivity：A Meta - Analysis”。这个分析报告选取了已发表的可靠的临床研究报告，包含有对照组的报告和治疗前、后对比的研究报告，进行分析，得出结论：神经反馈对冲动性和注意力不集中具有显著的有效性，对过分活跃（Hyperactivity）有一般的有效性。

结合之前和之后已经发表的研究报告，美国儿科医生协会在 2012 年推荐神经反馈作为最有效的治疗多动症的办法，建议医生、家长优先考虑。

需要注意的是，每种治疗方法都有优点和缺点，没有一种治疗方法可以确保有效并且一直有效。多动症的治疗是长期的过程，父母要有心理准备，并经常观察、记录、评估孩子在情绪、社交及学习等各方面的情况，和医生、治疗师、老师及时沟通，调整治疗方案，选择适合孩子、家庭及学校的训练和治疗方案。

10.2 ADHD 的 qEEG

ADHD 的脑电图检测结果多显示具有阵发性或弥散性 θ 波活动增加，提示 ADHD 患儿有觉醒不足特点，而且还表现有慢波增加、α 波减少和平均频率下降等非特异性改变。觉醒不足属于大脑皮质抑制功能不足，从而诱发皮质下中枢活动释放，表现出多动行为。诱发电位实验发现 ADHD 患儿较普遍反应潜伏期延长和波幅降低，提示患儿脑发育成熟偏迟。按照 HBI qEEG 数据库，按照 qEEG 的特征，ADHD 可以划分成以下子类型。

类型Ⅰ：在脑前区和脑中区增加的 θ 波（4 ~ 8Hz），约占 30%；

类型Ⅱ：在脑前区和脑中区减少的 β 波（15 ~ 23Hz），约占 30%；

类型Ⅲ：在脑前区中线增加的 θ 波（4 ~ 8Hz），约占 4%；

类型Ⅳ：大脑皮层增加的高频 β 波（18 ~ 26Hz），约占 4%；

类型Ⅴ：大脑皮层增加的 α 波（8 ~ 12Hz），约占 16%。

10.2.1 类型Ⅰ和类型Ⅱ

类型Ⅰ：在脑前区和脑中区增加的 θ 波（4 ~ 8Hz），约占 30%；

类型Ⅱ：在脑前区和脑中区减少的 β 波（15 ~ 23Hz），约占 30%。

图 10 - 4 所示为一个患有类型Ⅰ和类型Ⅱ ADHD 的儿童的脑图。脑前区的 δ 波和 θ 波增强，β 波减弱。

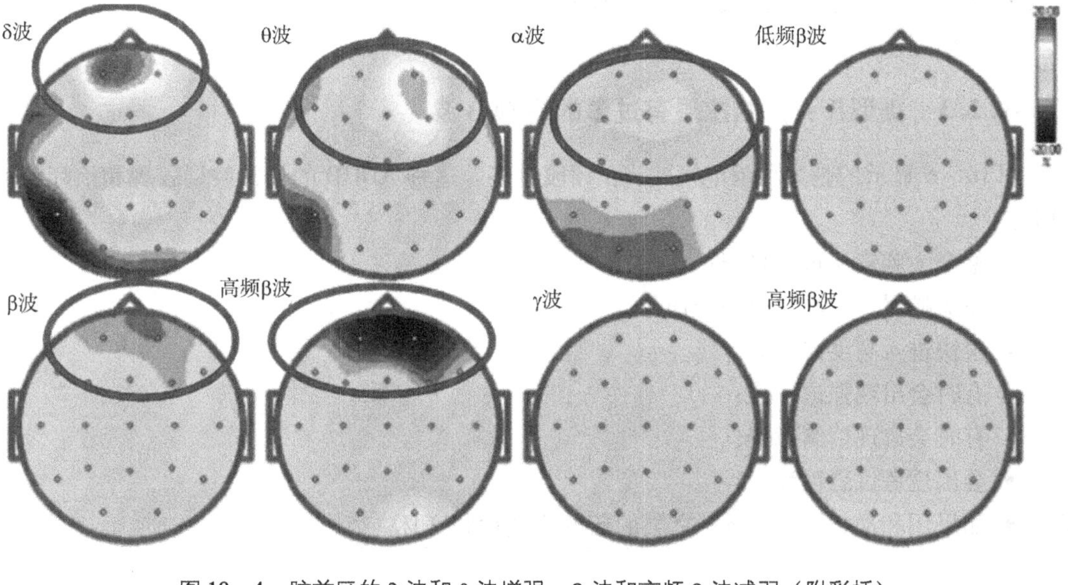

图 10 - 4 脑前区的 δ 波和 θ 波增强，β 波和高频 β 波减弱（附彩插）

日常典型表现如下：

- 经常走神，处于白日梦状态；
- 很难遵守规则；
- 化学介质多巴胺吸收有问题；
- 典型的 ADHD 类型。

10.2.2 类型Ⅲ：在脑前区中间位置增加的 θ 波

图 10－5 所示为 θ 波（6.95Hz）在 Fz、F4、Cz 处明显增强，在频谱图上很明显。

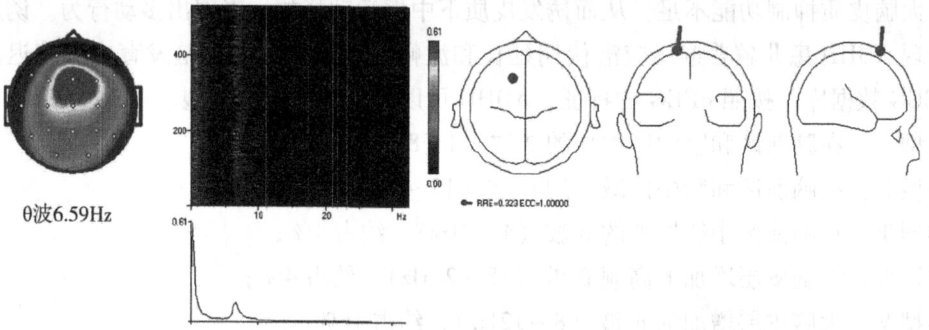

图 10－5 脑前区中间位置 θ 波增强（附彩插）

日常典型表现如下：

- 过分活跃的海马体；
- 过分活跃的情感系统；
- 记忆困难；
- 在压力下很容易激活战斗或逃跑模式；
- 和周围人相处有困难。

10.2.3 类型Ⅳ：大脑皮层有过多的高频 β 波

图 10－6 显示的是这种脑电模式，β 频段过多。这种 ADHD 的日常典型表现和治疗特征如下：

- 整个大脑皮层过于兴奋；
- 虎头蛇尾，很难完成一个任务；
- 很快进入高度兴奋期；
- 有时会出现强迫症状；
- 有时会出现情绪障碍；
- 会出现考试恐惧症；
- 如果用利他林（Ritalin）之类的药物会使症状变坏。

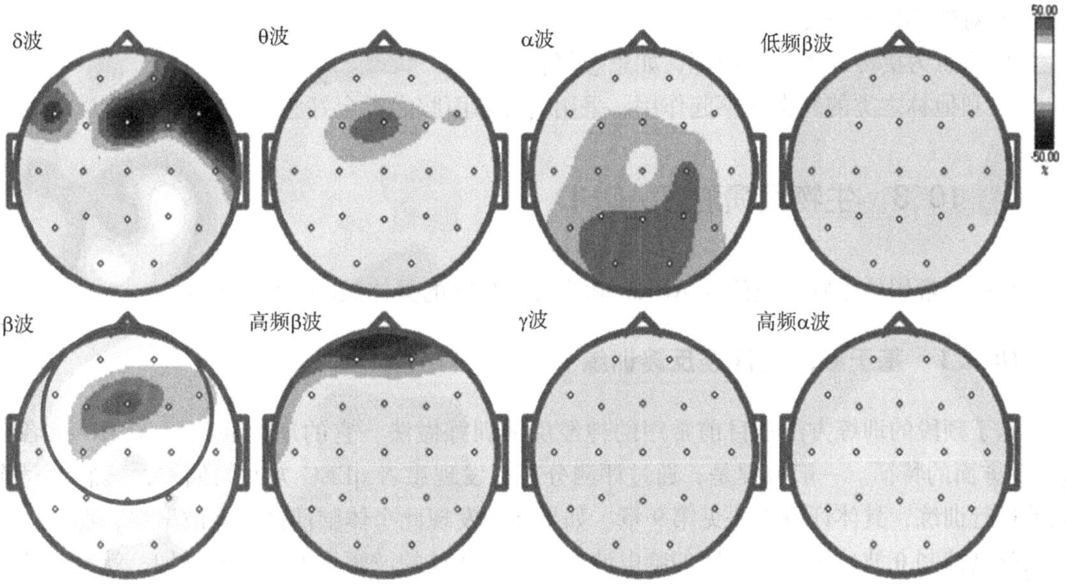

图 10-6 过度兴奋的大脑皮层（附彩插）

10.2.4 类型Ⅴ：大脑皮层有过多的 α 波（8 ~ 12Hz）

图 10-7 所示为类型Ⅴ，整个大脑皮层有过多的 α 波。

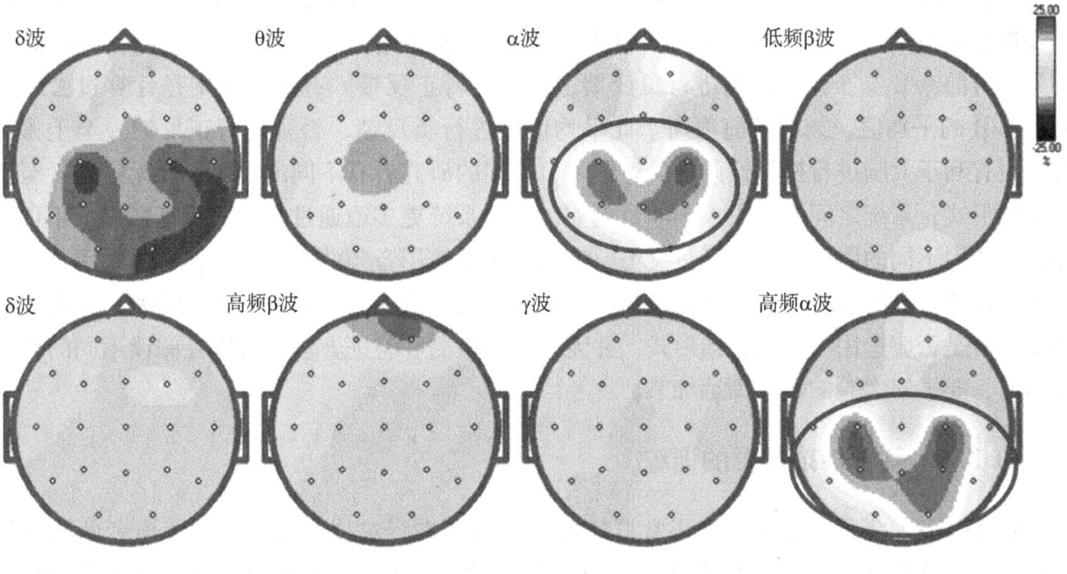

图 10-7 过多的 α 波（附彩插）

日常典型表现和治疗特征如下：

- 前脑处于空转状态；
- 消化功能减弱；

- 沉溺于自己的世界；
- 对外部世界缺乏关注；
- 注意力更多地关注于内部，如思想等；
- 利他林之类的兴奋剂不起作用，采用右旋苯丙胺之类会好些。

10.3 生物反馈治疗 ADHD

目前，常用的生物反馈治疗 ADHD 和改善其症状的具体做法有以下几种。

10.3.1 基于频段的神经反馈训练

基于频段的训练方法是目前常用的神经反馈训练做法，它的理论基础是 ADHD 患者在 qEEG 方面的特征。一般流程是，通过评测分析，发现患者 qEEG 方面的偏差，然后针对次偏差进行训练，具体评测方法见第 9 章。如果评测发现此个体脑前区的 θ 波增强，那么训练办法就是抑制 θ 波。采集脑前区的脑电波，监测其 θ 波的波幅，如果波幅增加，就给出负反馈，如图像变暗、声音变小等；如果波幅减小，就给出正反馈，如游戏加分、图像变清晰、声音变大等。

对于 ADHD 最常见的训练办法是降低在 Cz 位置的 θ 波与 β 波的比率，或在 C3 和 C4 位置设置双通道。很多临床研究实验对此种训练方法进行了研究，研究报告显示，此训练方法对儿童 ADHD 有显著的效果。

市场上销售的几乎所有神经反馈系统都支持基于频段的训练，只是各个系统的反馈算法和反馈形式不同。例如，同样的 θ/β 训练，有的系统会先采集基准值。在后续的训练中，如果实时的 θ/β 高于基准值则进行负反馈，否则进行正反馈。有的系统则是计算过去一段时间 θ/β 的平均值，如果当前值高于此平均值则进行负反馈，否则进行正反馈。至于哪种方式更有利于大脑进行操作性条件反射学习，不同的研究者有不同的看法，尚无定论。至于反馈的形式，系统之间也有很大不同。例如，有的系统更多地通过视觉的明暗来表示正负反馈，有的用不同的图形来表示正负反馈，有的更多地使用音频的声音大小，有的使用音频的播放和暂停，有的系统还支持触觉反馈。到底哪种反馈方式更有利于受训者学习，或者不同的受训者是否应选用不同的反馈形式，并无统一的检测和验证方法。所以在阅读不同的研究报告时，要了解实验的具体训练细节。

10.3.2 基于规范数据的训练

将 ADHD 患者的脑电数据和正常群体的脑电数据进行对比，实时地训练患者的脑电特征值，如训练 θ/β 比率向标准参考值靠近。具体的做法有 z - Score 训练和 LORETA 训练，详见第 5 章。基于规范数据的训练一定要评估参考的脑电数据库是否和被训的个体有良好的可对比性。目前，并没有针对中国人群的 qEEG 的权威数据库。

10.3.3 SCP 神经反馈训练

SCP 方法从被提出到现在，一直在被不同的临床研究进行实验验证。因为它的算法和训练过程被详细定义，各个研究报告有很强的可比性。它是目前为止被清晰定义、有严格的多中心、有对照组的研究报告支持的神经反馈训练方法。

最新的一个实验报告2017 年3 月于发表于 *Frontier in Human Neuroscience*，题目是“Neurofeedback of Slow Cortical Potentials in Children with Attention - Deficit/Hyperactivity Disorder：A Multicenter Randomized Trial Controlling for Unspecific Effects”。在此实验中共有 150 名7 ~9 岁被诊断为 ADHD 的儿童（82% 为男性）参与实验，实验由遍布于欧洲不同国家的医疗机构执行。这些儿童被随机分配到 25 次 SCP 反馈训练（NF）或冈上肌协调反馈（EMG）。主要的评估是治疗前和治疗结束后 4 周父母对 ADHD 核心症状评分相比。该实验的结果显示，两组儿童均出现 ADHD 核心症状减轻（NF 0.3，95% CI -0.42 ~ -0.18；EMG 0.13，95% CI -0.26 ~ -0.01）。NF 显示出优于 EMG 的显著优势（治疗差异 0.17，95% CI 0.02 ~0.3，$p = 0.02$）。仅在 NF 中观察到脑活动的成功自我调节。该实验的结论：基于主要的父母评定结果，NF 被证明优于半活性肌电图反馈治疗。基于特异性和非特异性影响，该研究支持 NF 在大量 ADHD 儿童样本中的可行性和有效性。

10.3.4 针对类型 IV 的生物反馈治疗

类型 IV 的 ADHD 大脑皮层处于过于兴奋的状态，日常表现出焦虑、强迫、恐惧等。所以通过生物反馈的放松疗法进行治疗，具体做法见第 8 章。

10.3.5 用 HEG 来增强前庭的执行力

研究显示，ADHD 患者的脑发育和脑功能存在异常。脑功能学研究表明，ADHD 患儿前额叶皮质局部血流量为低灌注，给其服用哌甲酯后基底核和中脑的血流量增加。近年来，关于 ADHD 大脑“额叶定向控制分析能力缺陷”学说受到关注，这些结果不仅由一系列神经心理学实验所证实，也在影像学检测中得到部分证实。神经心理学认为，一切感觉刺激和运动功能均在前额叶进行分析综合和调节，但前额叶发育较晚，这部分神经纤维髓鞘化过程较迟，直至青少年期髓鞘化才能完成，从而许多部位之间的联系也更为完善。这一点可作为 ADHD 患儿青少年期活动过度趋向减少的理由，因为前额叶某些部位的功能确实对维持注意、控制冲动、调节攻击方面起重要作用，因此最近认知研究提出 ADHD 存在“执行功能缺陷”和“工作记忆障碍”之说。

基于这些研究，激活前额叶就成为很多研究者和临床人员的尝试，一种成功的做法是前庭的 HEG 训练，来增加前额叶的活跃度（温度，Passive HEG）和前额叶的血氧含量（NIR HEG）。

研究表明，通过 10 次 HEG 训练，每次 30min，可以提高控制力，改善冲动性。在小样本集观察到，30 次的训练后，通过 SPECT 可观察到前庭供血的改善。

10.3.6 SCP 神经反馈和 θ/β 训练的对比

Ulrike Leins、Gabriella Goth、Thilo Hinterberger、Christoph Klinger、Nicola Rumpf、Ute Strehl 等研究者 2007 年在杂志《应用心理生理学和生物反馈》（Appl Psychophysiol Biofeedback，2007，32：73 - 88.）上发表研究报告“Neurofeedback for Children with ADHD：A Comparison of SCP and Theta/Beta Protocols”。此实验将 38 位 8 ~ 13 岁的儿童分成两组，分别进行 SCP 训练和基于 C3、C4 位置的 θ/β 降低训练。两组都进行 3 个阶段、每个阶段 10 次的训练，最后完成 30 次训练。通过训练前后的 DSM 诊断评估、IQ 测试、父母和教师的评估以及 EEG 的训练数据评估，两组儿童都能够通过训练有意识地调节皮质活动，改善注意力和 IQ。父母和老师报告了显著的行为和认知改善。治疗后 6 个月两组的临床疗效均保持稳定，各组在行为或认知结果上几乎没有差异。

10.3.7 组合训练

在实践中，治疗师经常将几种训练形式组合，以达到更快更好的效果。常用的做法如下：

（1）将 HEG 训练和神经反馈训练在一次训练中结合。

（2）在神经反馈训练中，增加几次生物反馈的放松训练。

10.4 案例

案例分析：John，男，15 岁，通过神经反馈治疗停止服用利他林（Ritalin），提高学习能力。

10.4.1 背景信息

John，男，15 岁，某重点初中一年级在读。在小学四年级时被确诊为 ADHD，并开始服药 Ritalin。四年级时留级一年，成绩有所改善，两年后进入此重点初中。现进入初中半年，成绩不理想，担心被重点初中淘汰，不得不转入普通初中。家长反映 John 的身体很难安静下来，脚总是在晃或抖，手总是在动或玩弄笔等东西，粗心大意，很难做出决定；对别人的表情和肢体语言很难理解，显得冷漠。有些老师反映，John 上课经常插话，而且会将话题引向和上课主题无关的讨论；有时会在课堂搞怪，扮演“小丑”的角色；理科的成绩好些，语言类学科的成绩基本上达不到要求。

10.4.2 治疗目标

经过和 John 及家长的沟通，确定以下的神经反馈训练目标：

（1）改善专注力，从而可以提高学习的效率。争取继续在重点初中的学业。

（2）停止服用专注达。

10.4.3 训练前的主客观评测

1. 神经反馈训练前的主观测评（图 10 - 8）

主观测评是根据问卷和脑功能分区，来分析各个脑区的功能情况，它是一个大脑的俯视图，在相应的区域用数值表示该区域的功能情况，选取 1 ~7 之间的一个值，该数值由客户的问卷计算得来。7 分为最差，1 分为最好，4 分为中间值（表示客户对脑功能情况基本满意）。得分越高，说明日常表现的功能越差。本案例表明，客户的前庭区域（控制和执行功能）以及前脑区（冲动性）需要改善。

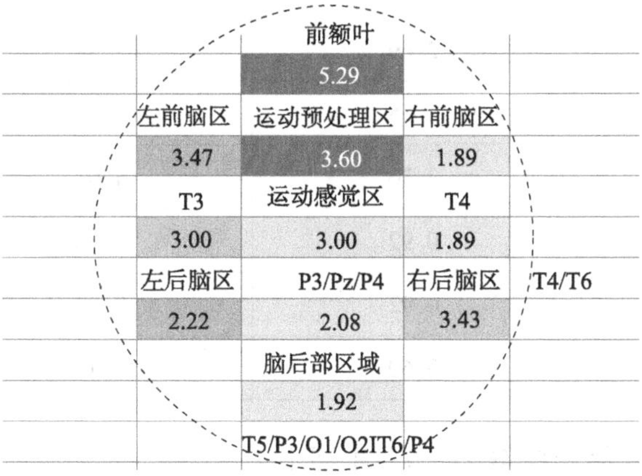

图 10 – 8 主观评测，按脑功能分区

2. 神经反馈训练前的客观测评——量化脑电波指标（表 10 –1）

表 10 –1 训练前的脑电特征值测量

脑电参数	测量值	正常值参考范围
注意力参数	2.69	1.8 ~2.2（儿童正常值为 2.4）
焦虑指数，脑中央区	0.55	0.45 ~0.55
注意力感统系统	3.76	≤3.0
大脑恢复能力	0.92	1.8 ~2.2
计划能力	0.92	≥1.0
焦虑指数，脑前区	0.60	0.45 ~0.55

10.4.4 神经反馈训练

1. 第一阶段（2016 年 8 月 19 日—9 月 20 日）

目标：提高大脑恢复能力，降低焦虑度。

训练频率：每周训练 2 次，每次训练 1h，共 8 次训练。

训练内容：增强脑中区的 SMR 波，抑制脑中区的低频波和高频 β 波，增强后枕部的 α 波。

服药：继续按原剂量服药。

效果：脑电波测量相关参数明显改善，焦虑指数和大脑恢复能力改善明显。

自主体察：无特殊变化。

父母观察：早晨可以自主起床，没有“起床气”。不再遗忘家庭作业，记忆力有改善，法语单词复习时准确率比以前高很多。

治疗师观察：在训练中无明显变化（表10－2）。

表10－2 第一阶段后的脑电波测量值对比

脑电参数	测量值（训练前）	测量值（训练后）	正常值参考范围
注意力参数	2.69	2.88	1.8～2.4
焦虑指数，脑中央区	0.55	0.49	0.45～0.55
注意力感统系统	3.76	4.01	≤3.0
大脑恢复能力	0.92	2.08	1.8～2.2
计划能力	0.92	0.92	≥1.0
焦虑指数，脑前区	0.60	0.47	0.45～0.55

2. 第二阶段（2016年9月21日—11月25日）

目标：改善注意力不集中的现象和过动症状。

训练频率：每周训练2次，每次训练1h，共16次训练。

训练内容：抑制脑中央区的低频波，增强脑前区的低频β波。

服药：继续按原剂量服药。

自我体察：数学成绩提高，得了史无前例的5.3分（满分为6分），英语、法语、德语的成绩也有明显提高。

父母观察：整个人变得比之前安静，写作业的速度也加快了。

治疗师观察：坐在椅子上时基本上不会无意识地抖手。

3. 第三阶段（2016年11月26日—2017年3月30日）

目标：改善过动症状，提高专注力，平复情绪。

训练频率：每周训练1次，每次训练1h，共14次训练。

训练内容：抑制脑中央区的低频波，增强脑前区的低频β波。

服药：继续按原剂量服药。

自主体察：没感觉到什么变化，但成绩提高了。

父母观察：写作业时发呆的时候少了，作业自主完成。成绩普遍提高了，不用担心他被退回到普通初中。

老师反馈：在课堂配合度高了，不再说无关的话题。

治疗师观察：每次来训练都很高兴。

4. 第四阶段（2017年3月31日—6月8日）

目标：改善注意力不集中的现象和过动症状，减少药量。

训练频率：每周训练1次，每次训练1h，共7次训练，采用辅助设备在家训练。

训练内容：抑制脑中央区的低频波，增强脑前区的低频β波。

服药：早晨服药，中午不再服药。

自主体察：没有觉察减药对自身的影响。

父母观察：能主动用辅助设备在家训练，作业自己独立完成，开始考虑要不要上高中。

治疗师观察：对自己有信心了，对学业更有动力。开始考虑也许努力一下，就会考上高中。

5. 第五阶段（2017 年 6 月 9 日—8 月 3 日）

目标：改善注意力不集中的现象和过动症状，停药。

训练频率：每周训练 1 次，每次训练 1h，共 8 次训练，采用辅助设备在家训练。

训练内容：抑制脑中央区的低频波，增强脑前区的低频 β 波。

服药：在暑假时完成停药，开学后没有服药。

自主体察：没有觉察减药对他的影响。

父母观察：暑期时停药没有特殊反应，暑期在家庭及亲戚家度假表现很好，变得合群。

治疗师观察：有耐心，可以较快地做决定。

6. 第六阶段（2017 年 9 月 1 日—10 月 15 日）

目标：巩固训练成果，逐步停止训练。

训练频率：每两周训练 1 次，每次训练 1h，共 6 次训练。

训练内容：抑制脑中央区的低频波，增强脑前区的低频 β 波。

服药：无。

自主体察：学习比较轻松，考虑上高中。

父母观察：状态轻松，会主动帮助别人。

老师反馈：这半年成绩提高很快，能很好地管理自己。

治疗师观察：对自己有信心，愿意表达自己的观点，对自己的将来有思考和初步规划。

10.4.5 结论

这是通过神经反馈治疗 ADHD 的成功案例。首先通过神经反馈提高大脑的恢复能力，再着重于注意力和专注力训练。待受训者在学校、家庭的表现获得明显改善后，开始逐步减少药量，直至停止所有的药物。停药的时机选在暑期，给受训者缓冲的时间。在完成训练目标后，减少训练的频次，逐步停止训练，为可能的反弹留下空间。总体训练次数 57 次，每次 1h，持续 14 个月。

在整个训练中，受训者的学习能力、学习效率在逐步提高，增强了他的信心，从开始担心不能在重点初中继续学习，到最后决定尝试考高中。他的焦虑度明显降低，在课堂上不再扮演“小丑”的角色，在日常交往中逐渐温和且乐于帮忙。在半年后的回访中得知，停止训练后，受训者的状态稳定，没有发现退步的状态。受训者的成绩达到高中的要求，可以进入高中学习（在当地只有大约 1/3 重点初中的学生进入高中学习，大多是进入职业学校学习）。受训者的父母对于受训者的情况很满意，特别是他可以在青春期前停药，让他们很欣慰。对于受训者可以进入高中学习，他的父母和他本人都很惊喜。受训者对自己更有信心了，他感觉到自己可以控制自己，可以掌控自己的生活。

本章小结

用神经反馈治疗 ADHD 在目前神经反馈治疗中被广泛研究和应用，被儿科医生、精神科医生、特殊教育学校的教师等广泛采用。本章介绍了 ADHD 的临床表现、ADHD 患者的脑电特征，以及相应的神经反馈的训练思路和训练方法，包括基于频段的训练、基于 qEEG 数据库的 z - Score 训练、SCP 训练、HEG 训练等。另外，生物反馈放松训练也被用于治疗高频 β 波过于活跃的患者。最后，通过一个 15 岁 ADHD 患者利用神经反馈来停服药物、提高学业的案例进行具体说明，包括训练前的测评、训练中脑电特征值的对比、各个训练阶段的训练目标、执行策略等。

参考文献

[1] 岳鑫鑫，王天姿，姚贵忠，等. 注意缺陷多动障碍共病阅读障碍的治疗方法研究进展 [J]. 中华精神科杂志，2019 (01)：98 - 101.

[2] 李艳苓，汤艳清，刘冰，等. 脑电诊断及脑电生物反馈治疗对注意缺陷多动障碍患儿的作用（英文）[J]. 中国临床康复，2005 (08)：236 - 237.

[3] Jennifer J Newson，Tara C Thiagarajan. EEG Frequency Bands in Psychiatric Disorders：A Review of Resting State Studies [J]. Frontier in Human Neuroscience，2019 (1).

[4] Susann Neurobiologische Grundlagen der Aufmerksamkeits (Hyperaktivitäts -) störung AD (H) S [R]. Schoresch Kompentenzzentrum für Neurofeedback.

[5] Ulrike Leins，Gabriella Goth，Thilo Hinterberger，et al. Neurofeedback for Children with ADHD：A Comparison of SCP and Theta/Beta Protocols [J]. Appl. Psychophysiol Biofeedback，2007 (32)：73 - 88.

第 11 章 抑郁症

抑郁症（Major Depression Disorder，MDD）是世界第四大疾病，预计到 2020 年将成为世界第二大疾病；同时，抑郁症的发病（和自杀事件）已开始出现低龄化（大学，乃至中小学生群体）趋势。对抑郁症的科普、防范、治疗工作亟待重视，抑郁症防治已成为全国精神卫生的工作重点。本章首先介绍了抑郁症患者的脑电波和其他生理特征；然后介绍了用生物反馈来干预抑郁症的一般方法；最后通过一个案例具体说明如何用生物反馈干预抑郁症。

11.1 抑郁症的特征

抑郁症又称为抑郁障碍，以显著而持久的心境低落为主要临床特征，是心境障碍的主要类型。临床可见心境低落与其处境不相称，情绪的消沉可以从闷闷不乐到悲痛欲绝，自卑抑郁，甚至悲观厌世，可有自杀企图或行为，甚至发生木僵；部分病例有明显的焦虑和运动性激越；严重者可出现幻觉、妄想等精神病性症状。每次发作持续至少 2 周以上，长者甚或数年，多数病例有反复发作的倾向，每次发作后症状大多数可以缓解，部分有残留症状或转为慢性。

世界上抑郁症患病率为 4.4%，大多数报道将我国抑郁症患病率确定为 3% ~5%。

30 年间，根据报告，抑郁症发病率暴增 10 ~20 倍，现在仍然呈上升趋势。但是，我国对抑郁症的医疗防治还处在识别率低的局面，地级市以上的医院对其识别率不足 20%，只有不到 10% 的患者接受了相关的药物治疗；同时，抑郁症的发病（自杀事件）已开始出现低龄化（大学，乃至中小学生群体）趋势。抑郁症防治已成为全国精神卫生工作的重点。

11.1.1 临床表现

抑郁症可以表现为单次或反复多次的抑郁发作，以下介绍抑郁症发作的典型症状（图 11 -1）。

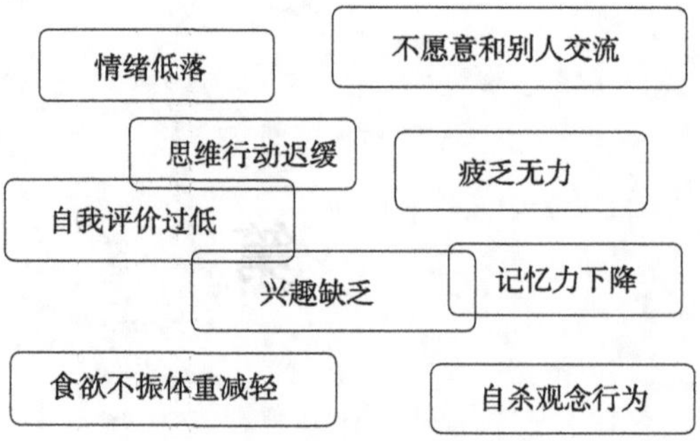

图 11－1　抑郁症的典型症状

1. 情绪低落

主要表现为显著而持久的情感低落，抑郁悲观。轻者闷闷不乐、无愉快感、兴趣减退；重者痛不欲生、悲观绝望，感觉度日如年、生不如死。患者的抑郁心境有晨重夜轻的节律变化。在心境低落的基础上，患者会出现自我评价降低，产生无用感、无望感、无助感和无价值感，常伴有自责自罪，严重者出现罪恶妄想和疑病妄想，部分患者可出现幻觉。

2. 思维迟缓

患者思维联想速度缓慢，反应迟钝，思路闭塞，自觉“脑子好像是生了锈的机器”“脑子像涂了一层胶水一样”。临床上可见主动言语减少，语速明显减慢，声音低沉，对答困难，严重者交流无法顺利进行。

3. 意志活动减退

患者意志活动呈显著持久的抑制。临床表现行为缓慢，生活被动、疏懒，不想做事，不愿和周围人接触交往，常独坐一旁，或整日卧床，闭门独居、疏远亲友、回避社交。严重时连吃、喝等生理需要和个人卫生都不顾，蓬头垢面、不修边幅，甚至发展为不语、不动、不食，称为“抑郁性木僵”。伴有焦虑的患者，有坐立不安、手指抓握、搓手顿足或踱来踱去等症状。症状严重的患者常伴有消极自杀的念头和行为。调查显示，我国每年有28.7万人死于自杀，其中63%有精神障碍，40%患有抑郁症。消极悲观的思想及自责自罪、缺乏自信心可萌发绝望的念头，认为“结束自己的生命是一种解脱”“自己活在世上是多余的人”，并会使自杀企图发展成自杀行为。这是抑郁症最危险的症状，应提高警惕。

4. 认知功能损害

研究认为抑郁症患者存在认知功能损害。主要表现为记忆力下降，注意力障碍，反应时间延长，警觉性增高，抽象思维能力差，学习困难，语言流畅性差，空间知觉、手眼协调及思维灵活性等能力减退。认知功能损害导致患者社会功能障碍，而且影响患者远期愈后。

5. 躯体症状

躯体症状主要有睡眠障碍、乏力、食欲减退、体重下降、便秘、身体某些部位的疼痛、性欲减退、阳痿、闭经等。躯体不适的体诉涉及各脏器，如恶心、呕吐、心慌、胸闷、出汗等。自主神经功能失调的症状也较常见。病前躯体疾病的主诉通常加重。睡眠障碍主要表现为早醒，一般比平时早醒 2 ~ 3h，醒后不能再入睡，这对抑郁发作具有特征性意义。有的患者表现为入睡困难，睡眠不深；少数患者表现为睡眠过多。患者的体重减轻与食欲减退不一定成比例，少数患者可出现食欲增强、体重增加。

11.1.2 治疗

抑郁症的治疗要达到 3 个目标：①提高临床治愈率，最大限度减少病残率和自杀率，关键在于彻底消除临床症状；②提高生存质量，恢复社交能力；③预防复发。

1. 治疗原则

（1）个体化治疗；

（2）剂量逐步递增，尽可能采用最小有效量，使不良反应减至最少，以提高服药依从性；

（3）足量足疗程治疗；

（4）尽可能单一用药，如疗效不佳可考虑转换治疗、增效治疗或联合治疗，但需要注意药物间的相互作用；

（5）治疗前知情告知；

（6）治疗期间密切观察病情变化和不良反应，并及时处理；

（7）可联合心理治疗增加疗效；

（8）积极治疗与抑郁症共病的其他躯体疾病、物质依赖、焦虑障碍等。

2. 药物治疗

药物治疗是中度以上抑郁发作的主要治疗措施。目前，临床上一线的抗抑郁药主要包括选择性 5 - 羟色胺再摄取抑制剂、5 - 羟色胺和去甲肾上腺素再摄取抑制剂、去甲肾上腺素和特异性 5 - 羟色胺能抗抑郁药等。传统的三环类、四环类抗抑郁药和单胺氧化酶抑制剂由于不良反应较大，应用明显减少。

3. 心理治疗

对有明显心理社会因素作用的抑郁发作患者，在药物治疗的同时也需要配合心理治疗。常用的心理治疗方法包括支持性心理治疗、认知行为治疗、人际治疗、婚姻和家庭治疗、精神动力学治疗等，其中认知行为治疗对抑郁发作的疗效已经得到公认。

4. 生物反馈治疗

生物反馈治疗近年来越来越多地被应用，主要适用于轻中度的抑郁发作。它增加了患者在治疗过程中的参与度，和药物、心理治疗相结合，取得了很好的效果。北京师范大学的赵鑫、周仁来等人采用 Hedges 提出的计算方法，对国内 11 篇关于生物反馈对抑郁症的干预研究进行元分析，深入系统地考察和验证生物反馈技术在抑郁症治疗中的效用。结果显示，国内关于生物反馈对抑郁症干预的 11 项研究的效果量介于 0.18 ~ 11.09，11 项研究的总效果量为 1.28，总效果量 95% 置信区间为 0.15 ~ 1.44，表明生物反馈技术是一种有效的干预抑郁症的手段和方法，值得临床推广应用。

5. 经颅磁刺激

近年来出现了一种新的物理治疗手段——经颅磁刺激（RTMS）治疗，主要适用于轻中度的抑郁发作。

11.2 抑郁症的 EEG 模式

与抑郁症相关的 EEG 特征研究积累了多项神经生理学发现，包括脑地形图、神经化学和脑电波频率的功能等。这些发现是进行神经反馈干预的理论基础。

11.2.1 闭眼的静息态脑电波对抑郁症的研究更有意义

对闭眼静息状态脑电波的研究提供了不受任何任务影响的模式，避免了视觉场景、指令和任务执行的混淆效果（能力执行任务和策略、有无动机、疲劳和焦虑与任务绩效相关联）。此外，休息状态允许评估“纯”自我相关的大脑活动。这些活动反映内部心理背景的自发处理（自上而下的处理），如随机情景记忆和相关图像、概念处理、独立于刺激的思想、自我反思、内在的“叙事”和“自传”。这些活动正是和抑郁症状相关的，基于这种逻辑，我们考虑在闭合眼睛静息状态 EEG 中的异常是抑郁症患者的核心特征。

11.2.2 抑郁症的 EEG 频率异质性

抑郁症和健康状况的 EEG 都是在多个频带（θ 波、δ 波、α 波和 β 波）的叠加，但是只有抑郁症患者的特征是 β 频率的 EEG 振荡占主导地位。虽然健康被试者也有 β 波振荡，但在静止状态条件下从未占主导地位。也就是说，尽管抑郁症患者和健康个体都显示特征大多相同的 EEG 振荡，但各个频段的百分比不同。一些研究表明，抑郁症患者的 β 波、α 波和额叶的 θ 波比例相对增加，而 δ 波和枕骨顶叶的 θ 波比例相对减少。

11.2.3 抑郁症的 EEG 空间异质性

1. α 波左、右侧额叶的不对称性

不同的研究表明，抑郁症患者的 θ 波、α 波和 β 波段的连接性增加，也就是大脑功能的连接性改变，从而导致了丘脑皮质综合征并伴有边缘系统活动过度和前额叶互动的减弱，打破了大脑不同系统之间的自治（低功能连接）和连通性的平衡（高功能连接）。

抑郁症患者左、右半球的不对称已被越来越多的研究证实（图 11－2）。抑郁症静息 EEG 振荡模式的左侧额叶相对右额叶较少。此外，青少年有自杀倾向、儿童和成人社交能力评分低、抑郁母亲的婴儿、害羞的个体、具有较高皮质醇水平的个体和具有较低自然杀伤细胞活动的个体都具有相同类型的额叶不对称性。总的来说，这些研究结果表明，额叶 α 波不对称性并不特定于抑郁症。然而，左侧比右侧正面活动相对较少的人具有心理、认知和精神免疫生理学的“对负面影响的脆弱性”。

似乎抑郁症增加了半球间的大脑不对称性并改变了从左侧的相对支配地位（这是人类

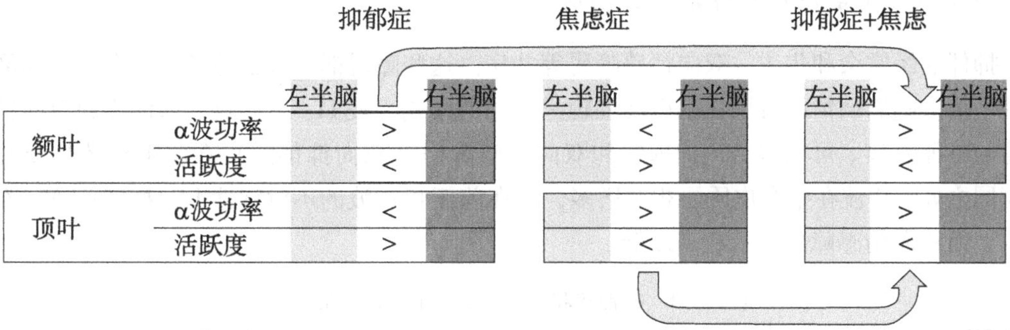

图 11 - 2　MDD、焦虑及抑郁和焦虑共病的脑电波异质性

特有，健康的主体表明右半球的 α 波活动比左半球更大）。

因此，一些研究者建议用下面的参数表达这一特征。

用 F 指数表示为

$$F 指数 = ((F4 - F3)/(F4 + F3)) \times 100$$

F 指数是表示额叶区域右侧的相对优势。

用 P 指数表示为

$$P 指数 = ((P4 - P3)/(P4 + P3)) \times 100$$

P 指数表示右侧在顶叶区域的相对优势。

2. 前后皮质枢纽的不对称性

汇总证据表明，抑郁症的特点是两个枢纽：前部和后部，具体地讲，是右额叶和左顶叶（枕叶皮层两极）被过度活化。

（1）前枢纽。在抑郁症中，更高的 θ 波和 α 波一致地表现在背外侧前额皮质（DLPFC）和颞区之间的长距离连接区域，更高的 β 波相干性表现在背外侧前额皮质层和颞区之间的长距离连接。另外，额叶皮质具有最大数量的 α 波和 β 波的短程功能连接及 θ 波振荡。

（2）后枢纽。顶叶皮层区域受抑郁症的影响最大。左顶叶增加的 β 波振荡表明，MDD 的患者可能已经处于过度觉醒。

左或右 PF 指数表示为

$$左或右\ PF\ 指数 = ((P - F)/(P + F)) \times 100$$

左或右 PF 指数表示左侧或右侧半球的顶叶区域和前额区的相对优势。

对小样本的研究表明，从低频 α 波段（8 ~ 10 Hz）的平均绝对振幅功率计算左或右 PF 指数，然后将指数绘制在坐标上，其中 *X* 轴为左 PF 指数，*Y* 轴为右 PF 指数。在 PF 指数坐标上，93% 的抑郁组患者和 86% 的缓解组患者被绘制在相同区域。这些显示其顶部至额叶优势的区域在右半球中比在左半球中更低，即左半球的差异性更大。

这些结果与以前对未接受药物治疗的抑郁症患者的研究一致。研究结果表明，半球间和半球内关系的偏差不仅存在于抑郁期，也存在于缓解期。因此，PF 指数坐标上描绘的半球间和半球内关系可用作重度抑郁症的特征标志物。

11.2.4 抑郁症及其并症的异质性

抑郁症经常会和焦虑、双向情感障碍等共病。这些障碍都打破了神经生理在功能和网络上的平衡。随着病情的发展，脑电波展现出不同的模式。表 11－1 反映了抑郁症和双向情感障碍的特征差异。可以看出，抑郁症和双向情感障碍（双向抑郁症）在脑电波的异质性上有相同之处：β 波在整个皮质层相对增多，但在前额叶 α 波的不对称性上，抑郁症显示左高右低，而双向情感障碍显示右高左低。

表 11－1 抑郁症和双相抑郁症的脑电特征差异

EEG 特征	位置	MDD	双向抑郁症
δ 波	整个皮质层	↓	↑
θ 波	整个皮质层		↑
	前额叶	↑	
	顶枕叶	↓	
α 波	整个皮质层	↑	↓
β 波	整个皮质层	↑	↑
同步	整个皮质层	↑	↑
左右半球对称性	前额叶 α 波	左 > 右	左 < 右

11.3 生物反馈对抑郁症的干预

11.3.1 神经反馈训练减弱 α 波的百分比

根据抑郁症患者整个大脑皮层 α 波百分比增加的特点由下式计算：

$$\alpha\text{ 波的比率}(\%) = \alpha\text{ 波的功率}/(\text{总功率} - \alpha\text{ 波的功率}) \times 100\%$$

可以通过单通道（皮层上单一位置）或多通道（皮层上不同位置）训练，目的是使此参数降低。可通过闭眼、音频反馈的方式进行。

11.3.2 神经反馈训练减弱 α 波的不对称性

针对抑郁症患者 α 波的不对称性，Rosenfeld（1997）开发了训练方法。此方法通过 2 通道的 EEG 采集实现，两个活动电极分别安装在 F3、F4 位置，参考电极安装在 Cz 位置，通过计算 α 波的波幅来计算 α 波的不对称性：

$$\alpha\text{ 波不对称性} = (F4 - F3)/(F3 + F4)$$

通过反馈使此控制参数的值增加（增加 F4，即右额叶的 α 波）。

这种训练方法被很多临床实验采用，取得了很好的效果，而且改善的左、右脑的不对称性可以长期保持。

11.3.3 神经反馈激活特定脑皮质层

从抑郁症患者的脑电模式可以发现，抑郁症患者的右半脑皮质层比左半脑活跃，所以产生“对负面情绪的敏感性”。一种训练思路是激活左半脑，具体做法是：通过 2 通道的 EEG 设备，活跃电极在 F3 和 Fp1 位置，通过奖励 15 ~ 18Hz（β 频段）20 ~ 22min，抑制 α 波和 θ 波，再奖励 12 ~ 15 Hz（β 频段）约 10min。Corydon Hammond 在 2005 年 8 月发表在 *Journal of Adult Development* 上的文章“Neurofeedback Treatment of Depression and Anxiety”说明了此训练方法的成功。

因为这个方法的简易性，所以在神经反馈训练中被广泛采用，并进行了调整，比如将 Fp1 用 F7 替换，将 2 通道训练改成单通道训练以适应一些单通道训练系统等，这些变化也取得了较好的效果。

11.3.4 HRV 训练

抑郁症患者经常表现出自主神经功能失调的症状，主要有睡眠障碍、乏力、食欲减退、体重下降、便秘、身体某些部位的疼痛、性欲减退、阳痿、闭经等。躯体不适的体诉可涉及各脏器，如恶心、呕吐、心慌、胸闷、出汗等。这样可以为自主神经功能调节发生作用的 HRV 训练自然被应用起来。已有研究报告表明，HRV 训练对治疗中度和重度抑郁症患者在减少焦虑、降低心率和增加心率变异性方面发挥了很好的辅助作用。

11.4 案例

本案例来自《赣南医学院学报》第 30 卷第 3 期（2010 年 6 月），“生物反馈结合心理治疗重度抑郁 1 例报告”，作者：华春兰，钟秋园，黄必清（赣州市第三人民医院，江西赣州，341000）。

11.4.1 病例

患者是一名女性退休教师，年龄 52 岁。主诉情绪低落，经常有无助感、自杀等消极念头出现。兴趣缺乏，有明显睡眠障碍，用抑郁自评量表（SDS）和症状自评量表（SCL－90）测试：SDS 得分为 73；SCL－90 抑郁因子分为 3.5，根据 CCMD－2. R 临床诊断为重度抑郁症。

11.4.2 治疗过程及方法

通过心理治疗和神经反馈相结合的方法进行治疗。

1. 神经反馈治疗

用 BBB. 1A 型脑电生物反馈仪（EEG）（广州润之杰医疗有限公司生产）对被试者持续进行 30 ~ 40 min 训练，并降低 α 波在整个脑电波中的比例。治疗结束后，再对其进行 30 ~ 40 min 的心理治疗。

2. 心理治疗

具体方法有支持疗法、认知领悟疗法、理性情绪疗法。

第一阶段：采用同情、安慰、支持、理解等方法与被试者建立良好的治疗关系，使其处于接受治疗的最佳心理状态。

第二阶段：对患者的重要家人、家庭背景及生活状况等进行深入了解，帮助患者深入分析个人问题的实质与根源。

第三阶段：运用理性情绪疗法的 ABC 理论，指出患者头脑中一些歪曲的、不合理的、消极的思想观念，帮助患者看到自己的优点，正确客观地评价自己。

11.4.3 结果

在本次治疗后 3 个月进行追踪测试，EEG 基线和抑郁状况与治疗前比较，结果如下：抑郁状况治疗开始时 SDS 得分为 73 分，SCL－90 抑郁因子得分为 3.5 分，为重度抑郁；治疗结束时 SDS 得分为 56 分，为轻度抑郁。

EEG 基线变化见表 11－2、表 11－3。

表 11－2 治疗前后变化

时间	EEG 测试数据	抑郁状况测试	被试者主诉表现
治疗开始时	4.45	重度抑郁	情绪低落，兴趣缺乏，睡眠障碍
治疗结束时	0.83	轻度抑郁	愉快经验增多，兴趣增加，睡眠安稳，社会适应性好

表 11－3 治疗后和后续跟踪变化

时间	EEG 测试数据	抑郁测试	抑郁状况
治疗结束	0.83	SDS 得分 43.56	轻度抑郁
3 个月后	0.91	SCL 抑郁因子 1.95	轻度抑郁

11.4.4 讨论

1. 生物反馈的优势

生物反馈与行为疗法都强调“强化”在治疗中的作用。行为疗法的强化是一种“被动强化”；而生物反馈的强化更注重患者的“自我强化”，是通过将患者的生理状况以视听信号反馈给本人，让其感受与体验训练治疗过程中自身生理、心理的变化情况，逐渐增强其控制调节自身生理、心理状态的能力。

2. 生物反馈的局限性

在生物反馈训练后，医患间也有交流，但是这种交流很难从心理根源上分析与诊断造成患者心理问题的根本原因。因此，生物反馈训练很难从根本上解决患者的心理问题。

3. 心理治疗的优势

本案例中，心理治疗的优势在于它能够弥补生物反馈的局限性。咨询者运用一定的心理理论、方法与技巧，与患者进行深层次的心理沟通与交流。

生物反馈结合心理治疗的最大优势在于从患者本身的动力机制出发，以训练学习与心理指导相结合的方式改变了患者的抑郁状态，并在治疗过程中，弥补了生物反馈仅从生理功能上治疗心理障碍与疾病的局限性。这样不仅能够从深层次的心理层面上改变患者的不良认知方式，还能增强患者调节与控制自我情绪的能力，提高战胜困难的勇气和决心。

总之，生物反馈训练可改善患者的抑郁状态，提高其对情绪的调节与控制能力。生物反馈结合心理治疗的方法可以改善患者抑郁心境，减少躯体症状及不适感，提高工作与生活兴趣。生物反馈结合心理治疗的方法可在一定程度上防止抑郁症的复发。

本章小结

抑郁症患者的脑电特征在闭眼状态更有典型性。目前已知的抑郁症的脑电模式有：抑郁症患者的 β 波、α 波和额叶的 θ 波比例相对增加，而 δ 波和枕骨顶叶的 θ 波比例相对减少。抑郁症患者的额叶 α 波有不对称性，前后皮质枢纽也有不对称性。抑郁症患者的神经自主调节能力差。基于此，可以用神经反馈和 HRV 等生物反馈训练进行干预。北京师范大学的赵鑫、周仁来等人对国内关于生物反馈对抑郁症的干预研究的元分析表明，生物反馈技术是一种有效干预抑郁症的手段和方法，值得临床推广应用。

参考文献

[1] Corydon Hammond D. Neurofeedback Treatment of Depression and Anxiety [J]. Journal of Adult Development, 2005 (11).

[2] Suzuki H, Mori T, Kimura M, et al. Quantitative EEG characteristics of the state of depressive phase and the state of remission in major depression [J]. Seishin Shinkeigaku Zasshi, 1996, 98 (6): 363.

[3] 邢志强，李玲，翟燕楠，等. 心率变异性生物反馈治疗对精神分裂症合并抑郁、焦虑症状的影响 [J]. 福建医药杂志，2018，40 (04)：125 - 127.

[4] 王优，张欣怡，赵久波，等. 抑郁症心率变异性研究进展 [J]. 中国神经精神疾病杂志，2017，43 (10)：634 - 637.

[5] 刘卿，周仁来. 焦虑症患者心率变异性研究的元分析 [J]. 北京师范大学学报（自然科学版)，2013，49 (05)：542 - 545.

[6] 赵鑫，周仁来. 生物反馈对抑郁症干预研究的元分析 [J]. 北京师范大学学报（自然科学版)，2012，48 (01)：101 - 104.

[7] 张苏范，毕希名，周燮生. 生物反馈 [M]. 北京：北京科学技术出版社，1987.

[8] 张文彩，阎克乐，路运青，等. 不同心理刺激诱发的交感和副交感神经活动的比较 [J]. 心理学报，2007，39 (2)：285 - 291.

[9] 周玉来，陆盛，宋国林，等. 放松训练对心率变异性的影响 [J]. 武警医学院学报，2001，20 (1)：70 - 72.

第12章 焦虑障碍

本章所指的焦虑障碍包括广泛性焦虑症（Generalized Anxiety Disorder，GAD）、强迫症（Obsessive - compulsive Disorder，OCD）、恐慌症（Panic Attack）、恐怖症（包括社交焦虑症、简单恐惧症及场所恐怖症）及创伤后应激反应障碍（Post - traumatic Stress Disorder，PTSD）。这些焦虑障碍有类似的脑电特征和生理特征，可以用相似的生物反馈训练方法进行干预。本章介绍了它们的生理特征及相应的训练方法，最后通过两个案例来具体说明，一个是用肌电（EMG）生物反馈治疗，另外一个是用神经反馈来治疗。

12.1 概述

焦虑障碍是一种由不安、忧虑和恐惧感所定义的常见精神疾病。虽然每个人都会出现焦虑，但患有焦虑症的人会不合理地感到不适当的焦虑。例如，一个普通人可能会在去看牙医之前感到焦虑，但患有焦虑症的人在每次离开家时都会感到焦虑。

12.1.1 焦虑障碍的特征

焦虑障碍是一系列疾病，其具体症状因焦虑障碍的类型而异。通常，焦虑障碍有下面的症状：

- 处于边缘或不安的感觉；
- 感到害怕或无能为力；
- 身体症状，如肌肉紧张、出汗或心悸；
- 一种厄运或迫在眉睫的危险感；
- 难以集中注意力或头脑空白；
- 易怒；
- 睡眠障碍。

12.1.2 焦虑障碍的类型

焦虑障碍包括以下疾病，如图 12－1 所示。

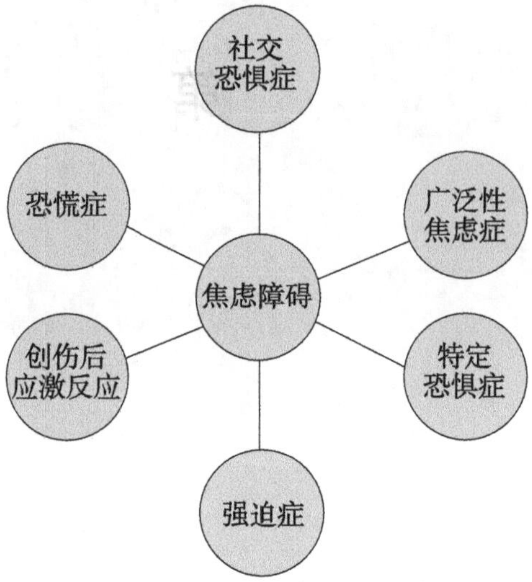

图 12－1 焦虑障碍的具体类型

1. 广泛性焦虑症（GAD）

广泛性焦虑症是一种慢性焦虑症，主要表现为以下几种症状：

（1）情绪症状。在没有明显诱因的情况下，患者经常出现与现实情境不符的过分担心、紧张害怕的现象，这种紧张害怕常常没有明确的对象和内容。患者感觉自己一直处于一种紧张不安、提心吊胆、恐惧、害怕、忧虑的内心体验中。

（2）植物神经症状。头晕、胸闷、心慌、呼吸急促、口干、尿频、尿急、出汗、震颤等躯体方面的症状。

（3）运动性不安。坐立不安，坐卧不宁，烦躁，很难静下心来。

2. 恐慌症（Panic Attack）

恐慌症可以理解为急性焦虑，在发作时患者体验到以下的情况：

（1）濒死感或失控感。在正常的日常生活中，患者几乎跟正常人一样。而一旦发作时（有的有特定触发情境，如封闭空间等），患者突然出现极度恐惧的心理，体验到濒死感或失控感。

（2）植物神经系统症状同时出现。如胸闷、心慌、呼吸困难、出汗、全身发抖等。

（3）一般持续几分钟到数小时。发作开始突然，发作时意识清楚。

（4）极易误诊。发作时患者往往拨打“120”急救电话，去看心内科的急诊。尽管患者看上去症状严重，但是，相关检查结果大多正常，因此往往诊断不明确。发作后患者仍极度恐惧，担心自身病情，往往辗转于各大医院各个科室做各种各样的检查，但不能确诊，既耽误了治疗也造成了医疗资源的浪费。

3. 强迫症

强迫症（OCD）属于焦虑障碍的一种类型，是一组以强迫思维和强迫行为为主要临床表现的神经精神疾病，其特点为有意识的强迫和反强迫并存，一些毫无意义、甚至违背自己意愿的想法或冲动反复困扰患者的日常生活。患者虽体验到这些想法或冲动是来源于自身并极力抵抗，但始终无法控制；二者的强烈冲突使其感到巨大的焦虑和痛苦，影响学习工作、人际交往甚至生活起居。

近年来，统计数据表示强迫症的发病率正在不断攀升，有研究显示普通人群中强迫症的终身患病率为1% ~2%，约2/3 的患者在25 岁前发病。世界卫生组织（WHO）所做的全球疾病调查中发现，强迫症已成为 15 ~44 岁中青年人群中造成疾病负担最重的 20 种疾病之一。

强迫症的症状主要可归纳为强迫思维和强迫行为。强迫思维又可以分为强迫观念、强迫情绪及强迫意向。其内容多种多样，如反复怀疑门窗是否关紧，碰到脏东西会不会得病，太阳为什么从东边升起而从西边落下，站在阳台上就有往下跳的冲动等。强迫行为往往是为了减轻强迫思维产生的焦虑而不得不采取的行动，患者明知是不合理的，但不得不做。例如，患者有怀疑门窗是否关紧的想法，相应地就会去反复检查门窗以确保安全；碰到脏东西怕得病的患者就会反复洗手以保持干净。一些病程迁延的患者由于经常重复某些动作，久而久之形成了某种程式。例如，洗手时一定要从指尖开始洗，连续不断地洗到手腕，如果顺序反了或是中间被打断了就要重新开始洗，为此经常耗费大量时间，痛苦不堪。

4. 创伤后应激障碍

创伤后应激障碍（PTSD）是指个体经历、目睹或遭遇到一个或多个涉及自身或他人的实际死亡，或受到死亡的威胁，或严重的受伤，或躯体完整性受到威胁后，所导致的个体延迟出现和持续存在的精神障碍。PTSD 的发病率报道不一，女性比男性更易发展为PTSD。

PTSD 的核心症状有 3 组，即创伤性再体验症状、回避和麻木类症状、警觉性增高症状。但儿童与成人的临床表现不完全相同，且有些症状是儿童所特有的。

1）创伤性再体验症状

主要表现为患者的思维、记忆或梦中反复、不自主地涌现与创伤有关的情境或内容，也可出现严重的触景生情反应，甚至感觉创伤性事件好像再次发生一样。

2）回避和麻木类症状

主要表现为患者长期或持续性地极力回避与创伤经历有关的事件或情境，拒绝参加有关的活动，回避创伤的地点或与创伤有关的人或事，有些患者甚至出现选择性遗忘，不能回忆起与创伤有关的事件细节。

3）警觉性增高症状

主要表现为过度警觉、惊跳反应增强，可伴有注意力不集中、激惹性增高及焦虑情绪。

4）其他症状

有些患者还可表现出滥用成瘾物质、攻击性行为、自伤或自杀行为等，这些行为往往是患者心理行为应对方式的表现。同时，抑郁症状也是很多 PTSD 患者常见的伴随症状。

5. 恐怖症

恐怖症是以恐怖症状为主要临床表现的一种神经症。患者对某些特定的对象或处境产生强烈和不必要的恐惧情绪，而且伴有明显的焦虑及自主神经症状，并主动采取回避的方式来解除这种不安。患者明知恐惧情绪不合理、不必要，但却无法控制，以致影响其正常活动。恐惧的对象可以是单一的或多种类的，如动物、广场、闭室、登高或社交活动等。本病以青年期与老年期发病者居多，女性更多见。国外报道一般人口中的患病率为6%（1983），我国各地调查患病率的平均值为0.59%（1982）。

1）社交恐怖症（也称为社交焦虑症）

主要是在社交场合下几乎不可控制地诱发即刻的焦虑发作，并对社交性场景持久的、明显的害怕和回避。具体表现为患者害怕在有人的场合或被人注意的场合出现表情尴尬、发抖、脸红、出汗或行为笨拙、手足无措，怕引起别人的注意。因此回避诱发焦虑的社交场景，不敢在餐馆与别人对坐吃饭，害怕与人近距离相处，尤其回避与别人谈话。赤面恐怖是较常见的一种，患者只要在公共场合就感到害羞脸红、局促不安、尴尬、笨拙、迟钝，怕成为人们耻笑的对象。有的患者害怕看别人的眼睛，怕跟别人的视线相遇，称为对视恐怖。

2）特定恐怖症（也称为简单恐惧症）

特定恐怖症是对某一特定物体特定的、不合理的害怕或厌恶，儿童时期多发。典型的特定恐怖是害怕动物（如蜘蛛、蛇）、自然环境（如风暴）、血、注射或高度特定的情境（如高处、密闭空间、飞行），患者会因此而产生回避行为。

3）场所恐怖症

场所恐怖症表现为不仅害怕开放的空间，而且也担心在人群聚集的地方难以很快离去，或因无法求援而感到焦虑，因此患者常回避这些情境，或需要家人、亲友陪同。

12.1.3 焦虑障碍的治疗

焦虑障碍的各个疾病有共性，又有其特殊性，其治疗方法有药物治疗、心理治疗、生物反馈治疗、经颅磁刺激、经颅电刺激、放松治疗等，经常结合使用几种方法。一般来说，药物治疗、生物反馈、经颅磁刺激、经颅电刺激、放松治疗等方法是治标，心理治疗是治本。

12.2 焦虑障碍的生理特征

由焦虑引起的生理特征，对于生物反馈而言，我们关心的是非侵入式传感器可获得的生理指标，是进行生物反馈干预的基础。这里列出一些最新的发现。

12.2.1 β波活动较高

Peter Van Deusen在2016年提出了热颞叶（hot temporal lobe）模式：具有焦虑、恐惧、不安全感、恐慌等症状的个体通常有过分活跃的额颞叶，其颞叶T3和T4处的β波（15～23Hz）和高频β波（23～38Hz）的功率占此位置脑电波总体功率的比率要超过健康个体。这是因为焦虑患者有过度兴奋的杏仁体，过度激活的杏仁体会在颞叶的脑电波中表现出来。按照Deusen的临床经验，他指出焦虑患者和有焦虑症状的人在T3和T4位置的β波比率会超过17%，高频β波的比率会超过10%。他的观点被543位16～59岁患者的样本集验证。

此实验报告 2018 年发表于葡萄牙的医学刊物 *Dementia & Neuropsychologia*。表 12 – 1 列出了此报告中发表的部分数据，在 T4 点的数据，其 β 波比率升高在有焦虑、恐惧、不安全感、恐慌症状的人群中存在显著性和特异性。

表 12 – 1　左颞叶（T3 位置）的 β 波（15 ~ 23 Hz）的百分比和症状的关系

对照组（小于 17%）　　过热的颞叶（大于 17%）

项目		B	比率/%	N	比率/%		
总样本数		274	100.0	269	100.0		
焦虑	Y	31	11.3	239	88.8	p②	<0.001①
	N	243	88.7	30	11.2		
恐惧	Y	12	4.4	227	84.4	p②	<0.001①
	N	262	95.6	42	15.6		
不安全感	Y	63	23.0	219	81.4	p②	<0.001①
	N	211	77.0	50	18.6		
恐慌	Y	7	2.6	195	72.5	p②	<0.001①
	N	267	97.4	74	27.5		
特定恐惧症	Y	3	1.1	61	22.7	p②	<0.001①
	N	271	98.9	208	77.3		

注：①显著性差异；②皮尔逊卡方检验。

12.2.2　α 波不对称性

2009 年 Kropotov 等人以及 2011 年 KroFurthermore 和 Moscovitch 等人发现，焦虑障碍的患者也具有前额叶的 α 波不对称性，与抑郁症病人相反，焦虑障碍患者左半脑的 α 波要低于右半脑。在顶枕叶，焦虑患者的 α 波在左半脑要高于右半脑，如图 12 – 2 所示。

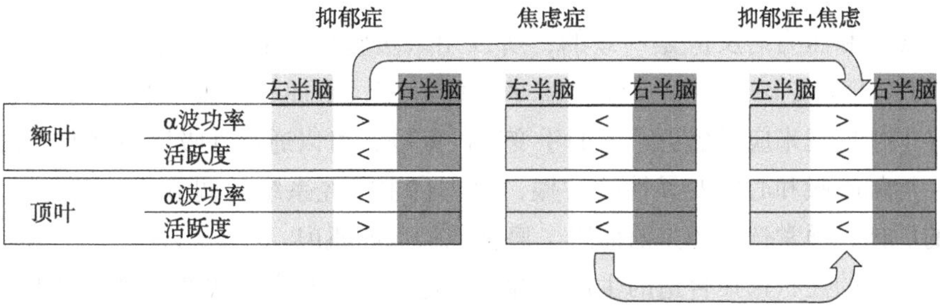

图 12 – 2　抑郁、焦虑症的脑电模式对比

12.2.3　OCD 患者在左颞叶存在过多的 δ 波

小样本的 OCD 对比研究发现，OCD 患者在左颞叶（T3，T5）有过多的 δ 波。此研究包括 OCD（无药物和抑郁）的未治疗患者（$n=22$）和健康对照（$n=20$）qEEG，包括以 Cz 为参考的持续时长为 30min 的闭眼录音。频带定义如下：δ 波（0.5 ~ 3.0Hz），θ 波（3.5 ~

8.0Hz)，α 波（8.5~12Hz），β 波（12.5~30Hz）。评估半球不对称性和区域差异（额叶 F3，F4，F7，F8；颞叶 T3，T4，T5，T6；顶叶 P3，P4）。

12.2.4 焦虑障碍的其他生理指标

当一个人变得焦虑时，可以发生下面的生理指标变化：

- 心率增加；
- 手变冷和湿冷；
- 快速浅表呼吸；
- 皮肤温度；
- 肌肉紧张。

12.3 生物反馈治疗焦虑障碍

生物反馈治疗焦虑障碍已经是公认的有效手段，国外和国内都有很多临床报告发表。以下是其中的一例：湖北省洪湖市人民医院神经内科医生熊兵分析了其医院神经内科自 2011 年 5 月到 2013 年 4 月收治的 50 例焦虑性神经症患者的临床资料。结果治疗后本组患者的 θ 及 α 波功率值明显比治疗前多，β 波功率值明显比治疗前少，四项脑电波功率比值相比差异均有统计学意义（$P<0.01$）；治疗后 SCL-90 量表中的躯体化、敌对、恐惧等指标水平比治疗前明显降低，差异有统计学意义（$P<0.01$）；治疗后本组患者的 HAMA、HMMD、PSQI 评分均明显比治疗前低，治疗前后相比差异有统计学意义（$P<0.05$）。该研究的结论是，脑电生物反馈治疗焦虑性神经症的疗效良好，值得临床推广。不同的研究报告针对的人群所采取的具体生物反馈的方法也不同。从目前发表的报告中，可以总结出目前成熟的用生物反馈治疗焦虑的常用方法。

12.3.1 生物反馈放松疗法

身体对焦虑和压力的反应是一致的，所以用来缓解压力的放松训练同样适用于缓解焦虑。可以通过 ECG 或 BVP 生物反馈训练来减缓心率，增加心率变异性；可以通过手的温度、手的导电性反馈来应对焦虑产生的手变冷的问题；可以通过呼吸反馈来改善快速的浅表呼吸模式，增加呼吸和心率变异性的共振，改善自主神经系统的调节；可以通过 EMS 训练放松紧张的肌肉，通常选用的是前额肌、肩膀或颈部的肌肉。

可根据患者的症状选择合适的生理指标，或通过压力曲线测试来发现可用于训练的生理指标，几种生理指标可以结合使用。

12.3.2 α、α/θ 训练

因为焦虑的显著特征是过多的 β 波活动，所以常用的神经反馈训练方法就是增加 α 波或 α 波和 θ 波，从而使患者体验平静，降低思维的活跃度。

其中，α/θ 训练在 20 世纪 90 年代应用于从越南战场回来的退伍军人，他们有与战斗相关的创伤后应激障碍（PTSD）和酒精滥用等症状，训练取得了很好的效果。

12.3.3　α 波不对称性训练

如果在脑电波分析中发现 α 波不对称模式，可以对此进行训练。Rosenfeld（1997）开发了此方法来针对抑郁症患者的 α 波的不对称性，同样可以用于焦虑的 α 波不对称性。此方法通过 2 通道的 EEG 采集实现，两个活动电极安装在 F3、F4 位置，参考电极在 Cz 位置，计算 α 波的波幅，通过下式计算 α 波的不对称性：

$$\alpha \text{波不对称性} = (F4 - F3)/(F3 + F4)$$

通过反馈使此控制参数的值降低（增加 F3 位置、左额叶的 α 波）。

这种方法在抑郁症的治疗方面应用更加广泛。2013 年，北京宣武医院选取符合 DSM－Ⅳ中广泛性焦虑诊断标准的女性患者 26 名，将其随机分为两组：一组为左顶叶 α 波训练组；另一组为右顶叶 α 波训练组。所有患者入组前均需进行状态－特质焦虑量表（STAI，包括 STAI－S 和 STAI－T）、贝克抑郁量表（Beck Depression Inventory，BDI）和失眠严重程度指数（Insomnia Severity Index，ISI）评分以评定其焦虑症状严重程度、抑郁症状严重程度以及失眠症状严重程度。入组后的两组患者在进行基线测试之后分别进行训练，每 3 天训练一次，每次训练 40min，共训练 10 次。治疗两周时以及治疗结束时再次进行 STAI、BDI、ISI 量表评分以评定治疗效果。

治疗的结果：左顶叶 α 波训练组治疗前、治疗两周时、治疗结束时的 STAI－S、ISI 评分比较有显著差异；而三个不同时间的 STAI－T、BDI－Ⅱ评分比较无显著差异。右顶叶 α 波训练组三个不同时间的 STAI－S、STAI－T、BDI－Ⅱ、ISI 评分比较均有显著性差异。左顶叶 α 波训练组与右顶叶 α 波训练组组间比较无统计学差异。

实验的结论：以顶叶 α 波为训练参数的脑电生物反馈技术能够明显改善女性广泛性焦虑患者的焦虑状态和失眠症状，而以右顶叶 α 波为训练参数的脑电生物反馈技术还能够明显改善女性广泛性焦虑患者的焦虑特质和抑郁症状。

12.3.4　神经反馈和外围生物反馈结合

神经反馈和生物反馈结合在实践中经常使用，一般有两种做法。

（1）在此训练中，进行一段生物反馈，再进行一段神经反馈。一种常用的做法是，先用生物反馈让受训者进入放松的状态，比如先进行皮肤温度反馈，再进行神经反馈以及通过 α/θ 训练让受训者进入有意识和无意识之间状态的切换。

（2）将脑电信号和其他生物反馈信息结合，在一次训练中既有对脑电信号，又有对其他生物反馈信号的反馈。比如可以同时采集脑电信号和肌电信号，让受训者在增加 α 波的同时降低肌肉的紧张度。

12.3.5　生物反馈暴露疗法

对于恐怖症和 PTSD，一种有效的办法是生物反馈暴露疗法。生物反馈暴露疗法让受训者在生物反馈治疗过程中逐步去面对焦虑源，同时努力保持生理指标在合理范围内，通过反复练习，克服自己的恐惧和焦虑。

与一般的暴露疗法相比，生物反馈的反馈方式容易让用户逐步地去面对焦虑源，比如通过图像、声音、视频等。在此过程中治疗师要有耐心，逐步地展现完整的焦虑源或创伤，受训者在此过程中可以逐步建立起信心。

与一般的暴露疗法相比，生物反馈可以及时让受训者看到自己的生理指标，体察到身体的变化，看到自己的进步，使控制和学习更有针对性，使受训者更主动地参与。

12.4 案例

12.4.1 EMS 反馈治疗焦虑

这是一例用前额肌电反馈治疗焦虑和惊恐发作的案例。

1. 病例

女性，38 岁，小学教师，头痛、头晕、失眠、心烦意乱 10 多年。阵发性心悸、气促、惊恐，反复发作已经一年有余。求助者主诉性急，气躁，容易激动，有一点事就会心烦意乱，甚至头晕、头痛，很少有心情安稳平静的时候。其热心教育工作，但是因为缺少耐心，常为小事发火，事后悔疚，学生和家长也有意见。没有安全感，时时刻刻都感觉提心吊胆，总担心有什么不幸会来临，经常失眠多梦。家人反映求助者脾气大，整日双眉紧锁，坐立不安，常诉胸痛，在医院经多种检查，排除了心脏问题，诊断为神经衰弱，服用药物但病情未见好转。一年前，在上班途中突然感觉呼吸困难，心慌心悸，感到极度恐惧，于是大声尖叫，浑身战栗，大汗淋漓，持续十多分钟后身体逐渐瘫软。此后有多次类似情况发生，每次持续十多分钟，程度比首次发作较轻，多为突然感觉心悸胸闷，出现窒息感和自我失控感。

2. 治疗

经协商，求助者接受肌电反馈治疗。

1）第一次治疗

在向求助者介绍肌电反馈仪的性能后，首先将电极安放在她的手臂上，让她用力和放松，然后观察反馈仪上指针的变化。通过反复练习，她对治疗仪器产生了兴趣，激发了她接受反馈训练的兴趣，然后咨询师将电极改放在求助者的额头，此时肌电持续在 15μV 左右的电压波动。咨询师告诉她这个数字意味着她目前处于一种极度紧张焦虑的状态，通过学习放松，这个状态是可以改变的；当额部肌电降低后，她将会感觉到轻松和平静。

第一次治疗结束后，布置家庭作业让求助者练习放松，仔细体会紧张。放松的练习程序如下：先咬紧牙关，然后放松，反复练习，仔细体会紧张和放松的主观感觉，然后练习皱眉再舒展，仔细体会两者的不同感受。

2）第二次治疗

进入休息室休息 5min 后，再将电极安放在前额，测量肌电水平。求助者 1min 内平均额部肌电为 13.86μV。咨询师将阈值设为 13μV，用语言引导求助者闭目放松。结束时，求助者能将肌电控制在 13μV 以下。家庭作业要求求助者自己体会，结合咨询师的指导在家里练习放松。

3）第三次治疗

稍事休息后，测量额部的肌电水平为 13.5μV，设置阈值为 11.5μV，训练成功。家庭作业同前。

3. 后续及效果

经过每日一次，连续治疗 4 天后，求助者感觉到焦虑有所缓解，在药物的帮助下，每天可维持 6 ~7h 的睡眠。为了巩固成绩，反馈治疗改为 2 ~3 天一次，其余时间在家里反复练习。在近一个月的治疗中，求助者未有惊恐发作，焦虑症状有很大缓解。为了巩固疗效，求助者每周仍做一次反馈治疗，持续 3 个月。

12.4.2 神经反馈治疗焦虑

这是用神经反馈治疗两位患者的案例。

1. 病例

第一名患者是一名 28 岁的单身男性，具有较高的社会地位。主诉紧张、焦虑，攻击性行为，恐惧症，强迫症，反思性思维和低自信心。该患者报告了 10 年内出现的焦虑症状。

第二名患者是一名 20 岁的单身女性，社会地位较高，主诉包括焦虑，攻击性，紧张，反思，对他人言语高度敏感，经常感到担忧和紧张。

2. 治疗

这两位患者以前的治疗包括精神药理学干预，症状没有明显缓解。咨询师向患者推荐了脑电反馈训练，神经反馈治疗进行 10 周，每周为每位患者进行 3 次 50min 的神经反馈治疗。

1）测量分析

在第一次治疗开始之前，需要对不同脑区域的 EEG 进行测量，包括中央区域（Cz、C3 和 C4）、前区域（Fz，F3 和 F4）和顶叶区域（Pz）。一个电极连接到头部，两个电极连接到耳垂，进行 EEG 测量。EEG 在 δ 波（1 ~4 Hz）、θ 波（4 ~8 Hz）、α 波（8 ~12 Hz）、SMR（12 ~15 Hz）、β 波（15 ~18 Hz）和 β_2 波（20 ~33Hz）6 个不同频段中进行。结果显示，与正常人相比，大脑中顶叶（Pz）的 α 波和中脑前额（Fz）的 β 波较低。这些与正常状态的偏差导致焦虑、不安，缺乏注意力和睡眠障碍。患者的中央、额叶和顶叶脑区域 β_2 波（20 ~33Hz）过高。大脑中这种波的高振幅是焦虑和不安的指标。基于这些观察，我们在 Fz 增强 β 波（15 ~18Hz）并在 Pz 增强了 α 波。考虑到两个区域的 β_2 波（20 ~33 Hz）都很高，所以在强化 α 波和 β 波的同时抑制 β_2 波。

2）治疗过程

在开始的 20 次治疗中，25min 内在 Pz 处进行增强 α 波和抑制 β_2 波，然后 25min 后在 Fz 处增强 β 波和抑制 β_2 波。神经反馈程序的类型是视听反馈，包括不同的电影和动画片段。如果他/她报告疲倦，则让被试者短暂休息。在每次训练开始时，采用 2min 基线并设置阈值。设定阈值的方式是，如果被试者能够同时维持增强的 β 波或 α 波至少 0.5s（阈值的 60%）并且抑制 β_2 波（阈值的 20%），则让他们接受更多的音频或视觉反馈。如果患者能够在连续两次尝试中将加强带维持在高于限定阈值的90%，那么阈值将提高。

在第20次训练中，观察到头部后方α波和头部前方β波的改善。此外，患者的自我报告显示较低的攻击性，较少的焦虑、恐惧症和反刍思想。在后面的10次训练中增加了Pz的α-θ协议用于给予患者心理平静和情绪改善。在这个协议中，每个被试者都被要求听一个背景声音，并同时思考个人痛苦的记忆、生活的野心，并找到解决这种不良记忆的可能解决方案。50min的训练包括15min在Pz处增强α波抑制β_2波，15min在Fz处增强β波，抑制β_2波，20min在Pz处α-θ训练。

用SCL-90-R量表进行评估，即治疗开始时的第1次、在EEG生物反馈训练结束时的第2次和在一年内随访时的第3次。选择该措施作为评估患者投诉和评估治疗有效性的手段。此外，在脑电图培训结束时和随访时使用自我报告和患者访谈，以进一步评估疗效。

3. 治疗结果

对象1治疗前，完成SCL-90-R。图12-3所示为被试者在SCL-90-R分量表中的得分。例如，治疗前的敌意、焦虑、恐惧焦虑、强迫症、抑郁、躯体化和人际关系敏感性较高，但是在神经反馈和随访治疗后，症状的严重程度显著下降，这涉及被试者从焦虑相关症状恢复的自我报告。在第7次和第8次训练中，他报告了焦虑相关症状和攻击性行为的显著减少以及心理平静感的增加。与基线相比，他报告了较低的焦虑、愤怒、反刍思想、强迫症；在最后10次治疗后，情绪和动机的显著改善增加。在一年的随访中，他报告了持续的情绪恢复情绪，并报告与焦虑相关的症状没有复发。

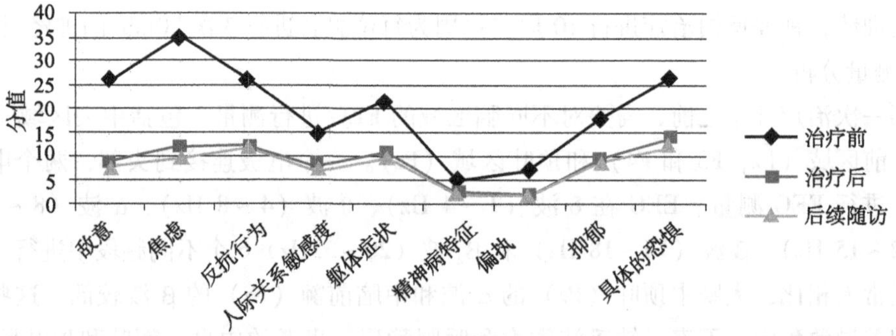

图12-3 患者1在治疗前、治疗后及一年后随访时的问卷评分

患者2的情况如图12-4所示。在治疗之前，被试者在一些SCL-90-R分量表中得到的分数，例如，敌意、焦虑、人际关系敏感和抑郁都很高，但在神经反馈和随访治疗后，焦虑相关症状的严重程度降低，这也与被试者在经历焦虑及其症状恢复后的自我报告一致。事实上，患者2报告了第9次训练中的平静以及减少焦虑相关的症状和反思思维。与基线相比，并且基于该被试者的自我报告，她在焦虑、敌意和降低人际关系敏感性方面经历了改善。她报告情绪显著改善，并且在上一次治疗中，当α-θ协议增加时，动机增加。在一年的随访中，她继续报告情绪恢复，并报告与焦虑相关的症状没有复发。

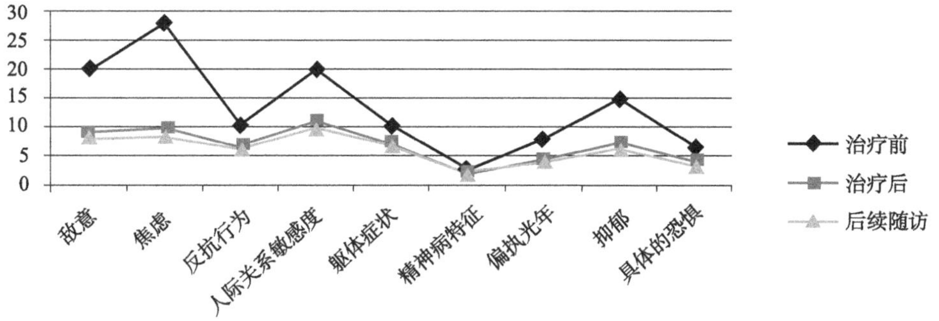

图 12-4 患者 2 在治疗前、治疗后，及 1 年后随访时的问卷评分

本章小结

压力是现代社会的特征，很多人饱受其苦。本章介绍了焦虑障碍的脑电特征及其他生理特征，列出了目前常用的训练方法：神经反馈和生物反馈放松疗法。对于生物反馈治疗焦虑，我国医学工作者已经进行了很多的探索，在百度学术上搜索“生物反馈治疗焦虑”，会找到 17 100 条相关的结果。生物反馈使生理指标可视化，方便受训者理解行为和生理指标的关系，增强其对控制自己的生理指标的信心，受训者依从性好，对于焦虑症状的改善具有可持续性。生物反馈治疗师可以根据本章列出的普遍性方法，通过测评等辅助，给患者制定个体化的训练方案。

参考文献

[1] 熊兵．脑电生物反馈治疗焦虑性神经症的疗效观察［J］．中国实用神经疾病杂志，2014，17（08）：82-83.

[2] 侯月．左右侧脑电生物反馈治疗广泛性焦虑的初步对照研究［A］//中国睡眠研究会睡眠障碍专业委员会．第五届中国睡眠医学论坛论文汇编［C］//中国睡眠研究会睡眠障碍专业委员会：中国睡眠研究会，2013.

[3] 陶瑞，焦燕，李宗国，等．单纯药物治疗与联合生物反馈治疗焦虑障碍的对照研究［J］．中国健康心理学杂志，2011，19（01）：26-27.

[4] 陈海霞．认知结合生物反馈治疗焦虑症［J］．健康心理学杂志，1999（S1）：30-31.

[5] Valdenilson Ribeiro Ribas, Renata Guerra Ribas, et al. Pattern of anxiety, insecurity, fear, panic and/or phobia observed by quantitative electroencephalography（qEEG）［J］. Dement Neuropsychologia, 2018 Jal-Sep, 12（3）：264-271.

[6] Eugene G, Peniston V A, Paul J Kulkosky. Alpha-Theta Brainwave Neuro-Feedback for Vietnam Veterans with Combat Related Post-Traumatic Stress Disorder［J］. Medical Psychology Therapy, 1991（4）：7-60.

[7] Diana Siedek, Margarete Kuderer, Ramona Hack, et al. Quantitatives EEG und Neurofeedbac kinder Diagnostik und Behandlung der Zwangserkrankung Forschungsübersicht und Fallstudie［J］. Psychopraxis neuropraxis, 2007（2）.

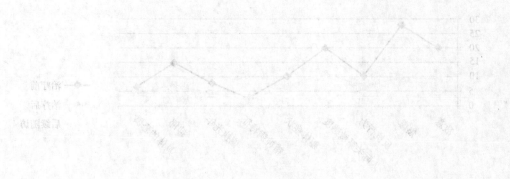

第13章 头痛和慢性疼痛

疼痛已被现代医学列为继体温、脉搏、呼吸、血压之后的第五大生命体征。1979 年，世界卫生组织定义“疼痛”为：组织损伤或潜在组织损伤引起的不愉快感和情感体验。2016 年，国际疼痛研究学会补充“疼痛”定义为：疼痛是一种与实际或潜在组织损伤相关，包括感觉、情感、认知和社会成分的痛苦体验。疼痛是人体受到损害或疾病侵袭的信号，是影响生活质量的重要因素，应加以重视，尽早诊断，积极治疗。

本章描述了生物反馈可以有效治疗的两种疼痛，即头痛和慢性疼痛，描述了它们和生物反馈相关的病理机制，着重于如何通过生物反馈来缓解疼痛。本章详细介绍了一个通过 EMG 反馈和神经反馈治疗三叉神经痛的案例，希望读者见微知著，推动生物反馈在治疗偏头痛、紧张性头痛和慢性疼痛方面更好地应用。

13.1 头痛

头痛是临床常见的症状，通常将局限于头颅上半部，包括眉弓、耳轮上缘和枕外隆突连线以上部位的疼痛统称头痛。头痛病因繁多，神经痛、颅内感染、颅内占位病变、脑血管疾病、颅外头面部疾病以及全身疾病，如急性感染、中毒等均可导致头痛。多发于青年和中老年时期。

根据头痛发生病因，国际头痛协会于 2004 年制定的第 2 版《头痛疾患的国际分类》（The International Classification of Headache Disorders，2nd Edition，ICHD－Ⅱ）将头痛分为三大类：①原发性头痛，包括偏头痛、紧张型头痛、丛集性头痛等（图 13－1）；②继发性头痛，包括头颈部外伤、颅颈部血管性因素、颅内非血管性疾病、感染、药物戒断、精神性因素等多种原因所致的头痛；③颅神经痛、中枢性和原发性面痛，以及其他面部结构病变所致头痛及其他类型头痛。头痛程度有轻有重，疼痛时间有长有短。疼痛形式多种多样，常见胀痛、闷痛、撕裂样痛、电击样疼痛、针刺样痛，部分伴有血管搏动感及头部紧箍感，以及恶心、呕吐、头晕等症状。继发性头痛还可伴有其他系统性疾病症状或体征，如感染性疾病常伴有发热，血管病变常伴偏瘫、失语等神经功能缺损症状等。头痛依据程度产生不同危害，病情严重时可使患者丧失生活和工作能力。

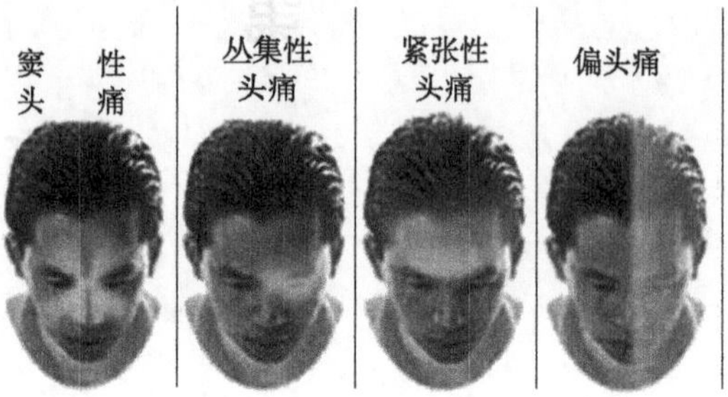

图 13－1　不同头痛的疼痛位置（附彩插）

研究表明，生物反馈对治疗偏头痛、紧张性头痛有很好的效果。

13.1.1　偏头痛

偏头痛是临床最常见的原发性头痛类型，临床以发作性中重度、搏动样头痛为主要表现，头痛多为偏侧，一般持续 4～72h，可伴有恶心、呕吐，光、声刺激或日常活动均可加重偏头痛，安静环境、休息可缓解偏头痛。偏头痛是一种常见的慢性神经血管性疾患，多起病于儿童和青春期，中青年期达发病高峰，女性多见，男女患者比例为 1∶2～1∶3，人群中患病率为 5%～10%，常有遗传背景。

1. 治疗

偏头痛的治疗目的是减轻或终止头痛发作，缓解伴发症状，预防头痛复发。治疗包括非药物治疗和药物治疗两个方面。非药物治疗主要是物理疗法，可采取用磁疗、氧疗、生物反馈治疗、经颅电刺激、经颅磁刺激、心理疏导等，平时注意缓解压力，保持健康的生活方式，避免各种偏头痛诱因。药物选择应根据头痛程度、伴随症状、既往用药情况等综合考虑，进行个体化治疗。据报道，偏头痛的药物治疗效果令人沮丧。据美国的统计数据，84% 的偏头痛患者表示药物不能完全缓解疼痛，有时根本不起作用。另有 71% 的人注意到他们的头痛在治疗后复发，超过 1/3 的人报告这些副作用与使用过量的药物有关。

2. 发病机制

偏头痛的发病机制尚不清楚，其中的学说有以下几种。

1）传统血管源学说

传统血管源学说认为偏头痛是原发性血管疾病。颅内血管收缩引起偏头痛先兆症状，随后颅外、颅内血管扩张，血管周围组织产生血管活性多肽导致无菌性炎症并导致搏动性的头痛。颈动脉和颞浅动脉局部压迫、血管收缩剂麦角生物碱（如麦角胺）可缓解发作期头痛支持这一理论。神经影像发展以及 TCD、PET 等临床应用，进一步发展了血管源学说，提出先兆型和无先兆型偏头痛是血管痉挛程度不同的同一疾病。各种神经元对缺血的敏感性不同，先兆症状的出现是由于血管收缩、血流量降低后，视觉皮层的神经元对缺血最敏感，因此视觉先兆最先出现，然后越来越多的神经元功能受到影响，再逐渐出现手指发麻等其他神经系统症状。

基于这一学说，生物反馈通过 EMG 训练来放松肌肉，通过 HEG 训练来增加血流量。

2）神经学说

神经学说认为偏头痛发作时神经功能的变化是首要的，血流量的变化是继发的。偏头痛先兆是由扩展性皮层抑制（Cortical Spreading Depressing，CSD）引起。CSD 是指各种有害刺激引起的起源于大脑后部皮质（枕叶）的神经电活动抑制带，此抑制带以 2 ~ 5mm/min 的速度向邻近皮质扩展，并伴随出现扩展性血量减少。两者均不按照脑动脉分布扩展，而是按大脑皮质细胞构筑模式进行，向前扩展一般不超越中央沟。CSD 能很好地解释偏头痛先兆症状。另外，5 - 羟色胺（5 - HT）参与头痛发生。头痛发作开始时，5 - HT 从血小板中释出，直接作用于颅内小血管使之收缩，并附于血管壁上。当血浆中 5 - HT 的浓度下降时，它作用于大动脉的张力性、收缩性作用消失，引起血管壁扩张，出现头痛。5 - HT 既是一种神经递质，又是一种体液介质，对神经和血管均有影响。治疗偏头痛的曲坦类药物就是中枢性 5 - HT 受体激动剂或部分激动剂。这证实了神经功能紊乱参与偏头痛的发作过程。

基于这一学说，生物反馈通过神经反馈改变神经电活动的调节，通过 HEG 增加血流量。

13.1.2 紧张性头痛

紧张性头痛（Tension - type Headache，TTH）是一种常见的头痛类型，常与偏头痛共存。区分 TTH 和无先兆的轻度偏头痛往往面临很大挑战。TTH 虽然比偏头痛更常见，发病率为 30% ~70%，但比起偏头痛，TTH 不易引发严重的疼痛和功能损害。偏头痛患者更容易工作缺勤，但是更多工作时间的损失实际上是由 TTH 导致的，因为它更常见。

TTH 与心理因素存在一些关联，其先前的名称就有提示：肌肉收缩性头痛、精神源性头痛、压力性头痛、普通头痛、原发性头痛、特发性头痛和心因性头痛。TTH 患者的特征性之一是颅周肌筋膜组织触诊的压痛增加。EMG 研究表明，TTH 患者休息时颅骨肌松弛减少。

除了识别头痛诱发因素外，常见的紧张性头痛的非药物治疗包括物理疗法、针灸、EMG 生物反馈、肌筋膜触发点集中按摩、肌肉放松疗法、认知行为疗法和正念减压。

EMG 反馈训练患者通过提供关于肌肉活动的连续反馈来放松肌肉。放松训练侧重于患者对紧张情绪的识别和控制。物理治疗主要集中在姿势、放松、热/冷应用、超声波和电刺激，这些方法广泛使用，但是尚未标准化，因此难以建立体系。认知行为疗法旨在培养患者识别产生压力的信念和思想，并提供其他应对机制。非药物治疗可以提高药物治疗的有效性，并有助于改善患者的功能和生活质量。

13.2 慢性疼痛

慢性疼痛是指持续一个月以上的疼痛，也有人把慢性疼痛比喻为一种“不死的癌症”。慢性疼痛是严重影响人类健康并关系到社会保障体系的社会和医学难题。根据世界卫生组织的统计，全世界至少30%的成年人受到不同程度慢性疼痛的困扰。慢性疼痛导致青壮年丧失劳动力，从而严重影响社会生产力。慢性疼痛引发如此重大的个人和社会问题，但有效的临床治疗手段却很缺乏，根本原因是对慢性疼痛的产生和维持机理等关键性科学问题缺乏了解。因此，深入研究人类慢性疼痛的发生、发展的原因和机理对临床治疗具有重要的指导意义。

13.2.1 慢性疼痛的分类

1. 肌肉及软组织慢性疼痛

如慢性肌筋膜炎、腱鞘炎、肩周炎和慢性腰肌劳损等。骨与关节疼痛，比如常见的膝关节骨性关节炎、强直性脊柱炎、骶髂关节炎、风湿性关节炎、痛风性关节炎、颈椎病和腰椎间盘突出症等。

2. 头面部痛

例如常见的偏头痛、丛集性头痛、原发性三叉神经痛、原发性舌咽神经痛等。

3. 神经病理性

疼痛有脑出血和脑梗死后中枢神经痛、带状疱疹后遗神经痛、糖尿病性周围神经炎、雷诺综合征、血栓闭塞性脉管炎等。

4. 创伤后慢性疼痛

例如，严重创伤和术后疼痛得不到及时有效的治疗，会导致慢性疼痛。

部分慢性疼痛疾病，如脑卒中后中枢神经痛、带状疱疹后遗神经痛（PHN）、原发性三叉神经痛，表现出痛觉过敏、痛觉超敏，甚至自发性疼痛，疼痛性质极其恶劣，表现为针刺样、烧灼样、电击样、撕裂样难以忍受的剧烈疼痛，使患者精神崩溃到边缘，生活质量明显低下，所以慢性疼痛的康复治疗势在必行。

13.2.2 治疗

1. 慢性颈肩腰腿痛的治疗

（1）脊柱内镜技术用于腰椎间盘突出症、颈椎间盘突出症、颈胸腰椎黄韧带肥厚骨化致椎管狭窄导致的肢体疼痛麻木、无力等的治疗；

（2）等离子射频技术用于颈椎间盘膨出、腰椎间盘膨出导致的椎间盘源性颈肩痛和腰腿痛的治疗；

（3）射频热凝技术用于椎间盘源性疼痛和脊椎退行性病变导致的疼痛以及肿瘤导致的脊神经痛的治疗；

（4）阿霉素技术用于脊神经相关疼痛的后根神经节的治疗；

（5）骨水泥成形技术用于肿瘤脊椎转移导致的疼痛以及骨质疏松性椎体压缩骨折疼痛的治疗；

（6）胶原酶技术用于颈腰椎间盘突出症的治疗；

（7）药物治疗。非甾体抗炎药治疗效果较好，但应注意此类药物的消化系统不良反应，应尽量采取个体化治疗。

2. 神经病理性疼痛的治疗

（1）阿霉素技术用于三叉神经痛、带状疱疹后遗神经痛、脊柱源性神经痛、开放固定术后疼痛等的治疗；

（2）射频热凝技术用于三叉神经痛、带状疱疹后遗神经痛、舌咽神经痛、会阴部疼痛、脊柱源性神经痛等的治疗；

（3）三叉神经半月节球囊压迫技术用于三叉神经痛的治疗；

（4）脊髓电刺激术用于中枢痛、幻肢痛、带状疱疹后遗神经痛、癌性疼痛、开放固定术后疼痛等难治性疼痛的治疗；

（5）CT 引导下精准神经介入技术用于神经相关疼痛的治疗，如癌性疼痛、三叉神经痛、带状疱疹后遗神经痛等；

（6）药物治疗。对神经病理性疼痛治疗效果较好的药物是抗癫药物，如加巴喷丁、普瑞巴林等。

3. 混合性疼痛的治疗

（1）脊髓电刺激术用于难治性脊柱源性神经痛、癌性疼痛等的治疗；

（2）鞘内泵技术用于癌性疼痛等难治性疼痛的治疗；

（3）药物治疗混合性疼痛以阿片类药治疗效果较好，常用药物包括美施康定、奥施康定、芬太尼贴剂、丁丙诺啡贴剂和注射用药物等，但其不良反应不容忽视，如恶心呕吐、瘙痒、便秘等。因此，混合性疼痛的治疗应考虑药物联合治疗，如阿片类药与抗癫药物和非甾体抗炎药联合应用。

4. 其他治疗技术

（1）银针技术用于软组织疼痛、脊柱平衡失调导致的疼痛等的治疗；

（2）红外热成像技术用于慢性疼痛的诊断和疗效评价；

（3）超声引导下神经介入技术用于神经相关疼痛的精准介入治疗；

（4）针刀、触发点等技术用于软组织疼痛等的治疗。

研究表明，生物反馈对头面部痛、神经病理性疼痛、创伤后慢性疼痛有明显效果。

13.3　生物反馈干预偏头痛、紧张性头痛和慢性疼痛

13.3.1　相关的脑电特征

下面，介绍目前一些研究报告发现的和疼痛相关的脑电波异质性。

1. 整个大脑皮层增加的 θ 波相对功率（4 ~ 9Hz）

一些研究发现，头痛患者整个大脑皮层的 θ 波相对功率偏高，而且 θ 波相对功率的增加

量和头痛的剧烈程度有关。

2. 额叶的 θ 波绝对功率增加

头痛患者额叶 θ 波的绝对功率会增加。

3. 脑中央皮层观察到类似肌电信号的干扰信号

一些慢性疼痛的患者会在脑中央皮层 C3 和 C4 的位置观察到类似肌电干扰的脑电波信号以及更多的高频波形。所以，常用的训练方法是在这些位置增强 12～15Hz 的脑电波，抑制高频（如超过 20Hz）的脑电波。

4. 顶枕叶过多或过快的 α 波

在一些长期慢性疼痛的患者中观察到顶枕叶、P3、Pz、P4、O1、Oz、O2 等更强的 α 波，或是 α 波的峰值频率过高。

5. 整体更多的高频 β 波或更快的 β 波

在很多慢性疼痛的患者中观察到更多的高频 β 波（超过 25Hz）或是高频 β 波的峰值频率过高。这和焦虑的模式相似，是疼痛引发的焦虑。在训练方案中，通常是抑制这些高频 β 波。通道 1 和通道 2 分别是位于 C3 和 C4 的感应电动机条带上的单极电极，C3 和 C4 的目标是在 12～15Hz 时增加患者的感觉运动节律（SMR），在 20～38Hz 减少高频 β 波，并减少肌肉信号干扰。通道 3 是在 O1－O2 的枕叶皮质中的顺序（双极）电极。O1－O2 的目标是将 α 波的峰值频率降低到 12Hz 以下，在 9～12Hz 时减少过量的 α 波，在 20～38Hz 时降低高频 β 波，并减少肌肉伪迹。进行 50 次神经反馈训练，时间为 24～30min，前半部分睁眼，利用视觉和听觉反馈，后半部分闭眼，只有听觉反馈。阈值调整是半自动的，临床医生积极干预并在整个会话期间的必要时对自动设置进行更改或完全关闭它们，并使用手册以确保实现最佳学习曲线。

13.3.2 脑波频率和慢性疼痛

英国曼彻斯特大学最近发布的一项研究结果显示，在实验中利用技术手段将脑部“调频”到一定脑波频率后，可成功降低志愿者疼痛感，这一发现或有助于开发治疗慢性疼痛的新疗法。

研究人员发现，来自前脑的 α 脑电波与安慰剂镇痛效应相关，或许能够影响脑部其他区域处理疼痛感的过程。研究人员由此猜测，如果能对脑部进行“调频”，让它产生更多 α 脑电波，则可能减轻患者的疼痛感。最新发表在《欧洲疼痛学杂志》的报告介绍，研究人员在试验中利用激光短暂并重复照射志愿者手臂，产生疼痛感，然后借助两种方式来实现脑部“调频”：让志愿者戴上特殊的闪光眼镜，且闪光频率与 α 脑电波频率类似；让志愿者双耳接受声音刺激，声音频率也在 α 脑电波的频率范围内。结果显示，无论是视觉还是听觉刺激，都能有效缓解激光照射带来的疼痛感。报告作者之一、曼彻斯特大学教授安东尼·琼斯说，基于这项成果将来有可能开发出简单、安全的新疗法，帮助病患缓解疼痛。不过研究人员表示，目前仍需更多临床试验来分析这种方法在不同疼痛类型病患身上的效果。

13.3.3 人脑疼痛和感觉图谱

中国科学院上海临床研究中心的“人脑疼痛和感觉图谱”课题组在中科院 B 类先导

“脑功能联结图谱”项目的支持下，对多种类型的慢性疼痛病人展开了大范围和大样本的跟踪性脑结构和功能研究，研究结果表明慢性疼痛的病因与脑结构和功能的病理性改变有特异性关系。相关研究成果目前已发表于国际学术杂志《人脑联结图谱》（*Human Brain Mapping*）。研究发现慢性头痛病人的生活质量明显下降，抑郁倾向明显增高，睡眠质量下降。头痛和慢性腰背痛病人的大脑结构都出现了大范围特异性的病理性改变：多个参与者的疼痛感受、情感、情绪和认知功能的重要脑区出现了脑皮层变厚或变薄的病理性变化。目前，认为皮层增厚是脑区功能过分代偿的表现，而皮层变薄可能反映脑组织萎缩。尤其重要的是，慢性疼痛病人大脑皮层厚度改变的脑区之间的功能联结（脑区之间通信交流）明显增强。这种功能联结增强说明这些脑区之间的交流出现过分代偿或者失去可调节性。

出人意料的是，虽然都是慢性疼痛，慢性头痛和慢性腰背痛所涉及的脑结构和功能联结病理性异常几乎没有相似的地方。这个基于中国人群的研究第一次显示慢性疼痛的病因（如头痛或腰背痛）脑结构和功能的病理性改变有特异性的关系，不同的慢性疼痛导致的脑改变则完全不同，同时为理解慢性疼痛病人抑郁症高发和睡眠障碍提供了脑影像学和神经生物学依据。这些研究提醒人们，必须从全新的角度去研究不同类型的慢性疼痛的神经学基础。研究人员目前正在继续开展研究，试图最终绘制出慢性疼痛产生和维持的脑功能联结图谱。

13.3.4　神经反馈治疗偏头痛

美国得克萨斯州达拉斯神经病学家 Jonathan Walker 最近在《临床脑电图和神经科学》杂志上发表了一项研究。首先他使用定量脑电图（qEEG）脑成像来绘制 71 名接受偏头痛治疗的患者的大脑活动图，他发现与每个患者的系统性压力相关的大脑激活模式相同。然后，他提出使用神经反馈治疗该组中的患者，而不是通过药物治疗。46 名患者选择接受神经反馈治疗，25 名患者决定继续接受药物治疗。

Walker 博士用 BrainMaster 神经反馈系统对每个患者进行平均 24 次的神经反馈治疗。在研究结束时，54% 参与神经反馈的患者完全消除了他们的偏头痛，且没有副作用。药物治疗组中没有人报告消除偏头痛活动。另外，39% 的神经反馈组患者报告偏头痛发作率降低了 50% 以上，而药物治疗组中仅有 8% 的患者报告了相似的改善。神经反馈组中的一个人报告头痛频率没有变化，而 68% 的药物治疗组表示他们的头痛频率没有变化。

Walker 博士的研究证明了神经反馈治疗复发性偏头痛患者的有效性，并且时间和能量投入适中，没有明显的副作用。

按照目前的案例分析和研究报告，神经反馈治疗头痛和慢性疼痛需要较长时间，一般需要 30 ~60 次。生物反馈对于中风后头痛、创伤后应激反应式头痛、紧张性头痛、偏头痛、因癌症引起的疼痛、神经病理性慢性疼痛、儿童紧张性头痛有效。神经反馈和理疗相结合、神经反馈和其他生物反馈结合是有效的方案。

13.3.5　生物反馈放松治疗

在治疗头痛和慢性疼痛方面，生物反馈在 20 世纪 80 年代就被逐步广泛使用。在百度学术上搜寻“生物反馈治疗疼痛”，会获得16 600个相关的结果（2019年）。最早使用的是肌电生物反馈，通过让特定的肌肉群放松，达到缓解紧张性头痛、关节痛和一些肢体疼痛。后来，其他的生物反馈训练，如皮肤电阻反馈、呼吸反馈及HRV反馈被逐步加入应用。让受训者达到精神和躯体的整体放松，对很多心理因素引起的疼痛，或不明原因的疼痛有很好的缓解作用。具体的训练方法可参看“生物反馈放松训练”和“HRV训练”。

13.4 案例

13.4.1 生物反馈治疗三叉神经痛

1. 病例

三叉神经痛的特征是极度剧烈的面部疼痛的短暂发作，通常向下颌放射（图13－2）。疼痛可以自发发生，也可以通过轻触、咀嚼或温度变化触发。疼痛可能非常严重，完全致残。本案例研究一名患有三叉神经痛15个月的46岁护士。她服用丙氧芬烯丙酸酯/apap100/650 mg（Darvocet－N100），但与前一年相比效果较差。她的神经医生接下来的干预计划是切断三叉神经。

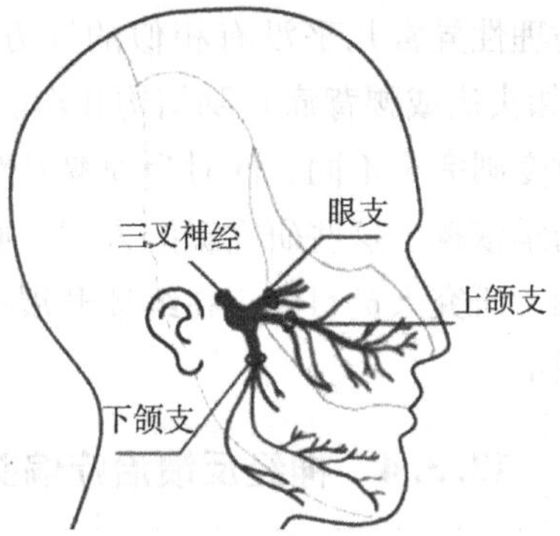

图13－2 三叉神经示意图

2. 治疗方法

在9个月的时间里，该患者进行了10次外围生物反馈训练（包括动态肌电图生物反馈）和膈肌呼吸，并结合压力管理和咨询计划。

她还接受了29次神经反馈，采用IFL Othemr方法（包括T4，C3，C4，C3－C4和T3－T4）。C3似乎是最有效的睡眠维持方法，T3－T4是治疗疼痛最有效的方法。

患者最初接受了6次外围生物反馈、肌电和呼吸反馈。

1）第一次训练

在第一次训练中，了解患者的病史、家庭、工作等相关信息；在训练结束时，患者获得了包含指令的录音带“深层肌肉逐步放松意识训练”，她应该按指令练习。在第一次训练中，她感觉到“我很紧张”。她的按摩治疗师曾表示，因为她的后背“非常紧张”，所以为她按摩很困难。

2）第二次训练

在第二次训练中，使用了EMG生物反馈来缓和不必要的肌肉紧张，特别是咬肌和面部肌肉。讨论了压力管理的问题，她认识到掌握生活“平衡”的重要性。她承认需要“走出快车道，慢下来”。她报告说她的睡眠稍微好一些，在睡眠好转的那一周她服用了较少的止痛药。

3）第三次训练

在第三次训练中，患者报告她体会到了白天紧张时会咬紧咬肌，即咬住在她的脸颊内侧。在前面的训练中被问到这个问题时，她否认白天的咬肌紧张，只说明因为磨牙症她从小就在晚上戴着牙夹板。

4）第四次训练

在第四次训练中，生物反馈增强了放松技术——通过放置在中斜方肌和背肌的EMG学习解决颈椎、上肢和颈椎的紧张问题。随着她越来越意识到肌肉的紧张和放松，她最初感觉到左侧颈椎和上斜方肌的新的灼烧感，然后有意识地继续放松训练，这种新的痛苦逐渐消散。在这次训练中指导了她的膈肌呼吸。在此次训练中，咨询了她的原生家庭问题，得知她的第一次婚姻失败，同时了解了她养育孩子的方法和她与未婚夫关系的问题，这些问题也是整个治疗中咨询的重点。

5）第五次训练

在第五次训练中，患者已经可以掌握颈椎和上斜方肌的紧张和放松。虽然她对肌肉意识和放松训练做出了很好的反应，她仍然难以从匆忙和压力的生活中放慢脚步。

6）第六次训练

在第六次训练中，继续EMG的放松训练和膈肌呼吸训练。她报告前一周她的脸右侧有时也有疼痛。她很担心，因为她以前只是左侧疼痛。

7）第七次训练（第一次神经反馈训练）

在第七次训练中，开始神经反馈训练，疼痛只回到了左侧。然而，在后来的训练中，她报告了当她的压力和紧张程度很高时，右侧疼痛会短暂突然发作。按照Othmer协议，使用T4－A2连接（正电极在T4，参考电极放置在A1，地线在A2），奖励频率7.5～10.5 Hz被选中以试图减轻疼痛，抑制频率2～7 Hz和22～30 Hz。反馈是玩“吃豆子”——一个视频游戏。当奖励发生时，发出“嘟嘟”的声音，豆子被吃掉，她对游戏很感兴趣。在神经反馈训练12min后，患者说感觉很明显：她左侧乳突上的压力和她脸部左侧的灼痛好像突然消失了。她的自我评估疼痛水平从“4”降低到“1”（疼痛水平为1～7，“7”表示剧烈疼痛）。她说，“我知道有些事情发生了”。

8）第八次训练（第二次神经反馈训练）

在第八次训练中，不幸的是，患者报告说疼痛又出现了，而且她很难入睡。根据Othmer睡眠维护协议，加入C3－A1训练（C3放置正电极，参考电极A1，接地电极A2），奖励频率12～15Hz，抑制频率2～7Hz和22～30Hz。在下一次训练中，患者报告说她睡得更深，虽然她仍然经常醒来。这是因为她是多年的单身母亲，经常在半夜检查她的孩子。因为她睡得好了，所以她自愿停用了阿米替林。她皮肤疼痛少了，没有皮肤爬行的感觉，于是她减少了服用丙氧芬萘磺酸钠。在这次训练中同时进行T4～A2训练，奖励频率7～10 Hz，抑制频率2～7 Hz和22～30 Hz，她的脸上开始有一种发痒的感觉（不是因为电极、导电膏等）。此协议用于接下来的训练。

9）第九次到第十一次训练

第九次到第十一次训练中，在训练期间和训练结束时，她的脸上都会发痒。她还报告说疼痛变得更局部化（更少弥散），通常在她的左脸颊－骨头、牙齿和牙龈处首先感觉到疼痛，而且每次训练结束时疼痛都不那么剧烈了。患者报告说在接下来的几次训练中睡得更好，尽管她的家庭生活有很大的困难。压力管理和咨询被纳入她的训练，以解决工作和家庭问题。她尝试在她的生活中设置更好的界限。仅使用了 T4 - A2 训练，因为咨询占用了时间。在后面的 4 次训练中集中咨询。

10）第十二次训练

第十二次训练中，在 T4 - A2 训练上开始奖励频率 11 ~ 14 Hz（相对于以前的 7 ~ 10 Hz），抑制频率 2 ~ 7 Hz 和 22 ~ 30 Hz。为了实现更长久的疼痛缓解，开始尝试 Othmer 双极半球间训练方案（Othmer&Othmer, 2002）。这种训练在 C3 和 C4 或 T3 和 T4 之间进行，选择 T3 - T4 训练（正电极在 T3，参考电极在 T4，接地电极在 A2），奖励频率 7.5 ~ 10.5Hz，抑制频率 2 ~ 7 Hz 和 22 ~ 30 Hz。在训练 15min 后，患者报告了疼痛减轻。到训练结束时，她的疼痛程度是“1”。

11）第十四次训练

在第十四次训练中，总体的疼痛程度和恶心在两次训练之间大幅减少。她又一次减少了药物的量。使用 T3 - T4 后，疼痛急剧减轻。

12）第十五次训练

在第十五次训练中，患者得了很严重的感冒，疼痛水平为“3”。然而，睡眠再次成为问题，她的头痛水平为“4”。再次审查后，开始新的 Othmer 协议，C3 - C4 奖励频率 12 ~ 15 Hz 6min，在 T3 - T4 奖励频率 7.5 ~ 10.5 Hz 12min。她的头痛在这次训练结束时消失。后来，她的感冒发展成了支气管炎。

13）接下来的训练

C3 - C4 训练被放弃。等她从支气管炎恢复后，使用 C3 - A1 奖励频率 14 ~ 17 Hz，抑制频率 2 ~ 7 Hz 和 22 ~ 30 Hz 6min，T3 - T4 奖励频率 8.5 ~ 11.5 Hz，抑制频率 2 ~ 7 Hz 和 22 ~ 30Hz 15min。疼痛水平从“3”减轻到“0”，而且睡眠良好。

14）第二十次神经反馈训练

在第二十次训练中，她自愿停止服用药物。使用 C3 - A1 奖励频率 13 ~ 16Hz，抑制频率 2 ~ 7Hz 和 22 ~ 30 Hz 6min，C4 - A2 奖励频率 10 ~ 13Hz，抑制频率 2 ~ 7Hz 和 22 ~ 30Hz 6min，T3 - T4 奖励频率 8.5 ~ 11.5 Hz，抑制频率 2 ~ 7Hz 和 22 ~ 30Hz 15min。睡眠更好，疼痛也得到了控制。

这时，治疗师观察到颈椎和上斜方肌肌肉的紧张，又恢复了 EMG 训练计划。将一个有源电极放置在斜方肌的上脊上，将第二活性电极置于颈椎旁。

15）在四次 EMG 反馈训练后

在第四次反馈训练中，患者的疼痛症状因缺乏肌肉支撑而减少。通常先完成神经反馈，然后做 EMG 生物反馈，关于肌肉活动，左右颈椎和上斜方肌有一个 EMG。修改了神经反馈计划（T3 - T4，奖励频率 9 ~ 12Hz，抑制频率 2 ~ 7Hz 和 22 ~ 30Hz），她的疼痛得到了更好的控制。上斜方肌和颈椎的治疗前肌电图读数左侧肌肉平均为 4.4μV，右侧为 8.5μV。在治疗结束时，左侧的平均读数为 2.46μV，右侧为 2.66μV，这些值是测量的平均值。

经过 23 次神经反馈和 10 次外周生物反应反馈训练，患者已停用 Propoxyphenenapsylate 100 g/650 mg，仅服用一颗 50 mg 曲马多（Ultram）治疗疼痛。在第 29 次训练时，她每天只使用了 1/2 颗的曲马多（25mg）。

每隔 6 个月和 13 个月进行一次随访。在第 6 个月，患者报告了有些临时事件加剧了疼痛，如咳嗽引起呼吸道疾病、感冒等。颈部和肩部肌肉仍然可以引发或加重疼痛。然而，她报告了更好的控制疼痛的能力。患者强调她强烈的感觉，包括外围 - 生物反馈技术进入神经反馈计划是一个成功，她觉得自己成功地管理了这种非常痛苦的状况。她每天需要服用 1/2 颗（25mg）至 1 颗（50mg）曲马多。

16）13 个月后的随访

患者报告继续服用曲马多，每 12h 服用 25mg。她坚持压力管理和放松技术，可以很长时间地控制疼痛。她报告说睡觉和磨牙症不再是问题。她恢复了忙碌的生活方式，她的疼痛程度有所增加，为方便起见，她选择在医院进行物理治疗。她打算偶尔接受神经反馈训练治疗，以不使疼痛加重。

3. 讨论和结论

患者的三叉神经痛疼痛急剧减轻的过程为期 37 周。神经反馈训练（29 次）是成功的关键因素，尤其是 T3 - T4 的位置。磨牙症也受到了积极影响。睡眠改善是从 C3 - A1 训练开始。患者明显地通过外围生物反馈训练证明了她的自我调节能力。

这位治疗师（基于她的训练和其他疼痛患者的经验）最初不愿意开始进行神经反馈训练。这个案例表明，C3 的训练（用于睡眠保养）与 T3 - T4（疼痛）相结合更有助于解决问题，而不只是使用 T4 - A2。对于未来，建议是从 T3 - T4 开始，并添加 C3 或其他位置作为辅助。此外，奖励频率因人而异，但正如本案例研究所示，基于患者在神经反馈过程的反应，它们需要逐步调整。每次训练的时间也应该为患者量身定制。神经反馈训练期间面部瘙痒的问题很可能不是由于电极粘贴，可能是因为血液流入面部区域。该案例研究表明神经反馈的多模态方法，结合背部的外围生物反馈、压力管理和心理咨询，可以在临床上有效地治疗这种严重的疼痛。如果经进一步研究证实，这些结果可能提供了药物治疗之外的一个有价值的补充，在诉诸手术之前，应该尝试这个方案治疗三叉神经痛。

13.4.2　神经反馈和理疗结合治疗慢性疼痛

此案例来自美国马里兰大学，案例发表于“*Surgery and Rehabilitation*”（《手术和康复》）期刊上。一位有 9 年慢性头颈痛病史的 66 岁妇女，在 6 个月的时间内接受了 32 次物理治疗和 50 次神经反馈治疗，其疼痛减轻的进展已达到平稳状态，物理治疗仅提供维持。患者通过这一综合方法实现了显著的疼痛减轻、睡眠改善和功能活动性增强。疼痛强度从 7.13/10（1 ~ 10 分的疼痛指数中，患者得分为 7.13 分，下同）降低到 2.30/10，高痛天数从每周 4 ~ 5 天减少到每周 1 天或更少。从功能上讲，患者的坐姿耐受性提高了 2h，驾驶耐受性提高了 80min，平均睡眠时间提高了 3h。脑电图显示枕肌伪迹、α 波频率和后皮质 α 波频率降低。总的来说，这一变化使大脑皮层功能提高了 37% ~ 42%。这些发现的重要性在于物理治疗和神经反馈的结合可能为慢性疼痛管理提供一种替代治疗方案，从而降低对药物的依赖并降低长期成本。

1. 病例

患者是一名 66 岁的女性，被小型货车碾压过。1997 年，病人 Grand Caravan 的“道奇”

面包车停在营业场外的斜坡上，鉴于患者身材矮小，她无法用脚松开停车制动器。为了释放制动器，她必须打开驾驶员侧的车门，向左倾斜，并用手推动紧急制动器。在试图用手释放刹车时，她从车上掉了下来。随后，面包车向后滚动，患者的头部被左前轮碾压。多亏一名值班的急救医生目睹了这次事故，立即提供了紧急医疗服务。患者在事故期间及运送到医院期间的过程中都没有失去意识。患者由直升机运送到马里兰大学医学中心的 Adams Cowley 休克创伤中心。患者在 C5 和 C6 位置的椎骨骨折，并且面部和头部左侧出现严重水肿，没有发现颅骨骨折，也没有发现任何神经创伤。患者接受手术以稳定 C5 和 C6 的骨折，并通过后路手术融合这两处骨折。患者在医院住了 4 天，并带着颈托出院。

患者在初次受伤后第 18 个月向当前的物理治疗师办公室报告。在她目前的物理治疗进行初步评估之前，她经历了 91 次物理治疗、36 次针灸疗程和 24 次按摩治疗。但是，她的头部仍然每天都有持续的疼痛，尤其是枕骨区和颈部。她否认有任何神经系统症状。她过去的病史在以前的颈部损伤或其他健康状况方面并不显著，并且患者在 1995 年经历了胆囊切除并且在 1999 年进行了疝气修复。她服用的药物是 Flexeril 和 Tylenol PM。客观调查结果：患者头部和颈部目前的疼痛强度为 7/10，最佳为 5/10，最差为 9/10。她的功能限制：坐姿耐受限制为 10min，步行限制在 200 英尺①，由于无法转头看到交通情况和增加坐在车内的疼痛（8/10 超过 10min）使得驾驶能力显著受损。患者表现出前瞻性头部姿势伴肩胛下伸和胸椎后凸畸形。她的颈部运动范围限于 30°向前和向后弯曲、25°左右侧弯以及 45°和 40°的左右旋转。上肢力量和运动范围在正常范围内。患者对枕部肌肉和头部枕部区域的触诊表现出显著的压痛，只能忍受这些区域的轻微压力。

从受伤后第 18 个月到受伤后第 7 年，患者每年平均接受 45 次物理治疗，集中于颅骶技术以及非常温和的软组织动员和神经支配技术。更积极的治疗或运动产生了显著的保护反应和疼痛增加。因此，必须采用更多的间接技术。在 5 年的过程中，患者颈部活动范围增加到 50°向前弯曲、45°向后弯曲、40°左右侧弯和 70°左右旋转，她的坐姿耐受时间从 10min 增加到 2h，步行耐受距离从 200 英尺增加到 1 000 英尺。而在 18 个月的物理治疗开始时有显著的限制，30min 后疼痛强度达到 6/10。患者去看电影或开车超过 1h 时必须佩戴 TENS 单元。尽管有了颈椎范围的增加和功能限制的改善，患者仍然在上斜方肌、肩胛提肌、枕下肌和头枕区域的触诊中表现出显著的紧绷和压痛。在这个时刻（伤后 7 年，在办公室开始物理治疗后 5 年半），治疗师开始采用物理治疗和神经反馈的组合。

2. 评测

定量脑电图（qEEG）“脑映射”是使用 Brainmaster Discovery 24e 记录 10 -20 系统的 19 个点以建立基线和指导治疗，并使用 NeuroGuide 和 NewMind 数据库进行定量和规范分析。四个最重要的 qEEG 发现是：①在感觉运动和枕骨电极上类似过度肌肉活动的 EEG；②后脑过多的 α 波；③后脑 α 波过高的峰值频率（临床相关偏差高于标准）；④全脑过高和过快的高频 β 波。

物理治疗每周进行 2 次，每次持续 45min，持续 4 周，休息 4 周，然后再每周进行 2 次，

① 1 英尺 =0.304 8 米。

持续 4 周。治疗 4 周之后进行休息是为了适应保险访问限制。治疗包括肌筋膜释放技术以及结合理疗和神经反馈的前三个月的神经支配技术。接下来三个月的理疗涉及颈椎和枕骨的直接手法治疗技术。这些技术包括软组织动员、关节动员和肌筋膜释放。

3. 治疗

使用安装 Avatar 软件的 Brainmaster Discovery 24e 在三个 EEG 通道上同时进行神经反馈治疗。通道 1 和通道 2 分别是位于 C3 和 C4 的运动感统区的单极安装。C3 和 C4 的目标是在 12 ~ 15Hz 时增加患者的感觉运动节律（SMR），在 20 ~ 38Hz 时减少高频 β 波，并减少肌肉伪迹。通道 3 是在 O1 – O2 的枕叶皮质中的（双极）安装。O1 – O2 的目标是将 α 波的峰值频率降低到 12Hz 以下，在 9 ~ 12Hz 减少过量的 α 波，在 20 ~ 38Hz 时降低高频 β 波，并减少肌肉伪迹。进行 50 次神经反馈训练，时间为 24 ~ 30min，前半部分睁眼，利用视觉和听觉反馈，后半部分闭眼只有听觉反馈。阈值调整是半自动的，临床医生积极干预并在整个训练期间在必要时对自动设置进行更改或完全关闭它们，使用手册以确保实现最佳学习曲线图。

4. 效果

在结合理疗和神经反馈（32 个理疗疗程）后 6 个月，患者能够在不使用 TENS 单元的情况下看电影和驾驶超过 1. 5h，这是 9 年来的第一次。此外，患者能够耐受 45min 直接治疗颈部肌肉，而神经反馈开始时为 15min。坐姿耐受性增加至超过 3h，行走距离增加至超过 2 000 英尺。qEEG 分析显示没有视觉上可观察到的肌肉伪迹，α 波峰值频率和主导频率降低到正常范围内，高频 β 波没有显著变化。在 6 个月的神经反馈干预开始时的疼痛图表显示早晨高痛发生率从平均每周发生 4 天减少到约每周 1 天。同样，傍晚应和夜间的高度疼痛也从平均每周发生 5 天减少到不到 1 天。全天的中级疼痛保持不变，但活动的数量和类型发生了变化，她能够做的活动明显多于以前。在疼痛发生期间，疼痛的总体强度从最初两周的平均疼痛强度 7. 13/10 减少到最后两周的 2. 30/10。晚上出现高中级疼痛的次数和强度减少也对她的睡眠产生了深远的影响。她从几乎每天晚上都因为疼痛而醒来和平均 3 ~ 4h 的睡眠，到现在平均每个月晚上醒来 1. 5 次，每晚平均睡眠时间为 6. 5h（表 13 – 1）。

表 13 – 1　PT 和神经反馈相结合的功能变化

症状/疗程	理疗开始时	理疗和神经反馈开始前	经过 32 次理疗和 50 次神经反馈的训练之后
坐姿耐受性/h	1	2	3
步行耐受性/英尺	200	1 000	2 000
驾驶耐受性/min	10	30	90
睡眠/h	3. 5	3. 5	4. 5
治疗耐受性/min	15	15	45
日高痛频率	4 天/周	4 天/周	1 天/周
晚高痛频率	5 天/周	5 天/周	<1 天/周
疼痛强度	7/10	7. 13/10	2. 30/10

5. 讨论

患有慢性疼痛的患者的一个复杂因素是受影响区域的肌肉保护。这种肌肉防护可以抑制从业者有效评估组织和评估关节力学的能力。在这种情况下添加神经反馈允许更直接的治疗，因为在添加这种方式后肌肉保护和反应性降低。因此，导致 32 次理疗取得重大进展，而在此次组合之前的 315 次治疗进展不大。

患者白天的活动水平有所提高，包括全天参加活动，乘车 6～8h，与孙子和孙女一起参加体育运动，以及坐在她以前无法坐下的座位上。此外，尽管活动增加，但仍观察到高水平疼痛发生率和这些事件发生期间疼痛强度的减小。睡眠急剧改善，因为夜间高水平疼痛的发生减少使整晚的无痛睡眠成为常态。神经反馈的使用在这方面可能特别有影响，因为新的研究表明，皮质觉醒（而不是睡前疼痛）决定睡眠质量，而神经反馈在改变皮质兴奋性模式方面效果明显。

在这种情况下，神经反馈和物理治疗的组合，可比单独物理治疗提供更显著的改善。这可能有助于进一步研究这些方式的综合效果以及在慢性疼痛情况下同时使用这些方式。

本章小结

生物反馈在治疗偏头痛、紧张性头痛和慢性头痛方面很有成效。本章将可能的训练方法进行了汇总，并详细描述了两个案例，一个是肌电反馈和神经反馈的结合，另一个是神经反馈和物理治疗的结合。从本章介绍的案例不难看出，生物反馈治疗是治疗师和患者互相交互的治疗过程。治疗师在治疗初期对患者的病历及以往治疗要有清晰的了解，需要通过 qEEG 的测量分析、生物反馈压力测试等，制定个体化的训练方案。在治疗过程中，要根据患者对训练的反应，调整优化训练方法，鼓励患者在诊所之外练习对生物治疗的控制，并给予必要的心理支持，将正向的行为模式继续下去。

参考文献

[1] 郭文斌，姚树桥，吴大兴. 生物反馈疗法在慢性疼痛治疗中的应用 [J]. 现代康复，2001 (18): 61－62.

[2] Sielski R, Rief W, Glombiewski J A. Efficacy of Biofeedback in Chronic－back Pain: a Meta－Analysis [J]. International Journal of Behaviour Medicine, 2017, 24 (1): 25－41.

[3] Walker, Jonathan E. QEEG－Guided Neurofeedback for Recurrent Migraine Headaches, Case Study of Trigeminal Neuralgia Using Neurofeedback and Peripheral Biofeedback [J]. CLINICAL EEG and NEUROSCIENCE, 2011, 42 (1).

[4] Kubik A, Biedroń A. Neurofeedback therapy in patients with acute and chronic pain syndromes—literature review and own experience [J]. Przegl Lek, 2013, 70 (7): 2－440.

[5] Miller D S, Talbot C A, Simpson W, et al. A comparison of naproxen sodium, acetaminophen and placebo in the treatment of muscle contraction headache [J]. Headache, 1987, 27

(7)：392 -396.

[6] Derry S, Wiffen P J, Moore R A, et al. Ibuprofen for acute treatment of episodic tension - type headache in adults [J]. Cochrane Database Syst. Rev. , 2015, 7 (07).

[7] Mark Trullinger, Neuro Thrive, Neuro Thrive, et al. Benefits of combining neurofeedback and physical therapy for chronic pain: A case study [J]. Life Strength Physical Therapy, J Headache Pain, 2009, 10 (5): 331 -339.

[8] Johannes Sarnthein, Daniel Jeanmonod. High thalamocortical theta coherence in patients with neurogenic pain [J]. NeuroImage, 2007 (10).

[9] Evers S, May A, Fritsche G, et al. Leitlinie der Deutschen Migräne - und Kopfschmerzgesellschaft und der Deutschen Gesellschaft für Neurologie [J]. Nervenheilkunde, 2008 (27): 933 -949.

[10] Nestoriuc, et al. Biofeedback treatment for headache disorders: a comprehensive efficacy review [J]. Appl. Psychophysiol Biofeedback, 2008, 33 (3): 40 -125.

[11] Andrasik. Biofeedback in headache: an overview of approaches and evidence [J]. Cleve. Clin. J Med. , 2010, 77 (3).

第14章 自闭症谱系障碍

神经反馈被应用于患有自闭症的个体。本章中“自闭症”一词指的是整个自闭症谱系障碍。本章基于关于神经反馈和自闭症的最新文献，讨论了几种关于自闭症谱系障碍的症状理论及对应的神经反馈、生物反馈的训练办法，列举了一些关于自闭症干预的实验及其使用的训练方法。最后给出了用神经反馈治疗自闭症的案例。

14.1 概述

自闭症谱系障碍（Autism Spectrum Disorder，ASD）是一种广泛性发展障碍，现多见于儿童身上。其病症包括异常的语言能力、异常的交往能力、狭窄的兴趣以及固执的行为模式。在这个谱系障碍中，儿童自闭症是儿童精神类疾病中最为严重的一种。

自闭症又称孤独症，是一种较为严重的发育障碍性疾病。它是一种先天精神疾患，不是心理疾患。典型的自闭症，其核心症状就是所谓的“三联症”，主要体现为在社会性和交流能力、语言能力、仪式化的刻板行为三个方面同时都具有本质的缺损。其主要症状如下：

（1）社会交流障碍。一般表现为缺乏与他人的交流或交流技巧，与父母之间缺乏安全依恋关系等。

（2）语言交流障碍。语言发育落后，或者在正常语言发育后出现语言倒退，或语言缺乏交流性质。

（3）重复刻板行为。兴趣狭窄、异常动作频繁、性格固执，不愿意接受改变。

非典型自闭症则在上述三个方面不全具有缺陷，只具有其中之一或其中之二。目前，自闭症越来越引起公众的注意（图14－1）。

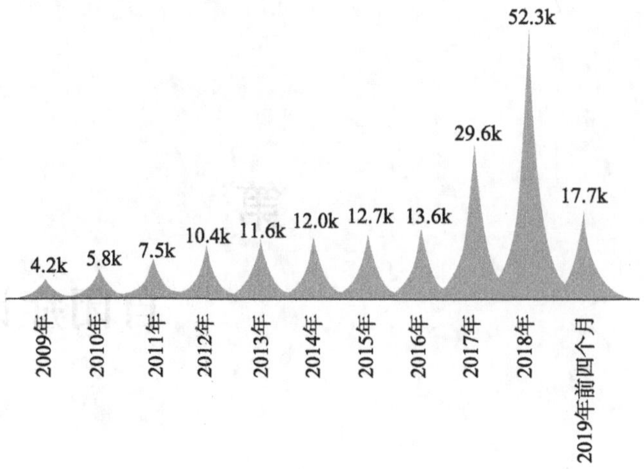

图 14-1 2010—2019 年自闭症相关新闻报道数量
（数据来源：慧科新闻搜索研究数据库，
媒体来源为报刊和客户端新闻）

提出自闭症谱系障碍的概念，主要是根据临床上的发现，很多患者未必在三个方面都有明显的缺损（如未必有刻板的行为），达不到典型自闭症的诊断标准，但是在社会性和交流能力方面还是有比较明显的缺陷，难以用一个特定的“标签”来命名。所以，引入“自闭症谱系障碍”这个概念，把自闭的相关行为表现看成一个谱系，程度由低到高，低端的就是“典型自闭症”，高端的就逐渐接近普通人群。

自闭症谱系障碍，除了在核心症状上的表现，还有一些外围症状，如听觉过敏、消化系统、免疫系统、感觉系统等方面的问题。这些问题对人的感官干扰很大，造成自闭症患者各种各样的怪异行为。他们当中可能会存在感知异常，表现为痛觉迟钝、对某些声音或图像特别恐惧或喜好等；有的还伴有消化不良和营养偏差、睡眠障碍等；其他常见行为还包括眼睛不看人、叫名字无应答、自言自语、转圈、不听指令、迷恋广告或天气预报、多动、注意力分散、发脾气、攻击、自伤等。

14.1.1 阿斯伯格综合征

阿斯伯格综合征（Asperger，AS）与孤独症同属于孤独症谱系障碍的亚型疾病（图 14-2），是一种较常见的儿童发育行为疾病，其发病率高于典型孤独症，是一种高端形式，属于一种高功能的自闭症。阿斯伯格综合征一般定义为“没有智能障碍的自闭症”，另一种说法称为“天才病”。

该病的患儿往往机械记忆能力很好，如认路、记忆火车时刻表、地铁站或公交站牌等；他们可能对某些领域或学科如生物、地理、自然等有较深入的了解。他们的智力和语言能力是正常的，有时甚至会使用一些成语、典故或者说出一些让大人感到吃惊的话，显得文绉绉。但是，他们和小朋友的相处却常常有冲突，虽然他们是有交流和交往愿望的，只是缺乏人际交往技巧，不懂得如何和别人交流，容易受同龄人排斥。

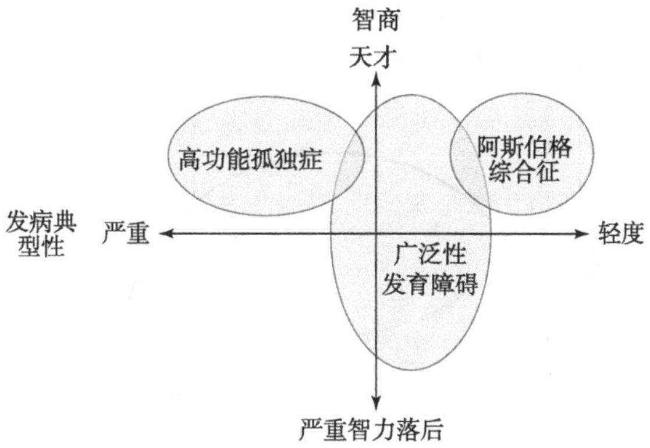

图 14－2　自闭症的具体分类

（源自公益网校 https：//www. gywx. org/article/571）

另外，他们可能行为比较刻板、固执，思考问题直来直去，显得不灵活，还存在手眼协调能力以及精细动作能力差等问题。比较讨厌写作业，可以口若悬河般地说出某件事情，却不能将所说的写在作业本上。阿斯伯格综合征患者倾向于过多地谈论自己的特殊兴趣，而无法解读对方的非语言暗示。他们可能会使用迂腐的短语或单调、缺乏韵律的声音（语调、响度变化、音高、节奏）。

这些表现在每一个孩子身上不尽相同，程度也不一样，但是他们有着共同的核心障碍：社交困难。因为其语言及智力水平发育大多正常，所以孩子的社交困难往往在早期不易被家长和老师察觉，加上国内对该症认识不足，造成其漏诊误诊较多。

14.1.2　自闭症的干预手段

自闭症谱系障碍目前还没有办法治愈，通常采用多模式方法进行干预，包括饮食、药物、言语治疗、心理治疗、行为矫正和教育等来减少症状，提高生活技能和社会适应性。在过去 15 年里，增加了两种新方法，即 EEG 生物反馈和外围生物反馈。目前，用神经反馈干预自闭症谱系障碍的研究也越来越多。

14.2　自闭症的脑电特征及干预

自闭症患者经常和焦虑症患者有相似的脑电波模式。图 14－3 所示为一名 10 岁的被诊断患有自闭症的男性患者静息状态睁开眼睛的 EEG。这种 EEG 模式也可能在一些患有阿斯伯格综合征或患有焦虑症的患者中看到。

焦虑是自闭症的一个关键症状。一些患有阿斯伯格综合征的成年人最初被诊断患有焦虑症或恐慌症。在最初的日常生活中，可能焦虑症状最明显。使用低分辨率电磁层析成像评估（LORETA）（Pas－cual－Marqui，Esslen，Kochi，Lehmann，2002）前扣带回的布罗德曼脑分区（BA）通常是 qEEG 发现的一个来源，与规范数据库不同。

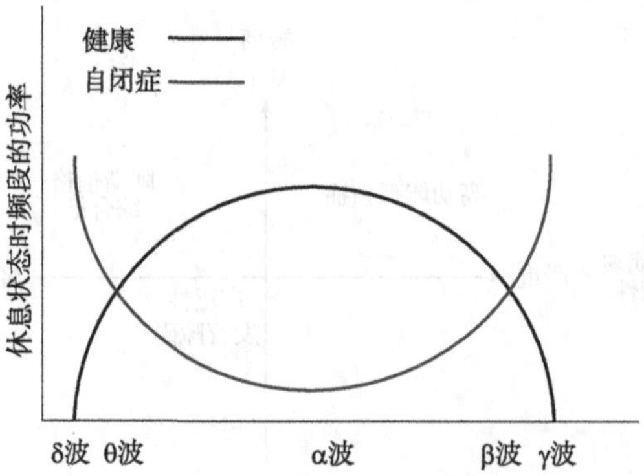

图 14-3　静息态时 EEG 自闭症谱系和正常群体的示意性说明（附彩插）
（源自：Resting state EEG abnormalities in autism spectrum disorders，
2013.09.16 发表于 Journal of Neurodevelopmental Disorders）

在自闭症谱系中，通常可以观察到过多的 3～8 Hz、13～14 Hz 以及 20 Hz 以上的高频 β 波。在自闭症的患者中，除了焦虑之外，还可能与其他重要症状相关，包括情绪调节不良、注意力不集中和执行功能障碍。

F6 电极位于非优势额叶的一个区域，该区域是 F5 的同源位点，位于左半球布洛卡区域附近。这些正面位置是第一个被确定为镜像神经元区域的区域。在患有自闭症的儿童中，与标准数据库相比，他们的 EEG 差异可以在 F3 和 F4 处看到，F3 和 F4 是最靠近额叶镜像神经元区域的 10～20 个位点。

儿童的 Cz 和成人的 Cz 电极部位位于中心，是这些患者开始进行神经反馈训练的主要位置，因为相比于前扣带这些位置，它的影响更小，并且因为这些部位相对自由，已经成功地用于对患有注意力缺陷/多动障碍的儿童进行神经反馈。

14.3 支持神经反馈干预症状的理论

14.3.1 镜像神经元系统——Mu 节律

镜像神经元系统（Mirror Neuron System，MNS）假设参与了复制适当的社会互动，这对理解和预测他人的行为至关重要。大脑左半球的重要镜像神经元系统区域（右侧有相应区域）包括 F5 前额颞极、颞顶叶连接、前岛叶和前扣带回。假设每个区域具有与皮质区域的功能相对应的镜像功能。镜像神经元与边缘系统有很强的联系，包括前扣带。扣带皮层和岛状皮层都含有镜像神经元细胞。功能性磁共振成像研究表明，镜像神经元系统的活动与共情关怀和人际交往能力相关。也有研究表明，患有自闭症的儿童在需要反映不同情绪的面部表情的任务中，镜像神经元系统区域的活动减少。所以一些实验在 C4 位置进行训练，以便增加 Mu 节律，分别定义为 8～13 Hz 和 10～13 Hz 活动。在这些实验中，被试者都是患有自闭症的儿童。研究人员报告说，他们的面部识别能力得到提高，并且认为训练对右半球的镜像神经元系统有影响。Mu 节律在运动皮层的 C3 和 C4 电极处测量，与静息态有关，当对侧手运动或被试者想要移动手或观察手时，Mu 节律减弱（训练是否增加 Mu 节律、α 波、SMR 或这些脑波的某些组合是一个有趣的研究问题，因为 Mu 节律不是通过其形态或反应性确定的，而是通过研究中的频率范围和位置来确定的）。

14.3.2　他人心理理论

心理理论（Theory of Mind，TOM），有时更准确地称为“他人心理理论”，由 Hill 和 Frith 在 2003 年提出。它包括“对自我和他人都进行心智化”的能力。该模型除了涉及前额叶皮层（前副扣带皮层）、颞顶叶交界处和颞极之外，还涉及后脑（顶叶和颞叶区域）的表征性思维、TOM 的应用和执行的前额叶区域。TOM 理论认为，大脑这些方面的任何一个组成部分的错误都可能导致无法理解社会交流，特别是他人的直觉和理解，理解他人的感受或想法，该理论还提到枕叶和颞叶之间的协调性较差。通过脑电波的相干信号分析可以对这一假说进行验证，如图 14－4 所示。ASD 个体显示半脑内的相关性增强，半脑间的相关性减弱，局部网络的连通性降低。基于此相干性的差异，可以通过神经反馈针对相干性进行训练。

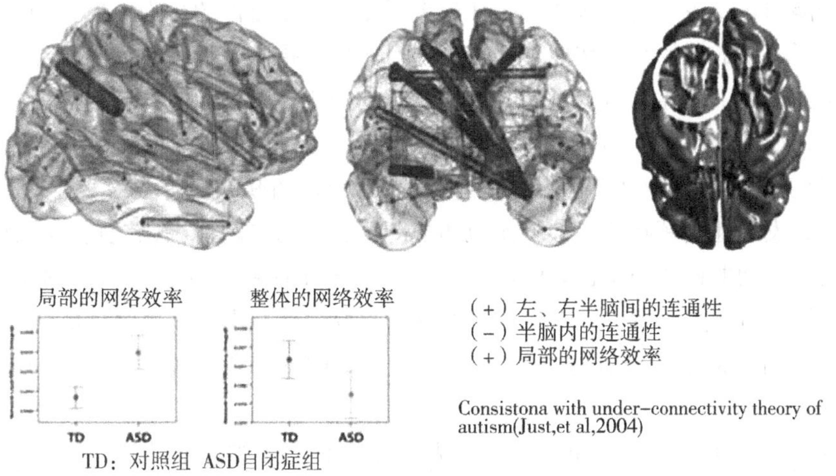

图 14－4　自闭谱系障碍儿童在皮质层连通性方面的差异性

14.3.3　较弱的中央连通性

弱中心一致性理论试图解释一些不包括在前面讨论的 TOM 中的症状，包括保持同一性的需要以及患有自闭症的人的特殊兴趣和才能。自闭症患儿似乎关注无关紧要的细节或记忆，而不能抓住上、下文和整体。他们执着于细节，看不到大局。防御性行为可能包括僵硬、重复的动作以及强迫性甚至是持续性的行为。

较弱的中央连通性可能与大脑各区域之间缺乏适当的连接有关。连通性特别指的是大脑后感觉处理区域（包括舌回）和调节感觉输入反应的额叶区域之间的连接（“自上而下”的调节）。造成这种缺陷的一个原因可能是在早期生活中正常发育的“修剪”失败，消除了某些大脑连接，这些连接负责优化神经功能的协调（Hill，Frith，2003）。自闭症患者的总 EEG 一致性的异常（弱的连通性），以及伴随这些一致性异常的正常化过程中，自闭症的症状逐步改善，这一观察说明较弱的中央连通性是一个合理的、可研究的假设。所以，重建各个大脑区域之间的连通性，是自闭症训练的一个尝试。IFL Othmer 方法就试图增加左右半脑及前后脑区之间的关联性。除了连贯性训练外，还会增加感觉运动节律（13～15 Hz）。可以进行假设，一旦丘脑正确地控制传入的感觉信息（感觉运动节律（SMR）训练改变了丘脑皮层的触发模式的结果），焦虑症患者就可能较少受到感官刺激的影响。

14.3.4 执行功能弱化

第三种认知理论的提出是为了解释前两种理论中没有包含的特征，即自闭症患者的执行功能（包括注意力、计划、抑制和思维灵活性）似乎受到了损害。伦敦塔测试（1982）可以评估执行功能的许多方面，而那些患有自闭症的人在这项测试中得分很低。伦敦塔测试包括 10 次改变彩色圆环位置的试验，把它们放在 3 个挂钩上，模仿考官展示的图案。它要求被试者抑制即时反应、计划、改变思维定式、使用工作记忆、发起经过深思熟虑的反应，然后监控和评估该反应的结果。

执行功能弱化说主要用来解释自闭症患者的刻板和重复性的行为。执行功能是个体进行问题解决时所必备的神经心理技能，涉及很多目的性、指向性行为的适应过程，如计划、抑制控制、工作记忆、弹性思考与行动等。执行功能弱化，对自闭症患者的仿说、反复性的思考和动作、缺少计划、难以抑制不适当的反应等做出了解释。

一些研究显示，大脑的前额叶与执行功能有着密切的联系。有人对 2～4 岁的自闭症患儿进行检查，发现他们额叶的局部脑血流明显降低，表示自闭症患儿大脑额叶成熟延迟。

所需的认知功能都依赖于良好的前额叶功能。部分原因可能是 F5 电极附近的背外侧前额皮质，在许多自闭症患者中，这一区域被认为是脑电图数据库规范之外的区域。接受过神经反馈训练的阿斯伯格综合征患儿，在伦敦塔实验中的表现有所改善（Knezevic，Thompson，Thompson，2010）。

Thompson 在 ADD 中心进行的另一项有趣的研究检测了神经反馈对儿童在阅读快乐或不快乐故事后情绪的影响。经过神经反馈训练后，阿斯伯格综合征患者的反应与神经型对照组相似，并且在阅读快乐的段落后评价为更积极的（Martinez，2003）。他们假设在这些研究中观察到的改善可能与对 Cz 和 Fz 前扣带皮层的训练有关，因为前扣带皮层影响情感和执行网络（Thompson，2015）。前扣带皮层有许多连接，包括与左背外侧额叶皮质的连接（在 F3 和 F7 之间的区域，之前也提到该区域含有镜像神经元）。Kouijzer、De Moor、Gerrits、Congedo 和 Van Shie（2009）已经提出在执行功能的改善上使用 Cz 放置的神经反馈可以抑制 4～8Hz 频率的波增强 12～15Hz 频率的波。他们使用伦敦塔实验和密尔沃基卡片分类测试来衡量神经反馈的改进（Osmon，Suchy，1996）。所以，增强前脑和前庭功能的训练有助于改善自闭症的这一症状。

14.3.5 多层迷走神经理论

Stephen Porges（2003，2004，2007）指出，平静的面部表情、低声的语调和不良的听力与调节面部和头部横纹肌的神经通路有关，声音和面部表现力较差、眼睛接触较少（眼睑下垂）以及松弛的中耳肌肉（垂肌）与减少通路上的肌肉张力有关，这都使得将人类的声音与背景噪声区别开来更加困难。此外，Porges 讨论了所谓的“社会参与系统”与下丘脑－垂体－肾上腺轴、催产素和血管加压素的神经肽以及免疫系统之间的神经生理学相互作用。他指出，有髓迷走神经张力的训练对自闭症是有帮助的（Porges，2003）。2008 年，ISNR 年会上提出的神经协同系统理论，即生物反馈“自下而上”的训练与他们的神经反馈“自上而下”训练相结合。对前扣带皮层的神经反馈训练影响整个边缘系统和脑干核，也可以通过反馈回路影响自主系统（右岛叶主要与交感神经功能有关，左岛叶主要与副交感神经功能有关）（Devinsky，Morrell，Vogt，1995）。Porges 的多层迷走神经理论支持研究者在神经反馈中加入放松导向的生物反馈（Gevirtz，2010）。

14.4 文献和训练方案汇总

表 14－1 列出了关于自闭症研究的一些文献及其中所采用的训练方法。

表 14－1 截至 2011 年关于自闭症的文献及训练方法

作者和发表的年份	样本数	实验设计	被试者年龄/岁	训练方法和训练位置	训练次数/次
Sichel, Fehmi & Goldstein, 1995	1	案例分析	8	抑制 4～8Hz，奖励 12～15Hz；P3，P4，Pz	31
Jarusiewicz，2002	24	前后对比	4～13	抑制 2～7Hz 和 22～30Hz，奖励 10～13Hz；C4	20－69
Scolnick，2005	5	案例分析	12～16	抑制 2～10Hz 和 22～30Hz，奖励 8～11Hz，12～15Hz 和 15～18Hz；Fz，Cz，Pz，C4，T6	24－31
Coben & Padolsky，2007	49	前后对比	3～14	抑制过度连通性	20
Kouijzer，de Moor，Gerrits，Congedo，& van Schie，2009	14	前后对比	8～12	抑制 4～7Hz，奖励 12～15Hz；C4	40
Kouijzer，van Schie，de Moor，Gerrits & Buitelaar，2010	20	前后对比	8～12	抑制 3～7Hz 和小的调整；Fz，Cz，F4	40
Thompson，Thompson，& Reid，2010	159	案例分析	5～58	抑制 3～7Hz，奖励 12～15Hz；Cz，Fz	40－60
Kouijzer，van Schie，Gerrits，Buitellar，& de Moor，评审中	38	前后对比	12～18	抑制 2～7Hz 和小的调整，Cz，CFz	23－40

据报道，自闭症患者神经反馈的反应率有所不同，有的研究报告显示响应率为 54%～76%（Coben，Padolsky，2007；Kouijzer 等，2009b；Kouijzer 等，2010；Kouijzer 等，正在审查中）。这意味着超过一半的自闭症患者可以通过神经反馈训练来改变他们的 EEG 活动。与

此同时，还有一大批随着时间的推移无法响应神经反馈的自闭症患者。

基于目前很多医院和诊所的实践经验，可能有效的方法是生物反馈和神经反馈的结合。建议的做法如下。

首先，解决干扰患者与护理人员进行建设性互动的症状，依次是焦虑、冲动、注意力，执行功能；最后，让自闭症患者理解和回应社会互动。治疗师必须建立一个平静、放松、专注于患者（几乎心灵感应）和反馈屏幕的模型。如果儿童患有自闭症，治疗师可以在早期课程中使用最少的语言表达。患者交流困难的关键是焦虑，所以这是首先要解决的问题。

可以使用心率变异性减少焦虑（或者只是在幼儿或没有佩戴呼吸带和脉搏传感器的人身上进行腹部呼吸，而不是坐立不安）。这与通常集中在前扣带皮层上的神经反馈相结合，尽管也可以解决其他部位的细长的 β 波，如右额叶皮质。如果儿童没有达到接受心率变异性生物反馈的水平，他/她只需要学习膈肌呼吸（腹部呼吸）或暖手。这与同步感觉运动节律训练相结合，通常在 C4，这也有助于稳定皮质，减少冲动，并使患者平静。

除了影响调节，在中心位置的训练（Fz 或 Cz）也将有助于提高注意力广度和集中度，并改善执行功能。目前，有些文献支持神经反馈对注意力持续时间相关症状的疗效（Arns，de Ritter，Strehl，Breteler，Coenen，2009）以及神经反馈对注意力缺陷/多动障碍的长期影响（Gani，Birbaumer，Strehl，2008）。随着训练的进展，患者变得放松、平静、专注，神经反馈与认知和社交策略相结合，更加强调执行功能和社交意识。后者可能涉及 T6（激活）附近和镜像神经元区域（如 F5）的一些训练。

在完成振幅训练之后，将解决存在的相干异常，可以使用神经反馈来解决相干性和相位偏差。

14.5 案例

此案例来自克罗地亚的研究者 Ivana Zivoder，Sanja Martic - Biocina，Ana Vodanovic Kosic，Josipa Bosak 等发表于 *Psychiatria Danubina* 的论文（2015，27（1）：391 - 394）。为了不增加篇幅，此处进行了摘略。

14.5.1 背景

2010—2011 年，对 10 名儿童（$N=10$，7 名男性和 3 名女性）进行神经反馈治疗，年龄范围为 4 ~7 岁，已被诊断为自闭症谱系障碍（功能性强），语言发育受到非特异性损害，并且沟通困难。根据对功能变化的估计（父母、教师和治疗师的评级以及在治疗之前、期间和之后监测儿童的所有其他专家）和跟踪电生理学的变化来进行治疗评估。

14.5.2 训练目标

减少自闭症的核心症状，提高患儿的生活质量。

14.5.3 训练前的评测

训练前对每个患儿进行以下工作：

- 分析和研究病历（包括诊断和以往的治疗记录）；
- 与患儿父母的结构化交流；
- 测量患儿 Cz 位置的脑电波基准值。

14.5.4 神经反馈训练前的适应期

考虑到这些孩子的具体问题及其敏感性，其中 90% 必须经历适应期 - 传感器放置，决定接受何种反馈（听觉或视觉）、安排治疗师等。适应期因人而异，一般为 5 ~ 10 次（除了一个孩子不需要任何适应期）。在适应期结束后，孩子们可以接受治疗条件，愿意粘贴传感器。所有孩子都成功度过了适应期。

14.5.5 神经反馈训练

根据初始的评估为每个儿童制定单独的训练协议：①电极位置按照国际 10 - 20 系统；②定义被禁止或奖励的频段；③每次疗程的平均持续时间为 15 ~ 20min。

1. 训练案例一

P. K.，男，5 岁（2006 年）。初步评估：在注意力范围、运动技能、社会关系、沟通、游戏和想象力以及语言障碍方面存在困难。

1）神经反馈治疗

神经反馈治疗 65 个疗程。施用方案如下。

（1）Cz：抑制 δ 和 θ 波（2 ~ 7Hz），增强 SMR 和 β 波（12 ~ 15Hz），抑制高频 β 波（22 ~ 30Hz），30 个疗程。

（2）C4：抑制 δ 和 θ 波（2 ~ 7 Hz），强化 SMR 和 β 波（12 ~ 15 Hz），抑制高频 β 波（22 ~ 30 Hz），15 个疗程。

（3）F3：抑制 δ 和 θ 波（2 ~ 7 Hz），强化 SMR 和 β 波（14 ~ 18 Hz），抑制高频 β 波（22 ~ 30 Hz），20 个疗程。

2）治疗实施、评估和结果的描述

参加神经反馈治疗大约一年。10 次训练后，他在运动技能和注意力范围内发现了显著的变化——开始轮滑，在白天更加清醒，并对周围环境更感兴趣。在稳定这些变化后，另一个方案被用于改善沟通、情绪和情绪表达。经过所有 65 次治疗后，父母表示他的沟通能力更强，对其他人更开放，有更好的理解，更愿意做各种各样的任务。他使用更复杂的语言，如三个单词的句子，可以说得很清楚，并使人容易理解。

2. 训练案例二

E. V.，女，5 岁（2005 年）。初步评估：注意力、言语和社会关系方面存在困难，特别是在比赛时。

1）神经反馈治疗

神经反馈治疗 30 个疗程，施用如下方案。

（1）Cz：抑制 δ 和 θ 波（2 ~ 7Hz），强化 SMR 和 β 波（12 ~ 15Hz），抑制高频 β 波（22 ~ 30Hz），20 个疗程。

(2) C4：抑制 δ 和 θ 波（2～7 Hz），强化 SMR 和 β 波（12～15 Hz），抑制高频 β 波（22～30 Hz），10 个疗程。

2）治疗实施、评估和结果的描述

女孩的主要原因是注意力和社会关系的困难，特别是在比赛时。她有一个妹妹，但她从未表现出对游戏和友谊的任何兴趣。她的注意力短暂且分散，还有语言障碍和独特的情绪敏感性。感觉运动区域有 30 个疗程，我们观察到更好的情绪功能、社交功能和注意力范围。她对周围的环境感兴趣，她开始和妹妹一起玩，并用电脑玩游戏。

3. 训练案例三

B. K.，男，4 岁（2007 年）。初步评估：困难集中，运动技能和言语理解困难。

1）神经反馈治疗

神经反馈治疗 40 次。施用如下方案。

(1) Cz：抑制 δ 和 θ 波（2～7Hz），强化 SMR 和 β 波（12～15Hz），抑制高频 β 波（22～30Hz），20 个疗程。

(2) C4：抑制 δ 和 θ 波（2～7 Hz），强化 SMR 和 β 波（12～15 Hz），抑制高频 β 波（22～30 Hz），10 个疗程。

(3) F3：抑制 δ 和 θ 波（2～7 Hz），强化 SMR 和 β 波（12～15 Hz），抑制高频 β 波（22～30 Hz），10 个疗程。

2）治疗实施、评估和结果的描述

男孩在聚焦和运动、言语以及理解抽象思想和与其他人对话的方面存在问题。没有适应期，并且管理了 40 个疗程。我们注意到他在情绪和社交方面以及聚焦方面的功能更好，运动技能也有所提高。

14.5.6 训练后的评估

根据以下方法进行评估治疗：

(1) 估计功能变化（父母、教师和治疗师评级，以及在治疗前、治疗期间和治疗后监测孩子的所有其他专家）；

(2) 跟踪电生理学的变化；

(3) 行为（更少的暴力，更多的合作，更好的沟通）；

(4) 注意力；

(5) 感觉运动技能。

14.5.7 结论和讨论

大多数有正面行为的变化（更少的暴力，更多的合作，更好的沟通）及注意力范围和感觉运动技能改善。根据家长、教师、治疗师和其他专家的评估，所有孩子的日常功能水平都有了一定程度的提高。治疗次数在 40～60 次。平均而言，自闭儿童需要 5～10 次尝试才能适应这种方法。神经反馈可以帮助自闭症儿童通过改善注意力、行为和感觉运动技能来增强其功能。

本章小结

利用生物反馈干预自闭症的理论有镜像神经元系统——Mu节律（可以增强Mu节律）、他人心理理论（增强和他人心理理论相关的脑区的脑电波相干性）、较弱的中央连通性（增强不同脑区的连通性）、执行功能弱化（生物反馈或神经反馈激活前庭和脑前区）、多层迷走神经理论（用HRV训练等）。从已有的文献中我们可以学习针对自闭症的训练方法，并给出了将生物反馈和神经反馈结合时的训练步骤。最后，通过针对10名4~7岁自闭症患儿的训练案例，说明了训练的方案、效果及注意事项。

参考文献

[1] Jun Wang, Jamie Barstein, Lauren E Ethridge, et al. Resting state EEG abnormalities in autism spectrum disorders [J]. Journal of Neurodevelopmental Disorders, 2013 (9).

[2] Marcel Adam Just, Timothy A. Keller, Vicente L. Malave, et al. Autism as a neural systems disorder: A theory of frontal - posterior underconnectivity [J]. Neuroscience & Biohavioral Reviews, 2015, 36 (4): 313 - 1292.

第15章 认知障碍

本章谈到的认知障碍包括儿童的学习障碍（Learning Disorders，LD），如计算障碍（Dyscalcuri）、阅读障碍（Legisnety）和成年人因为疾病或其他原因引起的认知功能的退化（Cognitive Impairment）。儿童和青少年的学习障碍、学习困难综合征，已引起教育工作者、医学工作者、心理工作者及家长的广泛重视，逐步开发了结合学习策略、神经生理干预、心理干预、社会家庭支持的综合体系，神经反馈在此方面发挥越来越重要的作用。成年人的认知退化，以至于老年痴呆症，给家庭、医疗和社会带来的压力在迅速增加，如何延缓衰退过程，提高他们的生活自理能力，是此类研究的重点。本章介绍了针对认知障碍的常用训练方法，并介绍了一个阅读障碍男孩的治疗案例。

15.1 学习障碍症

学习障碍是指从发育的早期阶段起，儿童获得学习技能的正常方式受损。这种损害既不是单纯缺乏学习机会的结果以及智力发展迟缓的结果，也不是后天的脑外伤或疾病的结果。这种障碍来源于认识处理过程的异常，由一组障碍所构成，表现在阅读、拼写、计算和运动功能方面有特殊和明显的损害。到目前为止，我国学术界对学习障碍还没有一个统一明确的界定。在学术界大家认可的定义如下：

（1）LD 儿童的总体智商（IQ）基本在正常范围内，也有的偏低或偏高；

（2）在听、说、读、写、计算、思考等学习能力的某一方面或某几方面表现为显著困难；

（3）大多数 LD 儿童伴有社会交往和自我行为调节方面的障碍；

（4）其原因是个体内在的大脑中枢神经系统功能不全所致；

（5）需要排除由于精神发育迟滞、视觉障碍、听觉障碍、情绪障碍等或由于受经济、文化水平的影响，以及由于未能接受正规教育而产生的学习方面的障碍。

15.1.1 学习障碍的分类

1. 阅读困难

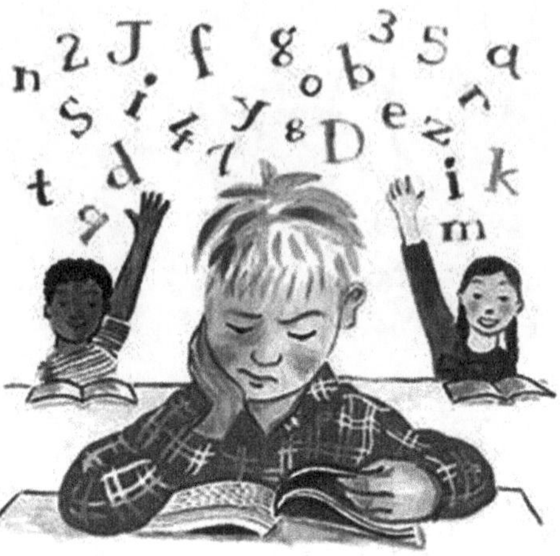

图 15－1 阅读困难

阅读是一个需要多种认知过程（如知觉、记忆理解、概括、比较、推理等）参与的学习活动，只要儿童在这些认知能力的任意一种上存在问题，都会影响阅读能力，因而阅读困难在学习困难儿童中普遍存在（图 15－1）。其表现包括：①阅读习惯方面，阅读时动作紧张、皱眉、咬唇、侧头阅读或头部抽搐；迷失位置，找不到是从哪里开始阅读等。②朗读方面，常常省略句子中的某一个字或某几个字；任意在句中加字插字；任意将句子中的字用其他字替换；将词组的前后字任意颠倒；阅读不流畅，在不适当的地方停顿；声音尖锐，喘气声很大等。③回忆方面，首先回忆基本事实困难，无法回答文章中有关时间、地点等基本事实的问题；而且序列回忆困难，无法按故事情节的先后顺序来复述故事；同时还有主题回忆困难，无法说出所阅读内容的主题。④理解技能方面，逐字理解有困难，无法正确说出阅读内容中的细节和一些特定信息；理解能力较差，不能从阅读材料中得出结论，无法比较观点之间的差异、无法把新的观点与学习过的观点综合起来，无法将阅读材料与自己的生活结合起来、无法分析作者的意图和信念、无法将阅读材料互相比较；⑤阅读策略的运用方面，难以划出重点、无法认识阅读材料的性质、无法划分段落等。

2. 书写困难

研究发现，许多学习困难儿童在精细动作能力上发展不足，造成了不同的书写困难。书写困难也叫书写缺陷或视觉－动作整合困难。学习困难儿童典型的书写困难表现一般包括：①握笔方法不正确；②书写姿势不正确；③力量控制不当；④字体大小不均匀；⑤字间距不当；⑥笔画不正确；⑦字迹潦草；⑧字混写，特别是在写拼音字母或数字时，分不清 6 与 9、5 与 2、b 与 d、p 与 q 等。

3. 数学困难

数学学习也是一个需要多种认知过程参与的活动，特别是需要具有良好的推理、分类、组合、抽象、概括等能力。另外，在解答应用题和学习代数中语言能力有着十分重要的作用。儿童在学习数学前应该已具备了一些准备技能，如按大小、形状、颜色、材料来比较、分类、配对、排列物体的能力，认识到总体是部分之和，认识 10 个阿拉伯数字并了解其含义，把一种物体里的所有个体一一分配给不同的对象，能模仿和回忆物体的空间排列等。学习困难儿童在数学学习上的困难主要包括：①阅读与书写数字困难；②数数困难；③数位困难；④计算技能不良；⑤问题解决缺陷；⑥空间组织困难等。

15.1.2 改善学习困难的方法

目前，改善学习困难的主要方法有特教补救学习、系统改善学习习惯、视觉治疗、语言治疗、物理治疗、食物疗法、感觉统合治疗、针灸等。

长期来说，这些协助的方式并无法达到自身改善的目的，特别是目前国内流行的感觉统合治疗训练，因为这些疗法大多是针对表现出的行为而忽略了真正造成这些现象的原因。

15.2 认知障碍症

认知是人脑接收外界信息，经过加工处理，转换成内在的心理活动，从而获取知识或应用知识的过程。它包括记忆、语言、视空间、执行、计算和理解判断等方面。认知障碍是指上述几项认知功能中的一项或多项受损，并影响个体的日常或社会能力，是心理障碍之一（图 15－2）。当上述认知域有两项或以上受累，并影响个体的日常或社会能力，可诊断为痴呆。

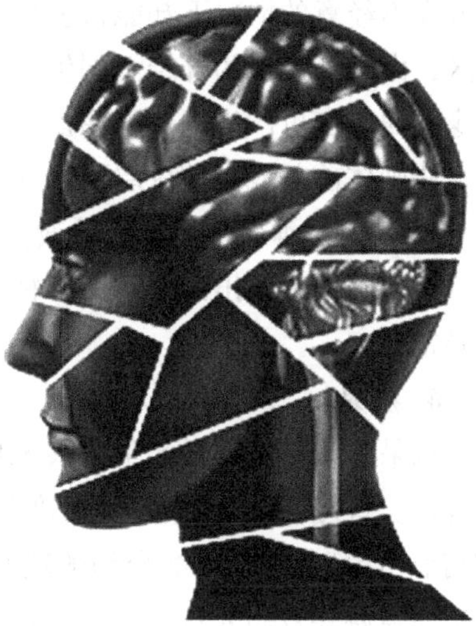

图 15－2 认知障碍

15.2.1 认知障碍的表现形式

人脑所涉及的认知功能范畴极其广泛，包括学习、记忆、语言、运动、思维、创造、精神、情感等。所以，认知障碍的表现形式也多种多样，这些表现可单独存在，但多相伴出现。

1. 学习、记忆障碍

学习、记忆是一种复杂的动态过程，记忆是处理、存储和回忆信息的能力，与学习和知觉相关。记忆过程包括感觉输入、感觉记忆、短时记忆、长时记忆、存储信息的回忆等过程。短时记忆涉及特定蛋白质的磷酸化和去磷酸化平衡，而长时记忆除特定蛋白质的磷酸化改变外，还涉及新蛋白质的合成。在大脑皮层不同部位受损伤时，可引起不同类型的记忆障碍，如颞叶海马区受损主要引起空间记忆障碍，蓝斑、杏仁核区受损主要引起情感记忆障碍等。

2. 失语

失语是指语言交流能力障碍。患者在意识清晰、无精神障碍及无严重智能障碍的前提下，无视觉及听觉缺损，亦无口、咽、喉等发音器官肌肉瘫痪及共济运动障碍，却听不懂别人及自己的讲话，说不出要表达的意思，不理解也写不出病前会读、会写的字句等。传统观念认为，失语只能是由大脑皮层语言区损害引起。通过 CT 证实，位于优势侧皮层下结构（如丘脑及基底节）病变也可引起失语。

3. 失认

失认是指患者在并无视觉、听觉、触觉、智能及意识障碍的情况下，不能通过某一种感觉辨认以往熟悉的物体，但能通过其他感觉通道进行认识。例如，患者看到手表而不知为何物，通过触摸手表的外形或听表走动的声音，便可知其为手表。

4. 失用

失用是指患者在并无任何运动麻痹、共济失调、肌张力障碍和感觉障碍，也无意识及智能障碍的情况下，不能在全身动作的配合下，正确地使用部分肢体功能去完成那些本来已经形成习惯的动作，如不能按要求做伸舌、吞咽、洗脸、刷牙、划火柴和开锁等简单动作，但病人在不经意的情况下却能自发地做这些动作。一般认为，左侧缘上回是运用功能的皮层代表区，由该处发出的纤维至同侧中央前回，再经胼胝体而到达右侧中央前回。因此，左侧顶叶缘上回病变可产生双侧失用症，从左侧缘上回至同侧中央前回间的病变可引起右侧肢体失用，胼胝体前部或右侧皮层下白质受损时可引起左侧肢体失用。

5. 其他精神、神经活动的改变

患者常常表现出语多唠叨、情绪多变、焦虑、抑郁、激越、欣快等精神、神经活动方面的异常改变。

6. 痴呆

痴呆是认知障碍最严重的表现形式，是慢性脑功能不全产生的获得性和持续性智能障碍综合征。智能损害包括不同程度的记忆、语言、视空间功能障碍、人格异常及其他认知（概括、计算、判断、综合和解决问题）能力的降低，患者常常伴有行为和情感的异常，这些功能障碍导致病人日常生活、社会交往和工作能力的明显减退。

15.2.2 认知功能的康复

临床上把认知损害进行分类，如执行功能障碍、记忆障碍、视空间障碍等，采取有针对性的、反复的训练，在训练中注意目的性和趣味性，使病人较为容易接受。

临床上常用的药物如下：

（1）改善脑血流的治疗，包括二氢麦角碱制剂，如喜得镇、活血素、依舒佳林、凯尔等；

（2）改善脑部供氧的治疗，如高压氧舱、都可喜等；

（3）改善学习和记忆的药物，如脑复康（吡拉西坦）、三乐喜（阿尼西坦）等；

（4）神经营养药物，如神经生长因子、脑活素、爱维治、胞二磷胆碱、能量合剂等。

上述药物虽然在临床上常用，但尚缺乏循证医学证据。

针对性的药物治疗：尼膜同（尼莫地平）是钙离子拮抗剂，可对抗钙内流到细胞内，其改善血管性认知功能障碍的可能机制为如下。

（1）增加脑血流量，改善脑缺血；

（2）消除细胞内钙超载，免除细胞死亡；

（3）抑制脂质过氧化，清除自由基。

15.3 认知障碍的生物反馈训练

本节列出了在 PubMed 发表的关于认知障碍方面的训练方法及其脑电特征异常。目前，关于此方面的训练都是基于小样本集的研究。需要进一步研究利用改进的数据收集和分析、更严格的对照组和更大的样本量来支持和复制这些发现。

15.3.1 θ/α 比率训练

Fernández 和 Harmony 自 2000 年开始进行用神经反馈来改善儿童的学习障碍的研究。按照已有的脑电特征发现：学习障碍儿童（LD）脑电波的 θ 波绝对值和相对功率值均高于正常儿童，而 α 波活动缺乏。选择 10 个 LD 儿童，其具有高于正常值的 θ 与 α 波绝对功率比率（θ/α）。将儿童分成两组，以便为每组保持相似的智商值、TOVA 值、社会经济状况和性别。在实验组中，神经反馈训练作用于具有最高比率的区域，每当比率低于阈值时触发声音。以每周 2 次的频率进行 20 次，每次 30min 的训练。在对照组中用安慰剂治疗，在 20 次训练结束时，获得了 TOVA、WISC 和 EEG。实验组的 WISC 表现有显著改善，而对照组未观察到。实验组的脑电图绝对功率在 δ、θ、α 和 β 频段下降。对照组儿童仅观察到 δ 频段中相对功率的降低。在实验组中观察到的、并且在对照组中未观察到的所有变化表明实验组中更好的认知表现和 EEG 的更多改善，这表明变化不仅归因于发育，而且归因于神经反馈治疗。

两年后对这些儿童进行随访，对照组儿童的脑电图成熟滞后增加，达到异常高的 θ 波相对功率值；没有积极的行为改变继续，神经系统诊断仍然是 LD。相比之下，实验组中脑电图的改善继续存在，伴随着积极的行为改变，反映在 LD 症状的缓解中。

2007 年类似的研究在更多的学习障碍儿童中进行。11 名学习障碍儿童进行 20 次、每次 30min 的神经反馈训练，以减少他们异常高的 θ/α 比率（实验组）。另外，5 名具有相同特征的 LD 儿童接受安慰剂治疗（对照组）。在对照组中，未观察到行为或 EEG 的变化。在实验组中，治疗后儿童立即表现出行为和认知改善，但在当时的 EEG 测量中几乎没有观察到改变。然而，治疗后两个月的 EEG 中观察到许多变化：θ 频段的功率减少，主要发生在左额叶和扣带区域；α 频段的功率增加，主要是右颞叶和右前额区域；以及 β 频段的功率增加，主要在左侧颞叶、右侧额叶和扣带皮层区域。总之，对于任何脑电波中异常高的 θ/α 比率的 LD 儿童，神经反馈可能是一种有效的治疗方法。在 EEG 观察到的变化可能反映了儿童在其行为和认知活动中经历的改善的神经生理学基础。

此课题组也对反馈的形式进行了进一步研究，他们比较了视觉（睁眼）与听觉（闭眼）反馈的效果。将具有异常高 θ/α 比率的 20 个 LD 儿童随机分配到听觉或视觉组，当 θ/α 比率降低时，分别使用 500Hz 音调或视觉刺激（白色方块）作为正向反馈。两组均有 EEG 改善的迹象，但是只有听觉组显示出更多的行为/认知改善。总之，听觉反馈在降低 θ/α 比率方面更有效，并且它比视觉强化物更能提高认知能力。

15.3.2 增强 β 波和抑制 θ 波

很多学习障碍的儿童共患 ADHD，表现出 ADHD 的类似症状和脑电特征，所以 ADHD 的训练方法——增强 β 波、抑制 θ 波对此类脑电特征的 LD 同样有效。18 名患有 ADD/ADHD 的儿童，其中一些儿童也患有 LD，年龄为 5~15 岁，被随机分配到两组。实验组包括 40 次 45min 的神经反馈训练，以增强 β 波活性和抑制 θ 波活性，间隔超过 6 个月。对照组没有接受 EEG 生物反馈训练，也没有其他心理治疗或药物治疗。所有被试者在治疗前和治疗后进行 IQ 测量，并且父母进行针对疏忽、多动和攻击性/挑衅（对立）行为的评定量表评定。在治疗后，实验组与对照组相比，K-Bit IQ 复合物显示出显著增加（平均 9 个点）（$p<0.05$）。实验组，父母评定的注意力不集中行为显著减少（$p<0.05$）。

15.3.3 增强 SMR 训练

基于学习障碍和运动感统发育的相关性，有些研究在中央 Rolandic 皮层（C3-C4）增加 14 Hz 的功率（增加感觉运动节律-SMR）激活感觉运动区，增加双侧感觉运动区的共振，这种思路在小样本的多动症男孩组取得了不错的效果。

15.3.4 生物反馈提供好的学习状态

也有一些研究者尝试通过生物反馈来改变学习障碍儿童的生理状态，使其处于更容易接受知识的状态。这些尝试包括通过手指的温度反馈、通过共振呼吸等。下面介绍一个温度反馈的研究。

此研究评估了热生物反馈对 60 名 7~9 岁儿童（40 名男孩，20 名女孩）的影响。其中 1/2 是学习障碍者，1/2 是正常儿童。两组的年龄、性别、年级、种族、社会经济状况和智商相匹配。训练时间为 15min，每天一次，持续 5 天，进行 3 期这样的训练。儿童（30 名学习障碍者，30 名正常人）都接受了温度升高的生物反馈训练。反馈由可变强度灯和电动玩具火车提供。学习障碍儿童学习热控制甚至比正常儿童情况更好，年龄较小的孩子比年龄较大的孩子效果好，女孩比男孩效果好。训练后，这些儿童在视觉对比测试和感觉统合上有所改善，这利于学习状态的改善。

也有研究者尝试呼吸反馈来影响学习障碍儿童的自主神经系统，使其处于稳定的内部状态，以利于学习。

15.3.5 神经反馈改善因癌症引起的疲惫和认知损害

许多癌症幸存者继续经历持续的症状，例如疲劳和认知障碍，如何管理这些症状是个挑战。一些研究者开始尝试神经反馈。有研究者进行了元分析，对 5 个数据库进行了全面搜索：Medline、CINAHL、AMED、PsycInfo 和 Embase，使用 Joanna Briggs Institute（JBI）方法进行批评性评估，27 项相关研究纳入了批评性评估。根据 JBI 批判性评估清单，大多数研究的质量为很差到中等。17 项研究被认为具有足够的质量，可以纳入评价，包括 10 项实验研究和 7 项描述性研究。其中，只有两个被评为高质量研究，其余被评为中等质量。所有 17

项纳入研究均报告了多种人群中至少一种疲劳或认知结果的阳性结果，包括一项乳腺癌幸存者研究。神经反馈干预措施耐受性良好，只有 3 项研究报告没有副作用。尽管方法学质量存在问题，但总体阳性结果和报道的副作用很少表明神经反馈可能有助于缓解疲劳和认知障碍。目前，没有足够的证据证明神经反馈是治疗癌症幸存者中这些症状的有效疗法，然而，这些有希望的结果为进一步研究该患者群体提供了支持。

15.3.6 神经反馈提高遗忘型轻度认知障碍和健康老年人的认知能力

泰国 Jirayucharoensak 课题组招募了 65 名患有遗忘型轻度认知障碍（amnestic mild cagnitive Impaiment，aMCI）的女性和 54 名健康的老年女性，探讨了基于游戏的神经反馈训练（Neural Feedback Training，NFT）的临床疗效，以提高 aMCI 患者和健康老年人的认知能力。NFT 系统包括 5 种旨在提高注意力范围和认知表现的游戏。该系统通过测量 β 频段和 α 频段的功率谱来估计注意力水平。

所有参与者都接受日常的照顾；58 例接受了日常照顾和 NFT 治疗（20 次，每次 30min，每周 2 ~ 3 次），36 次接受日常照顾和 exergame 训练（一种面向老年人的电子游戏，可以运动和认知训练），25 名患者仅接受日常的照顾。在治疗前后使用剑桥大学神经心理自动测试工具来评估认知功能。

神经反馈训练的实现：系统测量 AF3、AF4、O1 和 O2 位置的脑电波，进行滤波分析（δ 波 1 ~ 4 Hz，θ 波 4 ~ 8 Hz，α 波 8 ~ 12 Hz，β 波 12 ~ 32 Hz，γ 波 32 ~ 45 Hz），然后计算注意力指数：

$$\text{注意力指数} = \frac{K_\beta \cdot P_\beta}{K_\alpha \cdot P_\alpha}$$

式中：K_β为 β 频段的绝对功率；P_β为 β 频段的相对功率百分比；K_α为 α 频段的绝对功率；P_α为 α 频段的相对功率百分比。

系统通过奖励此注意力指数来实现反馈。

结果：和没有治疗的、exergame 训练相比，NFT 显著改善了快速视觉处理和空间工作记忆（Spatial Working Memory，SWM），包括策略。aMCI 的特征在于 SWM（包括策略）的损伤、模式识别记忆和与样本的延迟匹配。

总之，NFT 治疗改善了持续的注意力和 SWM。然而，NFT 对模式识别记忆和短期视觉记忆没有显著影响。这里使用的 NFT 系统可以选择性地改善持续的注意力、策略和执行功能，而不是其他认知障碍，这是女性中 aMCI 的特征。

15.3.7 神经反馈提高认知功能，改善认知障碍

针对成年人的认知功能改善，认知障碍的干预越来越多，在此类研究中神经反馈被广泛采用，取得了很好的效果。通常的训练方法有：①奖励在 Cz 位置的 SMR/δ 比率；②奖励在 Fz 位置的 β（12 ~ 21Hz）/θ 比率；③奖励顶叶区的高频 α 波（10 ~ 12Hz），提高高频 α 波的峰值频率等。

表 15 - 1 列出了发表的关于此类训练的研究报告，其中有针对健康群体的，也有针对老

年痴呆症群体的。

表 15－1　关于用神经反馈训练改善认知功能的研究汇总

文献	年龄组	平均年龄/岁	目标和样本数	脑电特征标记	是否提高（Y＝是，N＝否）
Angelakis, et al.（2007）	老年人（H）	74（70～78）	记忆力，处理速度；NFT 和 SNFT（$n=3$）	α 频段	Y（速度和 EF）
Lecomte, Juhel（2011）	老年人（H）	75.25（65～85）	工作记忆力；NFT 和 SNFT	α、θ	不确定（记忆力）
Becerra, et al.（2012）	老年人（H）	65.8（60～84）	执行力＋记忆力；NFT 和 SNFT（$n=7$）	θ	Y（WM）
Wang, Hsieh（2013）	青年人 老年人（H）	21.8（21～25）；64.6（61～67）	注意力网络＋识别任务；NFT 和 SNFT（$n=8$）	前脑中线 θ	Y（注意力和 WM）
Staufenbiel, et al.（2014）	老年人（H）	67.8	智力水平＋记忆力；Beta 和 Gamma 分组（$n=10$）	γ、β	Y（WM）
Luijmes et al.（2016）	老年人（AD）	64～78	认知测试；NFT（$n=10$）	δ，θ，α，β	Y（WM）
Reis, et al.（2016）	老年人（H）	65.97（59.3～72.6）	工作记忆；NFT（$n=9$），NFCT（$n=8$），CT（$n=7$），SNFT（$n=6$）	θ，α	Y（WM）
Surmeli, et al.（2016）	老年人（AD＋VD）	68.9（58～79）	NFT（$n=20$）	θ，α，β（21～32 Hz）	Y*（MMSE）
Egner, Gruzelier（2001）	青年人（H）	22.1	认知任务；NFT（$n=22$）	P300 ERP，β，SMR learning	Y（注意力）
Zoefel, et al.（2011）	青年人（H）	23（21～26）	认知任务；NFT（$n=14$），SNFT（$n=10$）	高频 α 波的频率	Y（认知）
Ros, et al.（2013）	中青年（H）	32.6（22～42）	注意力和认知任务；NFT 和 SNFT（$n=17$）	fMRI，α 波频率	Y（注意力）
De Bettencourt, et al.（2015）	青年人（H）	20.3	选择注意力任务；$n=16$	RT fMRI	Y（注意力）

注：n——样本数；H——健康个体；LD——学习障碍；ADHD——注意力缺陷和多动障碍；AD——老年性痴呆；VD——血管性痴呆；NFT——神经反馈组；SNFT——假的神经反馈组；CT——认知训练组；NFCT——神经反馈和认知训练组；RT——实时；EF——执行功能；WM——工作记忆；Y*——部分的参与者；MMSE——小的认知状态测试。

15.4　案例

本节介绍了一名 11 岁的有阅读障碍症儿童的训练案例，案例来自瑞士神经反馈中心 Schoresch（www. schoresch. ch）.

15.4.1　症状

一般症状如下：

- 听写很困难；
- 很难抄写；
- 发音不符合年龄特征；
- 难以集中注意力。

15.4.2　脑电波评测

在定量 EEG 中发现，在大脑前部和后部语言区域的额叶皮质的 θ 波（4 ~ 8Hz）中存在过量的慢频率，这符合语音处理中的困难。与此同时，额叶 β 波（15 ~ 18 Hz）缺乏。为了保持注意力，在额叶皮层中进行足够的 β 波活动非常重要。

图 15 – 3 所示为与标准数据库的比较。绿色对应和标准值偏差小，黄色/红色显示个体的值高于标准值，蓝色/黑色表示低于标准值。

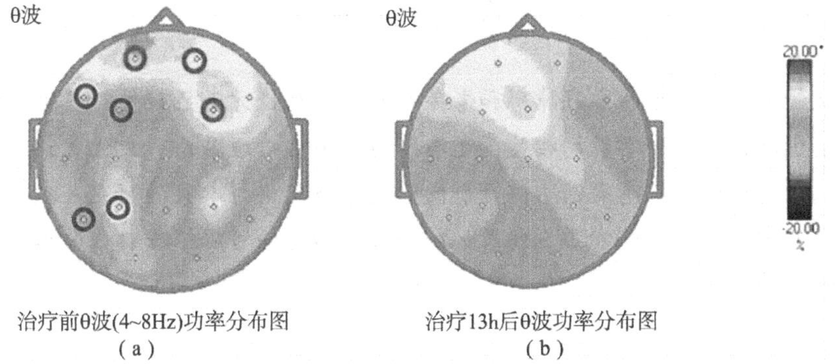

图 15 – 3　训练位置和训练前后 θ 波对比（附彩插）

15.4.3　训练

训练发生在红色表组的电极位置 Fp1、Fp2、F7、F3、F4、P3 和 T5 处，目的是阻止缓慢的 θ 活动并促进快速 β 波活动。

15.4.4　结果

经过 13 个疗程的训练后，表现出的结果如下：

- 书写速度变快，书写错误变少；
- 在说话时很少犯错；

- 选择单词不再困难；
- 可以坚持做完作业；
- 阅读从简单的儿童书籍转向较复杂的文学作品。

拓扑图显示了治疗前和治疗后 13 个疗程的 β 波活性（图 15－4）。可以清楚地看到 β 波活性的增加，这对症状的改善做出了重大贡献。

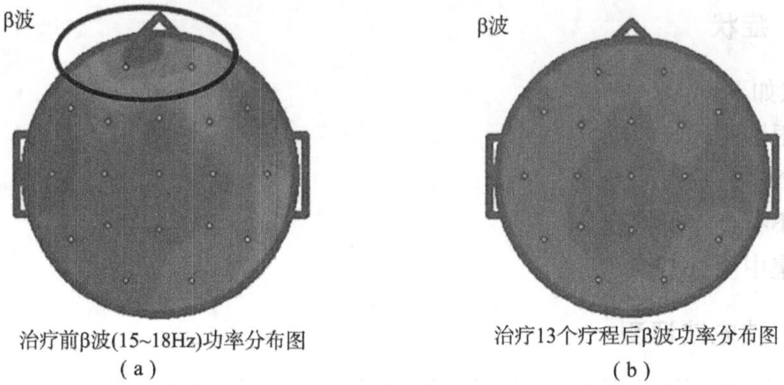

图 15－4　训练前后 β 波的变化（附彩插）

如图 15－4（a）所示，额叶皮层中的频率在 15～18Hz 的波功率减弱（蓝色）清晰可见。如图 15－4（b）所示，经过 13 个疗程训练后，频率在 15～18Hz 的波功率无明显减弱。

本章小结

在神经反馈改善青少年的学习障碍和老年人的认知衰退方面已经进行了很多尝试。但由于认知功能不仅与神经认知学密切相关，还与行为习惯、心理状态、文化背景密切相关。这给严格的对比组实验增加了难度，所以目前的研究大多是小样本集的研究。本章列出了最新的研究报告及其中所用的训练方法、效果，神经反馈治疗师可以根据自己的客户情况进行参考，制定个性化的训练方案。

参考文献

[1] Fernάndez T, Bosch－Bayard J, et al. Neurofeedback in Learning Disabled Children: Visual versus Auditory Reinforcement [J]. Applied. Psychophysiol Biofeedback, 2016, 41 (1): 27－37.

[2] Fernάndez T, Harmony T, et al. Changes in EEG Current Sources Induced by Neurofeedback in Learning Disabled Children. An exploratory study [J]. Appl Psychophysiol Biofeedback, 2007, 32 (3－4): 169－183.

[3] Becerra J, Fernάndez T, Harmony T, et al. Follow－up Study of Learning－Disabled Children Treated with Neurofeedback or Placebo [J]. Clinical Eeg & Neuroscience, 2006, 37

(3): 198 -203.

[4] Fernández T, Herrera W, Harmony T, et al. EEG and Behavioral Changes following Neurofeedback Treatment in Learning Disabled Children [J]. Clin. Electroencephalogr, 2003, 34 (3): 145 - 152.

[5] Cobb D E, Evans J R. The use of biofeedback techniques with school - aged children exhibiting behavioral and/or learning problems [J]. Journal of Abnormal Child Psychology, 1981, 9 (2): 251 -281.

[6] Linden M, Habib T, Radojevic V. A controlled study of the effects of EEG biofeedback on cognition and behavior of children with attention deficit disorder and learning disabilities [J]. Biofeedback Self Regulation, 1996, 21 (1): 35 -49.

[7] Tansey M A. EEG sensorimotor rhythm biofeedback training: Some effects on the neurologic precursors of learning disabilities [J]. International Journal of Psychophysiology, 1984, 1 (2): 163 - 177.

[8] Jirayucharoensak, Israsena P, Pan - Ngum S, et al. A game - based neurofeedback training system to enhance cognitive performance in healthy elderly subjects and in patients with amnestic mild cognitive impairment [J]. Clinical Interventions in Aging, 2019 (14): 347 -360.

[9] Lavy Y, Dwolatzky T, Kaplan Z, et al. Neurofeedback Improves Memory and Peak Alpha Frequency in Individuals with Mild Cognitive Impairment [J]. Applied. Psychophysiol Biofeedback, 2019, 44 (1): 41 -49.

第16章 卓越性能

生物反馈和神经反馈不仅是一种补充疗法，使患者康复，该补充疗法也可用于健康群体，使他们在工作中取得更好的成绩，提高生活质量。生物反馈已经被普遍应用于运动员的训练，它和心理训练相结合，可以帮助运动员提高成绩，使运动员从身体和心理的高压环境中迅速恢复，降低他们的竞争焦虑，从而在赛场上稳定发挥。基于生物反馈在运动员身上的巨大成功，音乐、舞蹈和其他艺术类人士、外科医生、飞行员、职业经理人等也越来越多地使用生物反馈。本章介绍了此方面的进展及常用的训练方法。

16.1 生物反馈广泛应用于竞技体育

2019 年 9 月 6 日，欧洲中部时间 14∶55，从 Google 上搜索“Biofeedback Peak Performance”，得到了 440 000 条结果，仅视频就有 9 470 条（图 16－1）。从瑞士、加拿大到澳大利亚，这些国家的体育部门都在关注他们的生物反馈训练，从高尔夫、马术、足球、冰球到滑雪，不同的体育项目都在使用生物反馈训练。

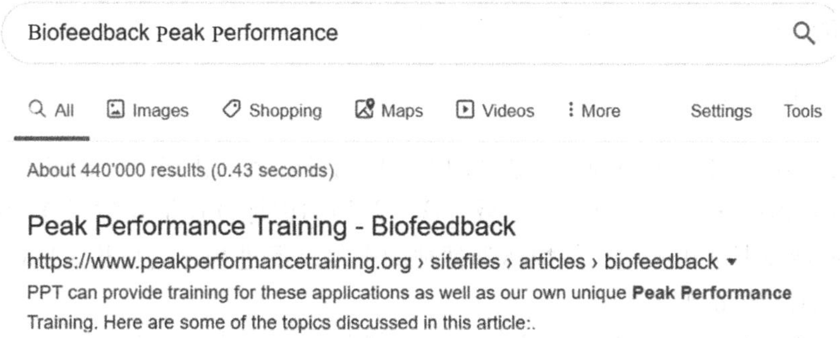

图 16－1　谷歌搜索“Biofeedback Peak Performance”

在百度上搜索“生物反馈和运动”，会找到394 000个结果（图16－2）。

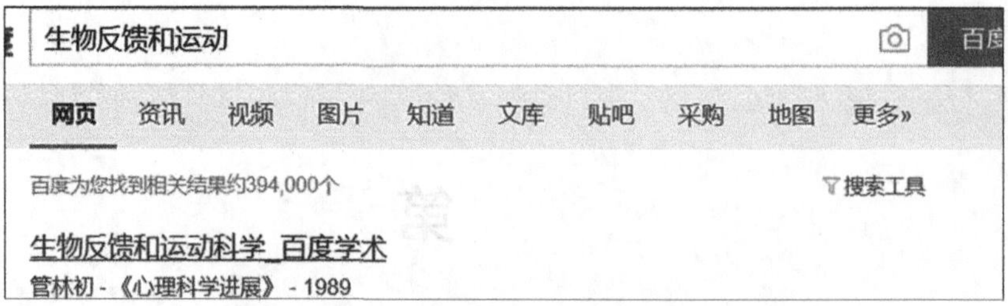

图16－2　百度搜索“生物反馈和运动”

16.2　训练方法

生物反馈主要在以下三个方面帮助运动员。

16.2.1　辅助训练

肌电传感器、视频数据和运动捕捉系统相结合，可以分析运动员的姿态和运动数据，从而提供改进的意见。按照有关设备厂商和项目参与单位的报道，下面是一些应用的实例。

（1）北京体育大学通过采集分析运动员举重（抓举、挺举）的力学及相关数据，并且与表面肌电、测力台及视频数据同步使用；

（2）黑龙江体育科学研究所采集分析滑冰运动员短道速滑的动作数据，用于完成冰雪项目虚拟对抗的模拟实验；

（3）国家蹦床队用相关系统捕捉及测量运动员的空中身体姿势，进行解剖学和三维角度分析；

（4）测试分析篮球运动员带球过人时所产生的生物力学数据及带球体前变线过人时，瞬间产生的加速度及各项生物力学数据。

提高注意力是另外一个常用的生物反馈训练。一般来说，单人项目和单人对抗项目，如击剑、拳击等，需要运动员有良好的选择注意力，即专注于自己的目标和对手，忽略其他无关的信息。而很多团体项目，如足球、冰球等，需要运动员有良好的分散注意力，即在关注到球的同时要注意到队友的位置。注意力训练一般通过神经反馈训练来实现，通过训练来增强丘脑的功能，或是使受训者达到“流”的状态。

16.2.2　快速恢复

让运动员尽快从体力和精神高度紧张的训练中切换到休息状态，从而使体力和精力尽快恢复，是生物反馈发挥作用的又一个领域。这时常用的训练方式是α波增强训练和HRV增强训练。α波增强训练让运动员尽快达到精神的平复，促进身体的放松。HRV训练增强交感神经和副交感神经的调节作用。

一项前瞻性试验研究是在两个不同的队列中进行的。为足球运动员提供4节心理辅导课和每日HRV生物反馈（A组）；为田径运动员提供4节心理辅导课与日常神经反馈（B

组）。在干预前、干预后和 5 周后进行客观测量和主观测量。客观测量采用 EEG 和心电图。主观测量包括运动表现的数字评定量表、匹兹堡睡眠质量指数、休息和压力问卷以及运动改善等。由于群体特征过于明显，无法比较干预措施，用线性混合模型分析数据变化。在 A 组中，7 个 EEG 位置中 5 个位置的 α 波功率随时间发生显著变化（$p=0.01\sim0.03$），LF/HF 比率显著增加（$p=0.02$），SIM－60 的浓度（$p=0.02$）和情绪量表（$p=0.03$）显著改善（$p=0.04$）。在 B 组中，休息状态的 HRV 低频功率和恢复量显著增加（p 分别 $=0.02$ 和 <0.01）。其他测量保持稳定或改善不显著。结合 HRV 或 EEG－α 波功率反馈的心理辅导计划可能会增加 HRV－α 波的功率，并可能带来更好的与表现相关的结果。

16.2.3 降低竞争焦虑/压力

这里采用的是各种放松训练，在第 8 章“压力管理和放松训练”介绍的各种训练方法同样适用于运动员。这方面的研究和应用案例很多，这里通过一个报告来说明如何进行此类训练。

1. 目的

测试 8 周的生物反馈训练是否可以改善对竞争焦虑的心理生理控制，并提高运动员参与科目的运动表现。

2. 方法

研究的参与者是非常称职的运动员，每名运动员都从事不同的运动项目。实验组由 18 名运动员（4 名女性，14 名男性）组成，而对照组有 21 名运动员（4 名女性，17 名男性），所有运动员年龄为 16～34 岁。生物反馈装置先检测和测量运动员的心理生理反应。两组运动员（对照组和实验组）在项目开始时进行压力测试，并在结束时再次进行。在此期间，实验组接受了生物反馈技术的训练。在训练中，实验组进行呼吸、皮肤电导、心率、血流幅度、心率变异性、共振呼吸训练，而对照组不进行训练。在实验开始前、后计算实验组中能够控制呼吸、皮肤电导、心率、血流幅度、心率变异性和共振呼吸的运动员的总体百分比，以及对照组中能够控制呼吸、皮肤电导、心率、血流幅度、心率变异性和共振呼吸的运动员的总体百分比。

3. 结论

结合 HRV 或 EEG－α 波功率反馈的心理辅导计划可能会增加 HRV 和 α 波功率，并可能导致更好的与表现相关的结果和减轻压力。在初步实验完成一年后，询问了实验组的运动员，以确定他们是否继续使用这些技能，以及是否能够发现其运动表现的任何后续增强。

4. 结果

结果证明，与对照组的同龄人相比，实验组中更多参与者能够成功控制他们的心理生理参数。在短期压力测试条件下（$p=0.037$），暴露于 STROOP 应激源后的 HR 调节（$p=0.037$）、数学计算任务和 GSR 应激源后 GSR 调节中，GSR 调节显著（$p<0.05$，$p=0.033$，$p=0.409$），并且在数学计算任务应激源之后实现 HR－呼吸相干性（$p=0.042$）。完成实验一年后，实验组的所有参与者表示他们仍在使用生物反馈－心理调节技能。此外，这些参与者一致认为这些技能提高了他们的运动表现和整体幸福感。

16.3 其他专业人士的生物反馈训练

生物反馈在竞技体育上的良好表现，使它很快地在音乐演奏人才、舞蹈家、外科医生、飞行员、管理人员中找到了市场。在北美洲和欧洲，很多生物反馈治疗师专注于这部分人的训练，积累了很多经验，取得了很好的成绩。

在美国，Sue Wilson 是世界著名的进行 Peak Performance 训练（面向健康群体的训练）的专家，被许多人认为是体育生物反馈的“祖母”。她的大部分职业生涯都致力于研究压力及其对身体健康和心理表现的影响。她公认的专业知识是通过心理生理学验证的简短技能教学，使个人能够发挥自己的能力。Sue Wilson 因此获得了欧洲生物反馈基金会的终身成就奖。在 1976—2016 年期间，Sue 对高级管理人员和 50 多位运动员进行训练。她还为其他生物反馈临床医生提供指导。Sue 目前正在为加拿大的残奥会弓箭手、两个网球俱乐部以及体操、曲棍球、花样滑冰运动员提供心理训练。

在瑞士，Gabrielle Fischer 将神经反馈和冥想结合，进行了成功的尝试。她有 20 多年对 20 多位世界级的运动员和青少年运动员进行神经反馈训练的经验，她还训练了很多高级经理人和大学的学生。

对其他人士的 Peak Performance 训练和运动员没有大的差别，以类似的方式进行。一个对音乐学院学生进行训练的实验，将学生随机分成两组，来自实验组的学生参加了 20 场生物反馈（α/EMG）训练并结合音乐练习，而来自对照组的学生只进行了音乐练习。训练前后对 α 波的平均绝对功率、α 波的半球间相干性、α 波峰值频率（APF）、个体 α 频段宽度（IABW）、α 波抑制量（AAS）和表面前额肌电的积分 EMG 功率（IEMG），以及演奏音乐乐谱的得分、焦虑情况进行测量和评测、对比。所有参与 α - EEG/EMG 生物反馈训练者的平均 α 波功率、APF 和 IABW 均显著增加。生物反馈训练成功率与 α 波功率、APF 和 IABW 的基线水平正相关，说明 α - EEG/EMG 生物反馈能够增加自我调节和音乐表现的质量。生物反馈训练的效率取决于基线 EEG - α 波活动状态，特别是 APF。

16.4 案例

16.4.1 客户和目标

一位 20 岁的男运动员希望进行压力管理来取得更好的成绩。该运动员在滑雪训练中取得了相当不错的成绩，并且教练推荐他参加奥运资格赛。之前不成功的原因之一是在比赛期间的情绪紧张和焦虑。另外，该运动员是一个优秀的学生，在学业上没有任何问题，他非常有动力，希望参加奥运会比赛，并同意遵循所有提议来进行心理支持以及生物反馈训练。

16.4.2 测评

在训练之前进行心理测试（MMPI）、qEEG 测量和分析。qEEG 睁眼和闭眼状态数据与数据库相比无显著异常。α 波功率高且宽，但在颞顶区域睁眼条件下一些 β 波活动出现，与之相关的是较高的焦虑水平。通过视觉和听觉刺激的 ERP 有非常好的效果（比预期的好）。ERP 包括 20min 的视觉连续录制性能测试和听觉 20min 连续性能测试。

16.4.3 训练

首先从皮肤电导生物反馈开始（为了获得对自主神经系统的控制），采用反馈游戏的方式，训练 2 周，每周 2 次，持续 45min，以获得放松；然后进行 EEG SMR 训练，也是 2 周，每周 2 次，每次持续 50 ~ 60min；最后进行体能训练，一周，每周 2 次，每次 10 ~ 15min。

整个生物反馈训练持续 2 个月。

16.4.4 结果

按照 Wechsler Intelligence 评估智商，测试结果是智商为 115（在操纵和言语部分）。应用的 MMPI（明尼苏达州多相人格测评）表现出正常的人格特征。从训练过程可以看出，运动员成功地降低了心率，能更好地控制交感神经的激素水平。

本章小结

生物反馈的 Peak Performance 越来越流行。很多运动员、专业人士，甚至大学生想通过生物反馈的帮助令自己更加优秀。这一方面是生物反馈和心理指导良好结合的结果，另一方面使生物反馈自我体察、自我调整的理念被更多的人接受。生物反馈，主要是肌电反馈和其他技术结合，可以帮助这些人进行精确的肌肉控制、有效的姿态动作学习。神经反馈可以改善注意力。另外，生物反馈可以帮助人们从高压力的状态下尽快切换，平复心情，恢复体能。生物反馈的放松疗法是帮助人们克服高度焦虑的有效工具。

参考文献

[1] 刘春满. 拳击运动员临战心理的调适方法研究 [J]. 电大理工, 2017 (1): 83 - 84.
[2] 杨波, 王强. 技心能主导类项目心理训练的方法及生理机制研究 [J]. 南京体育学院学报, 2018, 1 (12): 68 - 74.
[3] 满晓霞, 张双玲. 山东省拳击运动员备战十三届全运会心理训练 [C]//第十一届全国运动心理学学术会议摘要集, 2018.
[4] 王丹. 生物反馈技术在男子羽毛球运动员心理训练中的应用 [J]. 湖州师范学院学报, 2015, 37 (04): 46 - 51.
[5] 许昭. 心率变异性反馈训练对运动员心理疲劳调节的应用研究 [J]. 山东体育学院学报, 2009, 25 (11): 46 - 48.
[6] 张力为, 马启伟. 体育运动心理学 [M]. 杭州: 浙江教育出版社, 1998.
[7] 窦鑫, 刘斌斌. 生物反馈训练对大学生高尔夫运动员心率变异性的影响 [J]. 科技资

讯，2017，15（13）：205－206.

[8] Rijken N H，Soer R，de Maar E. Increasing Performance of Professional Soccer Players and Elite Track and Field Athletes with Peak Performance Training and Biofeedback：A Pilot Study [J]. Applied Psychophysiol Biofeedback，2016，41（4）：421－430.

[9] Pusenjak N，Grad A，Tusak M，et al. Can biofeedback training of psychophysiological responses enhance athletes' sport performance? A practitioner's perspective [J]. The Physician and Sportsmedicine，2015，43（3）：1－13.

[10] Markovska－Simoska S，Pop－Jordanova N，Georgiev D. Simultaneous EEG and EMG biofeedback for peak performance in musicians [J]. Prilozi，2008，29（1）：239－252.

第17章 生物反馈的其他应用

本章介绍了生物反馈在治疗原发性高血压、泌尿外科疾病、成瘾及耳鸣上的应用。分别介绍了疾病本身，生物反馈治疗此疾病的机制，常用的训练办法、效果、经验及注意事项等。生物反馈在治疗泌尿外科的一些疾病上是有效且特异的。

17.1 原发性高血压

过去，对高血压比较重视药物治疗，但是任何药物都有副反应、局限性或不达标、价格比较高等问题。所以，近年来非药物的各种心理行为疗法在高血压的治疗中逐渐受到重视。

17.1.1 生物反馈技术治疗高血压的机制

高血压的确切病因尚未完全明了，目前认为该病是在一定的遗传背景下由多种后天环境因素共同作用，使正常血压调节机制失去代偿所致的临床综合征，精神神经因素是其中的重要影响因素。观察发现，人体在长期精神紧张、压力、焦虑或长期环境噪声、视觉刺激下可引起高血压，这可能与大脑皮层兴奋、抑制平衡失调，以致交感神经活动增强有关。另外，正常情况下血压的调节由大脑皮层下中枢，特别是延髓心血管中枢控制，利用含有负反馈调节的完整反射通路完成，不需要意识层面的大脑皮层参与。但是，心理行为因素等应激所致的心跳加快、血压增高等内脏功能的改变属开环系统（指控制部分发出信号指示受控部分发生活动，而受控部分的活动不会反过来影响控制系统），不能自动调节，如应激长期存在就会导致高血压或其他各种心身疾病。生物反馈就是针对高血压发病的神经、精神过程和继发性自主神经系统紊乱，利用各种仪器使患者血压等内脏功能参数的变化通过视觉、听觉等及时反馈到患者大脑皮层，经过多次有意识的认知、放松、纠正训练和统合调控，使机体情绪、自主神经系统和内环境得到调整、恢复，从而达到降低、稳定血压的作用。换言之，从控制论角度看，生物反馈就是借助仪器形成闭合的稳态调节通路，实现内脏功能的稳定，从而治疗高血压和各种心身疾病的目的。表 17 - 1 所示为血压水平的定义和分类。

表 17 - 1　血压水平的定义及分类

类　别	收缩压/mmHg	舒张压/mmHg
理想血压	<120	<80
正常血压	<130	<80
正常高值	120 - 139	80 - 89
高血压		
1 级（轻度）	140 - 159	90 - 99
2 级（中度）	160 - 179	100 - 109
3 级（重度）	≥180	≥110
单纯收缩期高血压	≥140	<90

注：1 mmHg = 133.3 Pa。

基础研究中利用心率变异性的心功率谱分析生物反馈对正常人和高血压、冠心病人的心脏自主神经系统影响。结果发现，经过 7 ~ 10 天治疗后，被试者的交感神经兴奋性下降、副交感神经兴奋升高、交感 - 副交感神经功能活动平衡性增加，证实了生物反馈技术对人体自主神经系统的良性调节作用。这种调节作用能够持续 6 个月以上，长期训练则可长期有效，而且对高血压前期、白大衣高血压（White Coat Hypertension，WCA，是一种特殊类型的高血压）的生物反馈放松训练有望为高血压前期患者提供一种全新的经济简便、无毒副作用的干预方法，阻止其进一步发展为持续性高血压，从而降低高血压的发病率。生物反馈还可对患者人格及行为、应激性进行调节，具有对抗应激、矫正行为的效果。生物反馈治疗通过松弛训练降低骨骼肌的紧张水平，消除患者的抑郁、焦虑和紧张情绪，同时也降低了交感神经兴奋性，从而达到治疗目的。

17.1.2　治疗方法

高血压的生物反馈治疗中，针对患者的病理生理特点，选取适宜的生物反馈治疗参数是能否取得良好疗效的关键。目前，主要使用的生物反馈参数有血压、心率、肌电、皮温、皮电、脑电等，它们可以单独使用，也可以按照不同的组合方式使用，以肌电、皮温生物反馈应用最为广泛。

近年来，用于治疗高血压的常用反馈方法还有皮肤电反馈、脑电反馈、心率变异性反馈、压力感受器敏感性反馈等。比较新的有引导呼吸反馈训练，引导患者减慢呼吸频率并使之规律化，这类训练可以在家里进行。

17.1.3 生物反馈治疗高血压疗效研究

1. 短期效果

Yucha 等人对生物反馈治疗高血压的 Meta 分析发现，生物反馈组和主动控制组收缩压和舒张压均有所下降，生物反馈组（辅以相关的认知治疗和放松训练）血压下降幅度更为明显。Nakao 等人的研究也得到类似的结果，认为与对照组或非特异性行为介入手段相比，协助放松技术的生物反馈可以使收缩压和舒张压明显下降。临床应用证明，生物反馈治疗能提高高血压患者的心理健康水平，从而增强降压药物的疗效，可以使轻、中度高血压患者用药量减少，部分疗效显著的低危患者甚至可长期训练而停服降压药，从而减少药费、避免副作用。杨菊贤教授用肌电生物反馈治疗高血压 246 例，收缩压平均下降 13.9 mmHg，舒张压平均下降 9.9mmHg，且 A 型行为人格特点组的近期有效率为 83.1%，显著优于非 A 型行为组的 34.1%，达到了治疗效果。

2. 中长期效果

在对生物反馈技术治疗高血压远期疗效的探讨中，有的学者结合生物反馈的放松和冥想疗法对 27 例高血压病人进行对照实验，结果显示 77% 病人的收缩压和舒张压有明显下降。其中，有 50% 病人可以减少 1/2 以上的降压药用量，继以 6 个月的跟踪结果显示，若病人每日能坚持进行完整的家庭放松训练，这一效应可长久保持。早年，MCGRA—DY 对肌电和皮肤温度生物反馈治疗有效的 26 例高血压患者随访 3 年，发现生物反馈对高血压的疗效能维持 2 年，治疗中伴随的额肌紧张度、尿皮质醇水平下降，并且焦虑程度的减轻可持续 1 年；张志锐等人采用生物反馈疗法与降压药治疗高血压，在两个月疗程短期降压有效率、远期降压有效率、情绪和临床症状的改善进行比较后发现，生物反馈疗法研究组显示出优于对照组的治疗效果。

朱健等人采用自身对照把治疗组时间先后分为三个阶段，单纯应用降压药物后分别加用行为干预治疗和生物反馈治疗。结果表明，增加行为干预及生物反馈治疗后，降压和情绪障碍矫正的效果比单用药物明显改善，第 3 阶段的有效率明显高于第 1 与第 2 阶段，说明生物反馈具有单独降压和加强降压效果的作用。

17.1.4 经验和注意事项

根据刘勇等人的长期实践，治疗高血压病和白大衣高血压的经验体会和注意事项如下：

（1）生物反馈治疗轻、中、重型高血压病都有不同程度效果，其中白大衣高血压、轻型高血压和部分自主神经系统紊乱明显的中型高血压可单独使用生物反馈治疗，降压效果明显。但是，由于高血压成因的多环节性、多重机理问题，就如没有一种药物能够对所有高血压病人都有效一样，部分轻中型高血压和大部分重型高血压必须联合使用降压药物治疗才能使血压达标。

（2）治疗效果的产生有一定个体差异，敏感者一两次就生效，一般 1 周以上效果比较明显。部分病人生效时间延迟，而疗效的维持需要连续 4 周以上每天进行治疗，以后可以隔 1 ~ 3 天一次维持治疗，病人可能因为各自原因而中断治疗。但是，血压再次升高后治疗仍然有效，好比肾病的血液透析一样，可以反复重复治疗。

（3）患者接受生物反馈治疗的依从性有待沟通、加强、提高，影响依从性的主要因素有观念、到医院治疗是否方便、症状轻重、起效快慢、有无时间及是否排队等。

17.2 泌尿外科疾病

生物反馈作为一种新的保守治疗手段，对多种泌尿系统疾病起到重要的辅助治疗作用。由于治疗的特殊性，BCIA 专门设置了一个资格认证：盆底肌肉功能障碍治疗师和训练师。

生物反馈治疗在泌尿外科中的应用及适应证如下：

（1）使用中断排尿的方式训练，治疗排尿功能障碍，如小儿排尿障碍导致的膀胱输尿管反流等；

（2）应用逼尿肌生物反馈治疗不稳定膀胱，如膀胱过度活动症等；

（3）盆底肌训练，包括肛门括约肌或阴道肌电图加腹内压，尿道内压加腹内压训练，增强盆底肌紧张度，对因为盆底肌松弛所致的急迫性或压力性尿失禁及前列腺手术后尿失禁、盆底肌痉挛、慢性盆底疼痛综合征（ⅢB 型前列腺炎）和排尿动作不协调进行辅助治疗等；

（4）其他，如尿潴留、勃起功能障碍等。

在泌尿外科疾病中，单纯应用生物反馈治疗较少，常需要与盆底肌肉锻炼和电刺激联用。

17.2.1 生物反馈治疗急迫型和压力型尿失禁

尿失禁常用的治疗手段包括药物治疗和手术治疗。手术治疗在治疗压力性尿失禁方面疗效显著，但对患者存在一定的创伤和并发症，长期追踪的有效期正在观察中。在药物治疗上，抗副交感神经和抗痉挛的药物对压力型和急迫型尿失禁疗效均有待证实，而且有一定的副作用。

膀胱过度活动症是导致老年女性尿失禁的重要病因之一。利用生物反馈治疗膀胱过度活动症（Overactive Bladder，OAB）进而改善尿失禁症状的机制在于可直接或通过神经反馈间接引起反射性尿道外括约肌收缩（图 17－1）。神经肌肉受刺激后形成冲动，兴奋交感通路，抑制副交感通路，进而抑制膀胱收缩，长期作用则可降低膀胱逼尿肌的兴奋性，增加膀胱容积。

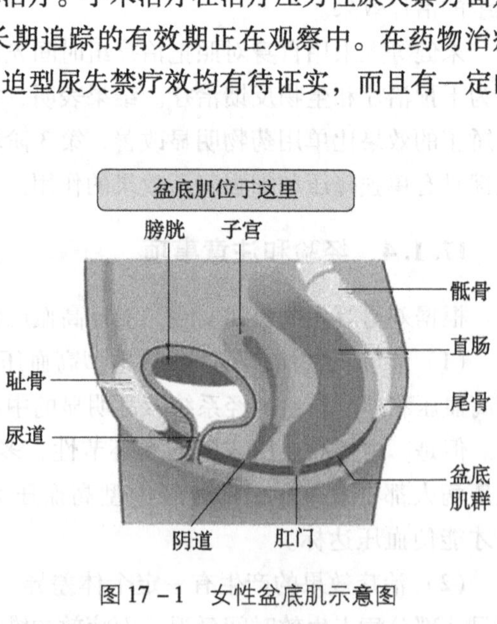

图 17－1 女性盆底肌示意图

有研究者对 26 例育龄期压力型尿失禁女性患者采用表浅肌电图相关型生物反馈治疗（s－EMG biofeedback）行盆底肌肉锻炼。在采用 7 日排尿日记、1h 尿垫试验、盆底肌力测定等方法，对疗效进行评估后发现，61.5%的患者达到了治疗目的，生活质量明显改善。他们认为短期生物反馈治疗是有效缓解压力型尿失禁的新手段。

年长女性（不小于 55 岁）出现尿失禁往往为压力型、急迫型或者混合型。有学者对上述急迫型和混合型尿失禁患者采用膀胱括约肌生物反馈治疗，对急迫型尿失禁采用膀胱训练，对压力型尿失禁采用盆底肌肉锻炼。在对比这类患者生物反馈和药物治疗的疗效后发现，前者可减轻泌尿系统症状，而后者疗效却不确定，因而推荐生物反馈治疗是治疗尿失禁的首选。还有研究表明，采用两种以上的行为治疗（特别是含有生物反馈的治疗方案）可增强疗效。例如，有研究发现，生物反馈训练控制盆底肌肉、语言反馈伴阴道触诊、排尿日记三种方法对老年女性尿失禁的疗效无明显差异，但采用上述三者中的两种或两种以上的治疗方案则疗效显著。

有人对 135 名压力型尿失禁患者进行了一项对照研究，生物反馈疗法治愈率为 23%，61%患者的漏尿次数明显减少。还有人利用肌电图式的生物反馈装置治疗 48 名急迫型尿失禁患者（图 17－2），结果显示在治疗结束时，60%患者的漏尿次数减少，尿失禁症状明显改善。另外，科研人员还发现生物反馈治疗各种类型尿失禁的平均成功率为 38%，而单项成功率高达 60%～80%。这项研究的结果与急迫型尿失禁的药物治疗相比大致相当，而药物治疗则有一定的副作用、疗效不明显而且需要长期监控。另外，与手术治疗相比，生物反馈在治疗压力型尿失禁上效果稍差，但没有手术可能带来的风险、并发症和高额的费用。

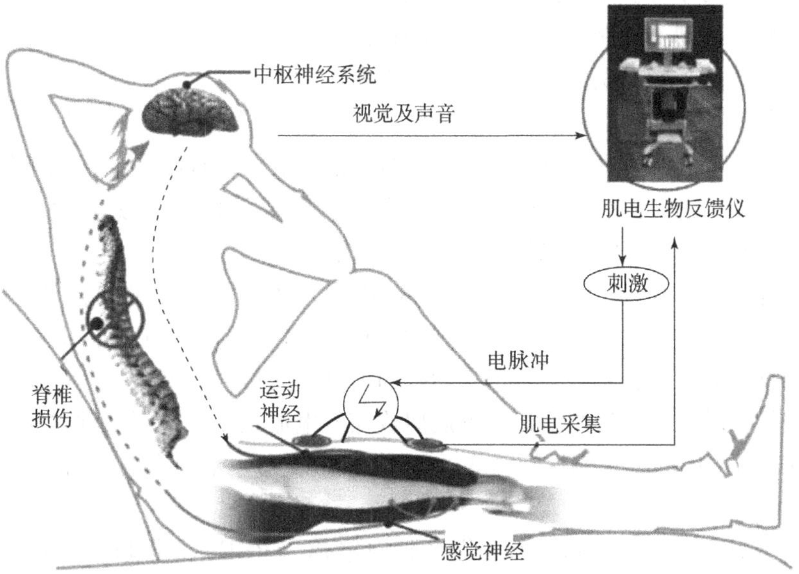

图 17－2　肌电图式生物反馈装置治疗尿失禁

17.2.2　生物反馈对前列腺术后尿失禁患者的治疗

1. 生物反馈在根治性前列腺切除术的应用

前列腺癌是欧美国家男性生殖系统中发病率最高的恶性肿瘤，由于国外对成年男性普及前列腺癌的筛查，所以该疾病发现较早，需要根治性前列腺癌切除术的患者较国内常见。作为术后常见的并发症，尿失禁是困扰泌尿科医生的难题。随着生活习惯的改变，我国前列腺癌的发病率也呈逐年升高的趋势。

国外多项研究表明，围手术期行为治疗，尤其是生物反馈治疗在改善术后尿失禁方面有一定优势。国外有研究者选择了125例53~68岁拟行根治性前列腺切除术的患者进行了研究。通过对排尿日记中憋尿时间的长短、尿失禁的严重程度、尿垫数量、尿失禁问卷、心理测试（Hopkins综合征检查表）和生活质量调查表等指标进行评估发现，术前经过生物反馈治疗的患者较对照组在术后尿失禁方面有明显的改善。他们认为，生物反馈治疗可提高患者对排尿的控制能力，并减少尿失禁的严重程度。此外，有学者对根治性前列腺癌术后尿失禁患者进行生物反馈治疗，通过对比治疗前后盆底肌肉收缩能力及尿流动力学检查后发现，生物反馈训练是一种治疗术后尿失禁的有效手段，而且无创伤，患者依从性好，应作为根治性前列腺癌切除术后尿失禁的一线治疗方案。有人对根治性前列腺癌切除术后尿失禁患者进行生物反馈治疗辅助盆底肌肉锻炼（图17-3），他们发现，对早期尿失禁患者疗效较好，而对术后16周的严重尿失禁患者疗效有限，并且时间越长疗效越差。

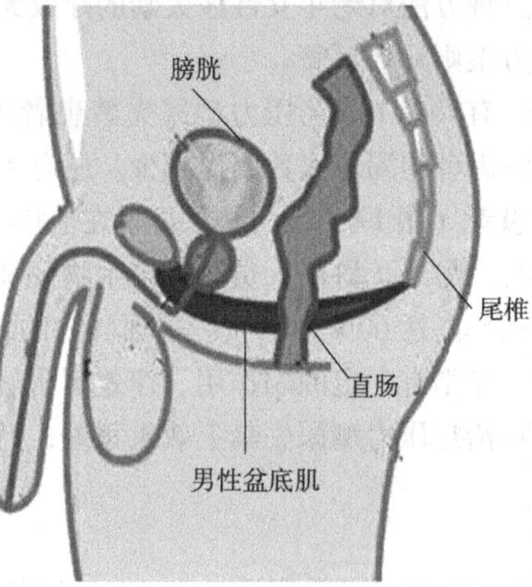

图17-3 男性盆底肌示意图

国内学者也进行了相关研究，对根治性前列腺癌术后尿失禁患者进行生物反馈和盆底电刺激治疗。前者借助生物反馈治疗仪，监视盆底肌肉的肌电活动，并将肌肉活动的信息转化为听觉和视觉信号反馈给患者，指导患者进行正确的、自主的盆底肌肉训练，并形成条件反射。后者的作用是刺激神经和肌肉，通过形成冲动、兴奋交感通路并抑制副交感通路，抑制和降低膀胱收缩能力。因此，生物反馈和电刺激二者结合具有协同作用。

治疗方案为：UROSTYM型治疗仪，在肛门内置入相应电极，输出肛门电极0~25mA，刺激频率5~50Hz。生物反馈治疗即在10 s内进行3次盆底肌自主收缩，共10 min，依据反馈信号主动调整收缩部位、力度等，记录治疗前后盆底肌最大收缩压力。电刺激治疗在生物反馈治疗后进行，以脉冲电流刺激诱发盆底肌收缩，电流强度以患者自觉盆底肌肉有跳动感而无疼痛为准，共10 min。上述方案每天1次，10天为一个疗程，间隔7天，共做两个疗程。

与上述研究相反，有人通过对比盆底肌肉锻炼（PME）、电刺激（ES）、生物反馈（BFB）研究发现，电刺激和生物反馈治疗对盆底肌肉锻炼没有明显的提高。他们的方法为：电刺激及生物反馈均为每天2次，每次15min。采用20min尿垫试验和排尿症状调查评估疗效。

上述研究结果之间的差异可能与疗效的评价没有统一的标准、治疗方法和频率不同有关。因此，生物反馈对于前列腺癌术后尿失禁的治疗作用还需要研究进一步证实。

2. 生物反馈在前列腺电切术后的应用

目前，经尿道前列腺电切术（TURP）仍是治疗良性前列腺增生症的主要手段，前列腺电切术后往往会出现程度不等的尿失禁，在我国前列腺增生的患者远多于前列腺癌的患者，所以对前列腺电切术后尿失禁的治疗研究更具有临床意义。

有学者对重危前列腺增生术后尿失禁的病因进行了分析，认为不稳定膀胱、尿路感染、术后持续导尿管牵引是重危前列腺增生患者在术后出现尿失禁的主要原因。而前列腺体积过大、尿潴留及留置导尿管是尿失禁的高危因素。

完整的尿道括约肌和正常的膀胱功能是控制排尿能力的前提以及解剖的生理基础。TURP 术后尿失禁是由膀胱机能障碍、尿道括约肌功能不全引起。盆底肌肉运动以增强其收缩力可使功能受损的尿道括约肌恢复其张力，从而达到治疗尿失禁的目的。加强盆底肌功能和增加逼尿肌的稳定性是治疗尿失禁的主要途径。盆底生物反馈电刺激是将电刺激盆底肌和盆底肌运动结合起来，故能显著改善前列腺术后患者尿失禁的临床症状。

通过对 TURP 术后患者行生物反馈治疗，可以提高膀胱容量，使逼尿肌压力升高。同时，电刺激盆底肌后，膀胱的核酸总量及电解质 Ca/Mg、Ca/P 比值下降，舒张性递质 cGMP 升高，膀胱逼尿肌细胞代谢水平受抑制。据此认为电刺激盆底肌可抑制膀胱收缩，对不稳定膀胱和急迫性尿失禁有治疗价值。此外，电刺激盆底肌还可加强尿道括约肌收缩，增强尿道关闭功能。对于年龄较大、体质较弱的患者则疗效难以保证，故可选择被动的盆底肌肉锻炼方法。

17.2.3　生物反馈治疗慢性盆底疼痛综合征

慢性盆底疼痛综合征（Chronic Pelvic Pain Syndrome，CPPS）或称慢性非细菌性前列腺炎，是前列腺炎中最常见，同时也是争议最多、治疗效果最不确定的，目前尚未有一个明确而统一的治疗方案。

CPPS 的病因至今仍未完全明确。目前得到较多肯定的病因学假说有微生物感染学说、免疫学说、神经源性病变学说以及精神心理疾病学说等，但上述各学说均未得到充分的证据证实。最近，国外在生物反馈治疗慢性盆底疼痛综合征方面进展显著，并取得较好的疗效。其方法主要是利用生物反馈治疗仪改善盆底肌肉的收缩功能。

1. 生物反馈治疗 CPPS 的适应证

（1）复发性前列腺炎，其他治疗无效，而且细菌学检查无细菌感染；

（2）复发性尿频、尿急而膀胱镜检查无异常；

（3）DRE 发现盆底肌紧张或有扳机点；

（4）盆底肌电图检查发现 EMG 明显增高。

2. 生物反馈和电刺激治疗 CPPS 的机理

（1）CPPS 存在神经 - 肌肉失调；

（2）生物反馈的机理：主动协调锻炼过程；

（3）电刺激的机理：最大收缩等于最大松弛。

3. 较系统而且常用的生物反馈训练方法

（1）首先应建立治疗动机，示范性地将患者与仪器连接，讲解生物反馈疗法的机理和优越性。

(2) 训练日程安排一般每周5次，两周为一个疗程，以诊室治疗结合家庭练习的模式进行。

(3) 诊室治疗每次使用肛门电极将患者与机器连接20min，连接完毕后指导患者进行盆底肌肉收缩/舒张练习，患者可根据屏幕上显示的反馈信息，清楚地看到盆底肌收缩/舒张的情况，并根据系统的指引，逐步学会掌握正确的盆底肌收缩/舒张动作。

(4) 家庭作业是将诊室练习所获得的体验应用于日常生活中，每日2~3次，每次20min左右。患者还可以采用记日记的方式记录症状、用药量、诊室治疗与家庭练习的体验和次数、情绪、睡眠状况、生活事件以及努力方向等。

(5) 每次诊室治疗医生都应查看患者的日记并与其交谈，了解患者的感受和要求，目的在于增强患者战胜疾病的信心与乐观情绪。

有学者认为，盆底肌的紧张性肌痛可能与慢性盆底疼痛综合征的症状存在一定关系，因此减少盆底肌痉挛可以在一定程度上改善上述症状。也有人发现，盆底肌紧张、痉挛以及肌痛在慢性盆底疼痛综合征的发病机制中起到一定的作用，因而提出生物反馈辅助的神经肌肉锻炼治疗在缓解慢性盆底疼痛综合征症状方面应有所帮助。一些研究发现，生物反馈治疗能明显改善慢性盆底疼痛综合征患者疼痛、尿频、尿急等症状和提高生活质量，并能减少前列腺液或精液中的白细胞计数。

17.2.4 生物反馈治疗勃起功能障碍

勃起功能障碍（Erectile Dysfunction，ED）是指在性交时阴茎勃起不能获得和维持满意的硬度。许多ED病例常合并多种病因，因此对其评估应包括心理、内分泌、神经病学及血管状态的检查。关于会阴肌在勃起机制中的作用仍有争议，有些研究在动物模型和人体研究中均证实，性交时坐骨海绵体肌与球海绵体肌的活力增加，导致海绵体内压力增加。

国内学者对ED患者首先行盆底肌肉锻炼，然后通过肌电生物反馈进一步提高患者收缩肌肉的质量。电刺激改善盆底肌群的感觉并帮助患者收缩坐骨海绵体肌及球海绵体肌。物理治疗改善ED效果的生理解释是：减少静脉回流，盆底肌的收缩使得阴茎根部的压力增高。而年龄、ED病程长短及其他性问题或其他原因引起的ED对于治疗的结果没有影响。采用的设备有一个肛门塞样环状电极、一个置于中心腱阴束与肛门之间上的表面电极，以对称性的双相低频电流、脉冲频率50Hz、脉宽200ms串脉冲持续6s，间歇12s，持续15min，强度以患者耐受为宜。肛门塞样电极也作为反馈刺激，一旦患者能自主收缩肌肉，即要求其每天重复收缩，每位患者在俯卧位、坐位及站位分别做40次短收缩及50次长收缩，早、中、晚各30次。

对于不同原因ED患者，疗效并不相同。例如在物理治疗后，9例由于心理原因引起的ED患者均未复原，其中4例无法完成治疗。这些结果提示所用的干预治疗对生理比对心理的作用更强，在静脉闭合功能不良引起的ED患者中作者获得了最好的结果。在这些患者中阴茎血流的变化是ED最常见的原因。

国外研究发现，盆底肌肉锻炼和测压生物反馈治疗对改善勃起功能障碍患者排尿终末滴沥有作用。他们采用生物反馈电极直径1cm，插入直肠的深度为4cm，以保证对盆底肌肉产生刺激作用。经过研究，他们发现生物反馈对ED症状有较好的疗效，并推荐为治疗的一线方案。同时他们提出，严重的动脉及神经因素导致的ED患者不适合生物反馈治疗。此外，在治疗开始前要排除患有严重的腰骶部疼痛、酗酒、心血管疾病、糖尿病及双侧睾丸切除术等患者。

17.2.5　生物反馈在治疗儿童泌尿系统反流性疾病中的应用

儿童神经源性膀胱、逼尿肌－括约肌协同失调是导致膀胱输尿管反流的重要病因。国外学者在对患上述疾病的儿童采用生物反馈治疗后发现，此种方法对年长儿童低度膀胱输尿管反流的疗效较其他治疗方法更为有效。但是，国内尚缺乏在这一方面的研究。

17.2.6　生物反馈在泌尿外科疾病治疗的禁忌

（1）阴道电极禁用于重度子宫脱垂和阴道松弛脱垂致阴道缩短者；

（2）女性月经期及孕妇禁用；

（3）肛门电极禁用于重度痔疮、肛裂者；

（4）由于生物反馈需要患者有良好的神经功能和意识能力及良好的依从性，能够配合，意识清楚，所以，精神疾患及神经系统器质性疾病的患者，如心因性精神障碍不适合此种治疗方法。

17.3　成瘾

现在成瘾的内涵已经涵盖了物质（药物）成瘾和行为成瘾。

17.3.1　成瘾的分类

1. 药物成瘾

因反复使用精神活性物质者处于周期性或慢性中毒状态。成瘾物质主要包括：①处方药，如止咳药水、曲马多、复方甘草片、复方地芬诺酯；②阿片类药物，如吗啡、杜冷丁、美沙酮、丁丙诺菲等；③新型毒品，如 K 粉、摇头丸、冰毒、麻古、五仔等；④传统毒品，如海洛因、黄皮、大麻；⑤安眠药，如安定、舒乐安定、三唑仑、阿普唑仑等。常见疾病包括非依赖性物质伴发依赖、海洛因肾脏病、毒瘾等。

2. 行为成瘾

明确知道自己的行为有害但却无法自控，包括网络成瘾、赌博成瘾、购物成瘾、饮食成瘾、性成瘾、电子游戏成瘾、烟酒成瘾等行为。

成瘾性疾病的治疗目前在国内外都是一个难题。以前的治疗往往局限于药物治疗，多年的实践证明，单纯的药物治疗复发率很高。因此，现在倾向于药物治疗和心理治疗及家庭治疗相结合进行综合性治疗。国内成瘾医学专家提出一种集药物治疗、心理治疗、行为矫正、感恩教育和社会支持“五位一体”的综合性成瘾性心理疾病的治疗模式。

17.3.2　神经反馈治疗成瘾

在过去 10 年中，出现了对成瘾生物学的新认识。患有成瘾问题的个体通常具有大脑功能缺陷（相对缺乏慢脑波），这限制了他们从日常生活事件中体验满足感的能力。然后使用成瘾物质代表了自我治疗的尝试，注定要长期失败，因为需要越来越多的物质来制造“感觉良好”，而且需要的越来越多。

神经反馈的做法是：通过反馈奖励 α 波和 θ 波，通过增加 α 波和 θ 波的活动来纠正慢性脑电活动的缺陷。与常规治疗相比，神经反馈治疗复发率非常低。这部分是因为它起到了“精神上的反作用”，试图使用成瘾物质的受治疗个体在几天内会出现类似流感的症状。虽然这种治疗效果尚未得到解释，但情况相当一致。治疗后，成瘾物质也往往失去灌输“高”的能力。这两种治疗效果一起导致复发行为大大减少。

图 17－4 所示为各个频段（从上往下依次是 δ 波、θ 波、α 波和 β 波）的绝对功率和标准数据库比较时的偏差。从 qEEG 中不仅可以看到成瘾和健康个体的差别，也能看到网瘾和酗酒的差别。

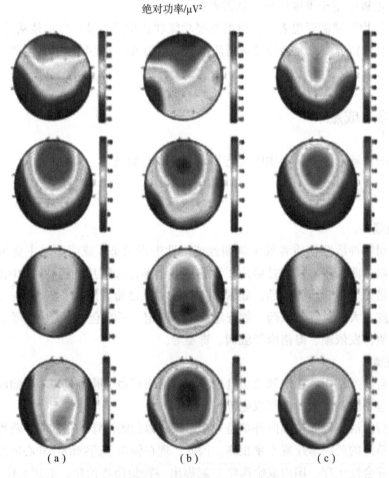

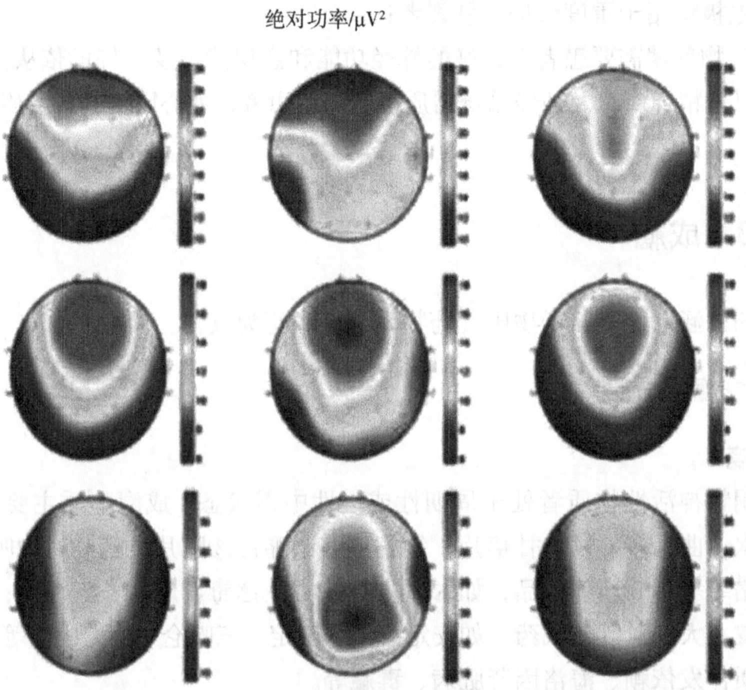

图 17－4 网瘾、酗酒和健康群体在激活状态下的脑电波比较（附彩插）

（a）网瘾组；（b）酒精滥用组；（c）健康组

（引自：奥地利维也纳的心理科诊所，Diana Siedek）

17.4 耳鸣

耳鸣是累及听觉系统的许多疾病不同病理变化的结果，病因复杂，机制不清，主要表现为无相应的外界声源或电刺激，而主观上在耳内或颅内有声音感觉。总体呈多样性，可单侧或双侧，也可为头鸣，可持续性存在也可间歇性出现，声音可以为各种各样、音调高低不同。

1. 耳鸣与听力的关系

有些耳鸣病人伴有听力下降，有些听力正常，但是耳鸣不会引起或加重听力下降。

2. 耳鸣与心理因素的关系

长期耳鸣会引起患者产生烦躁、焦虑、紧张、害怕或者抑郁的情绪，而不良的情绪状态可加重耳鸣，造成耳鸣与不良情绪之间的恶性循环，心理因素在耳鸣发病的过程中起重要作用。

按照一些研究报告，耳鸣患者的脑波在 δ 频段（1.5 ~ 4Hz）中有增强的功率，在 α 频段（8 ~ 12Hz）功率降低。这些研究将 8 ~ 12 Hz 活动称为 Tau 活动，据此创建了一种新的神经反馈方案，即使通过调整 Tau 节律（8 ~ 12 Hz）和 δ 频段范围内的慢波（3 ~ 4 Hz）治疗耳鸣。

2017 年 12 月，Dominik Güntensperger 等人在“*Frontiers in Aging Neuroscience*”发表了关于神经反馈治疗耳鸣的 Meta 分析报告。表 17 – 2 所示为他们搜集的相关研究报告。

表 17 – 2　用神经反馈治疗耳鸣的研究报告汇总

作者	患者数	神经反馈治疗手段	电极位置	反馈	症状改善	脑电改善
Crocetti, et al, 2011	*N* = 15	α↑ δ↓ 12 训练	F3, F4, Fc1, Fc2	飞机飞上飞下（通过视频和声音加强）	耳鸣痛苦 ↓ 耳鸣音量 ↓	α/δ 比率 ↑（只有部分患者改善）
Dohrmann, et al, 2007a, b	组 1（*n* = 11） 组 2（*n* = 5） 组 3（*n* = 5） 对照组（*n* = 27）	组 1：α↑ δ↓ 组 2：α↑ 组 3：δ↓ 对照组：FDT 10 训练	F3, F4, Fc1, Fc2	鱼游上游下	所有组：耳鸣痛苦 ↓ 耳鸣音量↓ 组 1：最大改善对照组：没有改善	所有组：α↑，δ↓ 和耳鸣音量的降低相关
Gosepath, et al, 2001	*N* = 40 对照组（*n* = 15）	α↑ β↓ 15 训练	P4	音频和视频（没有详细解释）	耳鸣痛苦 ↓	组 1（*n* = 24）：α↑ 组 2（*n* = 16）：β↓ 对照组：无效果

续表

作者	患者数	神经反馈治疗手段	电极位置	反馈	症状改善	脑电改善
Hartmann, et al, 2013	$N=8$ 对照组（$n=9$）	α↑ 10 训练 对照组：rTMS	源空间，固定在两个颞叶	笑脸	耳鸣痛苦↓ 对照组：没有减少	α↑大致在 r PAC
Schenk, et al, 2005	组 1（$n=23$） 组 2（$n=13$）	组 1：α↑ 组 2：β↓ 组 3：α↑ β↓	组 1：P4 组 2：C3	漂浮的球和旋律	耳鸣痛苦↓	两个组：α↑
Vanneste, et al, 2016	组 1（$n=23$） 对照组 1（$n=17$） 对照组 2（$n=22$）	组 1：α↑ β↓ γ↓ 15 训练 对照组 1： α↑ β↓ γ↓ 对照组 2：passive	sLORETA 组 1：PCC 对照组 1：LG	绿色的条移上移下	组 1：耳鸣痛苦↓ 对照组：没有下降	目标区域 α 波、β 波和 γ 波没有改变，连通性改变
Weiler, et al, 2002	$N=1$	α↑ β↑ δ↑θ↑	19 位置	不同的组合	抑郁↓ 焦虑↓ 耳鸣↓	没有分析

注：↑为上升；↓为下降；r TMS 为重复经颅磁刺激技术；r PAC 为右面主听觉皮层；PCC 为后扣带皮层；LG 为语言回沟。

本章小结

高血压是常见的疾病，用生物反馈来降低血压已经被证实有效，正在逐步推广。生物反馈在治疗女性紧迫型、压力型尿失禁方面作用独特。生物反馈在治疗男性因前列腺手术后的尿失禁、勃起功能障碍是有效的。通过神经反馈来治疗成瘾是釜底抽薪——通过调整脑电波，减少患者转向成瘾物质的内在需求。耳鸣的神经反馈治疗尝试越来越多，本章给出了目前相关研究报告的总览。

参考文献

[1] 朱健，杜勤，吴恒举，等．行为干预及生物反馈治疗对老年高血压患者降压疗效的影响［J］．中国全科医学，2000（01）：17－19.

[2] 刘勇．生物反馈技术治疗原发性高血压临床研究及展望［J］．生物医学工程学进展，2011，32（03）：143－146.

[3] 王庭槐，吴心灵，黄志勇．肌电生物反馈中正常青年人心率变异性分析［J］．中国心理卫生杂志，2007（04）：212－215.

[4] 李丽，王淑珍，王庭槐，等．腹式呼吸辅助肌电生物反馈中的心率变异性［J］．中国神经精神疾病杂志，2010，36（06）：370－372.

[5] 张文博，高彦彦，许小洋，等．肌电生物反馈对高血压前期患者心率变异性的影响［J］．中国实用神经疾病杂志，2009，12（10）：12－16.

[6] 张见平，王济红，陈伟．肌电生物反馈治疗原发性高血压的临床疗效观察 [J]. 中华全科医学，2008 (12)：1248 - 1249.

[7] 杨菊贤，殷兆芳．生物反馈治疗及其在心血管病康复医疗中的应用 [J]. 心血管康复医学杂志，2004 (01)：3 - 5 + 7.

[8] Alper K R, Chabot R J, Kim A H, et al. Quantitative EEG correlates of crack cocaine dependence [J]. Psychiatry Research, 1990, 35 (2): 95 - 105.

[9] Bauer L O. Predicting Relapse to Alcohol and Drug Abuse via Quantitative Electroencephalography [J]. Neuropsychopharmacology, 2001, 25 (3): 332 - 340.

[10] Bauer L O, Hesselbrock V M. Lateral Asymmetries in the Frontal Brain: Effects of Depression and a Family History of Alcoholism in Female Adolescents [J]. Alcoholism Clinical & Experimental Research, 2002, 26 (11): 1662 - 1668.

[11] Dominik Güntensperger, Christian Thüring, Martin Meyer. Neurofeedback for Tinnitus Treatment - Review and Current Concepts [J]. Frontier in Aging Neuroscience, 2017 (9): 386.

第18章 生物反馈的挑战及未来

本章介绍国际上生物反馈治疗师和生物反馈训练师的培训认证机构，以及几个国家的专业协会。中国医学救援协会神经生物反馈治疗与干预分会（China Association for Disaster & Emergency Rescue，Biofeeback and Brain Science Branch）于2019年7月在广州成立，它将为培养中国的生物反馈治疗师和训练师发挥重要作用，并且建立中国生物反馈治疗师训练师的培养和认证体系，建立从业规范，促进从业人员之间、从业人员同医学、心理学、精神病学的专业人士、设备研发厂商之间的交流，使神经生物反馈服务于更多的人。

本章讨论了神经反馈、qEEG的应用和研究方向，列出了生物反馈治疗中的注意事项，以及生物反馈目前面临的挑战及未来的发展方向。

18.1 生物反馈治疗和生物反馈治疗师

随着生物反馈研究的进展和在医疗、康复等方面的逐步应用，1969年，生物反馈研究学会（Biofeedback Research Society）在美国成立，这个学会后来发展为今天的美国应用心理生理和生物反馈协会。该协会是一个非营利性组织，旨在促进生物反馈的科学研究，推广先进的生物反馈的方法和实践。

随着生物反馈的逐步应用，生物反馈治疗逐步成为西方医学体系中的补充疗法，生物反馈治疗师和其他的康复治疗师，如语言康复治疗师、物理治疗师等一样，成为一个专门的职业。各国基于各自职业培训体系、医疗行业从业规范、资质认证体系等，陆续规定了生物反馈治疗师的资质要求和资质认证体系，相应的行业协会也逐步建立起来，以加强对生物反馈治疗师从业的监督。

1995年，一个专注于神经反馈的国际组织——国际神经反馈研究协会成立。它是由神经反馈治疗师、培训师及相关的研究人员组成的专业组织，旨在“促进神经科学应用在临床实践、教育应用和科学研究中的卓越发展，让人类更好地理解和改善大脑功能”。

随着越来越多的人从事生物反馈治疗，生物反馈治疗师的培训、实习、资格认证等越来越必要和重要。因此，生物反馈认证国际联盟（Biofeedback Certification International Alliance，BCIA）出现了。BCIA 是对生物反馈的从业人员进行专门培训和认证的机构。

18.1.1 BCIA 的培训和认证

由于生物反馈信号的复杂性，截至 2019 年 6 月，BCIA 设立了下面的认证：

- 生物反馈治疗师
- 生物反馈训练师
- HRV 生物反馈治疗师
- 神经反馈治疗师
- 神经反馈训练师
- 盆底肌肉功能障碍治疗师
- 盆底肌肉功能障碍训练师（未有医疗资质的人员）

按照 BCIA 的设计，具有医学背景的专业人员，完成必须的培训、通过相应的考试，经过必要的实践，可以获得治疗师的认证，治疗师可以独立开展生物反馈治疗。没有医学背景的人员，在进行同样的培训、通过相应的考试后，可以获得训练师的认证。按照 BCIA 的规定，训练师只能在治疗师的指导下开展工作，不可以独立开展工作。这种设计模式，在一定程度上限制了生物反馈在 Peak Performance（面向健康群体的训练）方面的推广。

按照 BCIA 的设计，目前除了通用的生物反馈治疗师认证外，还设计了 HRV、神经反馈和盆底肌肉功能障碍治疗三个专项认证，因为这三项都是比较复杂或特殊的应用方向。

18.1.2 应用心理生理学和生物反馈协会

应用心理生理学和生物反馈协会是一个美国的非营利性的专业社会组织，是生物反馈治疗师和训练师的专业协会。它开展生物反馈包括神经反馈的培训、研究、会议等，加强生物反馈治疗师的交流，在美国各地都设有分会。

18.1.3 国际神经反馈与研究学会

国际神经反馈与研究学会是一个美国的非营利性的科学和专业的神经反馈学会。属于神经反馈治疗师和训练师的专业协会，它通过开展培训、组织会议等加强从业人员的交流，推广神经反馈。

18.1.4 欧洲生物反馈协会

欧洲生物反馈协会是全球规模最大的生物反馈技术交流组织。它的使命是提高卫生专业人员对该领域的认识，并教育临床医生使用最新的生物反馈技术。欧洲生物反馈协会组织关于生物反馈的培训，定期召开关于生物反馈的年会，促进生物反馈行业人员的交流。鉴于欧洲各国医疗体系的差异性，欧洲生物反馈协会没有统一的认证系统来认证生物反馈治疗师。

在欧洲各国有各自独立的认证系统，与医疗体系、医疗保险体系相结合。

18.1.5 瑞士神经反馈协会

欧洲各国都有自己的生物反馈专业协会，来组织国内的生物反馈治疗师的培训、认证，与医疗体系、医疗保险体系对接，使生物反馈治疗作为一种补充疗法，能够得到医疗保险的费用支付等。瑞士神经反馈协会（Neurofeedback Organization Schweiz，NOS）是瑞士神经反馈治疗师、生物反馈治疗师的专业组织。

18.1.6 中国医学救援协会神经生物反馈治疗与干预分会

在我国，一些医院已经开展了生物反馈治疗，一些社会机构也在利用生物反馈进行一些改善类的训练，一些设备厂商也逐步开发了相应的软硬件系统，但是生物反馈治疗师并没有规范的培训和认证，从业人员素质良莠不齐。

2019 年 7 月，中国医学救援协会神经生物反馈治疗与干预分会（China Association for Disaster & Emergency Rescue，Biofeedback and Brain Science Branch）成立。中国医学救援协会神经生物反馈治疗与干预分会选举第一届理事会、常务理事会。兰州大学信息科学与工程学院胡斌教授当选为首任会长，北京安定医院院长王刚教授、北京大学第六医院副院长孙洪强教授、上海精神卫生中心副院长李春波教授、中南大学湘雅二院副院长李凌江教授、澳门大学陈俊龙教授当选为副会长，北京鲲海脑机技术有限公司总经理李玥堃当选为秘书长。

中国神经生物反馈治疗与干预分会在成立之初，就吸取了国外的经验，将医学、心理学和工程技术的人才吸收到分会中，共同探讨如何在“生物 - 心理 - 社会”医学模式大背景下，建立生物反馈治疗与不同学科之间的协作，构建“从身到身心”的完整医疗救援体系。

神经生物反馈治疗与干预分会着力于培养中国的生物反馈治疗师、训练师，建立中国的生物反馈治疗师训练师的培养和认证体系，逐步建立从业规范，促进从业人员与相关医学、心理学、精神病学、设备研发厂商的交流，使神经生物反馈服务于更多的人。

18.2 关于神经反馈的讨论

18.2.1 神经反馈的反应者和无反应者

遵循操作性条件反射的原则，大多数客户的脑电活动在连续神经反馈期间发生变化，并且向期望的方向变化。但是，有些客户的 EEG 活动未发现随时间变化，似乎神经反馈对他们不起作用。我们把这样的客户分别称为神经反馈的反应者和神经反馈的无反应者。

为什么有些人对神经反馈无反应，是反馈参数算法的问题，还是反馈形式的问题（视频或音频等），还是受训者的参与度或学习能力的问题？这些问题目前还未有结论。另外，市场上的很多设备厂商及反馈软件的开发商，并没有将反馈参数的算法公开，这给验证和对比增加了难度。

18.2.2 神经反馈治疗 ADHD 的有效性

神经反馈自20世纪70年代就被逐步用于治疗 ADHD，特别是青少年的 ADHD，也产生了很多研究报告。2019年9月9日在 PubMed 上搜索“Neurofeedback ADHD”，可以找到276篇研究报告（图18-1）。

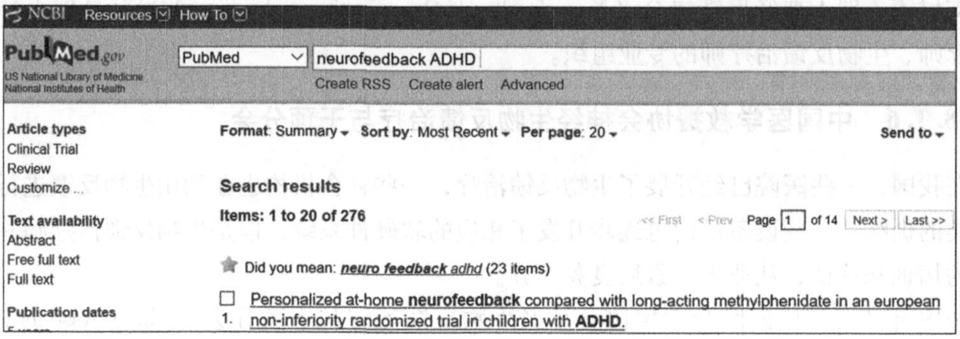

图18-1 PubMed 上关于神经反馈和 ADHD 的文献

针对如此多的研究报告，不同的学者进行了 Meta 分析。

1. 2009年的 Meta 分析

2009年，Dr. Martijn Arns，Sabine de Ridder，Ute Strehl，Marinus 在“*Clinical EEG and Neuroscience*”上发表了“Efficacy of Neurofeedback Treatment in ADHD：The Effects on Inattention，Impulsivity and Hyperactivity：A Meta-Analysis”。这个 Meta 分析对最新的研究报告进行了汇总分析，指出神经反馈在治疗注意力缺陷和冲动症方面是有效的并具有特异性（有效的最高级别，效应值较大），在治疗多动症方面是有效的并具有特异性（效应值为中等）。

2. 2014年的 Meta 分析

2014年11月，Jean-Arthur Micoulaud-Franchi，Pierre Alexis Geoffroy，Guillaume Fond，Régis Lopez，Stéphanie Bioulac 和 Pierre Philip 等人在“*Frontal Human Neuroscience*”上发表“EEG neurofeedback treatments in children with ADHD：an updated meta analysis of randomized controlled trials”。在这篇 Meta 分析报告中，最终选择满足条件的5项研究报告，纳入263名 ADHD 患者，对146名患者进行了神经反馈训练。在父母评估、整体 ADHD 评分（SMD = -0.49 [-0.74，-0.24]）、注意力不集中的分数（SMD = -0.46 [-0.76，-0.15]）和多动/冲动性评分（SMD = -0.34 [-0.59，-0.09]）方面，患者和对照组相比，改善显著。在老师的评估方面，只有患者的注意力得分显著改善（SMD = -0.30 [-0.58，-0.03]）。

3. 2016年的 Meta 分析

Samuele Cortese MD，PhD，Maite Ferrin MD，PhD 等在“*Journal of the American Academy of Child & Adolescent Psychiatry*”上发表“Neurofeedback for Attention-Deficit/Hyperactivity Disorder：Meta Analysis of Clinical and Neuropschological Outcomes from Randomized Controlled Trials”。在此分析报告中纳入13个研究报告，包含520名 ADHD 患者。此报告得出的结论

是：在有对照组的双盲实验中，并不支持神经反馈在治疗 ADHD 方面有效。建议在以后的训练中采用标准的训练方法，保证患者的学习和在日常生活中技能的转化。

4. 2018 年的 Meta 分析

2018 年，Jessica Van Doren，Martijn Arns，Hartmut Heinrich 等在 "*European Child & Adolescent Psychiatry*" 发表 Meta 分析报告 "Sustained effects of neurofeedback in ADHD：a systematic review and meta analysis"。此 Meta 分析研究了神经反馈的控制治疗效果及其可持续性。从 PubMed 和 Scopus 数据库的研究报告中最后 10 项研究报告纳入分析，患者为 256 名，对照组为 250 名。此研究报告指出，相比于对照组，神经反馈治疗组的治疗结果可持续，症状随着时间减轻，因此神经反馈可以作为非药物治疗的选择。

从这些 Meta 分析报告可以看出，绝大多数报告支持神经反馈在治疗 ADHD 方面是有效的。根据研究报告的选取、神经反馈方法的不同，我们觉得神经反馈治疗需要更多的标准化：治疗方法的标准化、实验设计的标准化及训练评估的标准化。

18.3　qEEG 应用和研究方向

量化脑电波分析不仅是神经反馈的基础，而且也被应用于其他领域。它用于药物的选择以及为经颅磁刺激和经颅电刺激提供更精确的定位。

18.3.1　qEEG 用于药物的选择

对于 α 波过多、β 波过少的亚型 ADHD 患者，利他林之类的兴奋剂有很好的效果，但对于颞叶高频 β 波过多的亚型患者，兴奋剂不起作用。所以 qEEG 可以帮助医生来选择合适的药物（图 18－2）。基于同样的原理，它也被用于药理研究、药效测试等药物研发过程。

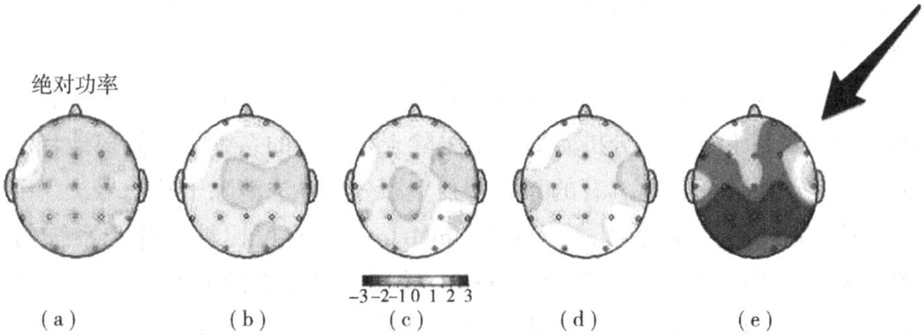

图 18－2　通过 qEEG 选择药物（附彩插）

(a) δ 波；(b) θ 波；(c) α 波；(d) β 波；(e) 高频 β 波

随着 qEEG 样本集的进一步扩大，更多的脑电特征值被发现，它在这方面的作用会更加显著。

18.3.2 精确定位经颅磁刺激和电刺激

经颅磁刺激（TMS）和经颅电刺激（TDCS）是新兴的治疗 ADHD、抑郁、焦虑等疾病的方法。目前多数采用的是通用的刺激位置，如对于抑郁患者，刺激左前额叶。通过 qEEG 数据，我们可以为每个患者制定个体化的刺激方案，使治疗更有效。

另外，可以通过 qEEG 的测量来监测磁刺激或电刺激的进展，及时调整方案。

18.3.3 qEEG 的研究方向

1. 扩大样本集

目前，普遍使用的商用 qEEG 数据库 NeuroGuide 有约 600 个样本，而且人群只限于北美人群。建立更大的脑电数据库以及中国人的脑电数据库是当务之急。

2. 规范 NeuroMetrics 的定义

目前，虽然大多数系统的脑电数据的采集都遵循 10－20 系统的规范，但是对于数据采集的模式、数据分析，各个系统之间各不相同。

（1）各个脑电系统的测量缺乏校准。

目前，并无统一的评估各个脑电设备厂商放大器的完整性、A/D 转换和系统其他元素的统一方法，这使不同脑电设备测量的波幅（mV）不可比。应该使用方波校准的办法，如通过录制 100 mV 方波，每次 1～2 s 长的标准输入来校准设备。

（2）对频段的定义没有统一规范。

各个系统对于各个频段的定义，有的定义 0.5～4 Hz 为 δ 频段，有的定义 0.1～3Hz 为 δ 频段，更有的定义 1～3Hz 为 δ 频段。在 β 频段的定义分歧更多，有的系统将 12～15Hz 独立出来，定义了 SMR 频段，有的系统将其归为 β 频段。有的系统的高频 β 频段（Hi－Beta）定义为 25～40Hz，有的系统定义为 23～38Hz。这些不同的定义，使各个系统定义的 NeuroMetrics，如简单的 θ/β 比率也没有可比性，所以很难形成统一的规范和参考值。

（3）各个系统去除干扰信号的方法不同。

各个系统采集的信号质量不同，而且各个系统去除干扰信号的方法不同。有的系统只是通过人为的监测来限制干扰，在分析阶段并不去除干扰。有的系统只是简单地将波幅超过阈值的信号视为干扰信号一一去除。有的系统用独立源分析办法消除干扰信号。

所以，这些不同导致不同系统之间的 NeuroMetrics 没有可比性，各个系统的样本集有限，很难形成大家认可的脑电特征指标。目前，最被大家接受的 θ/β 比率，也只能局限于对于多动症群体，θ/β 比率偏高。有的系统基于自己的设备、频率定义和分析计算给出了 θ/β＜2.4 的参考值。但基于上面的原因这个 2.4 的参考值很难被验证。

3. 同一个体不同时刻的脑波

qEEG 数据库的建立是寻找不同个体间脑电波的共性和异性。那么同一个个体不同的状态，如在偏头痛发作期和非发作期，在学习和回忆同一个内容时，脑电波会有什么异性和共性？例如，1994 年，研究人员对老鼠开展的研究发现，老鼠在睡梦中出现的脑电波，就与它们在白天学习过的内容（当时出现的脑电波）相对应。科研人员们认为，这种脑电活动有助于巩固记忆。这些研究将会对我们解开大脑的认知过程、疾病的预警发挥重要作用。

4. 不同个体脑波间的关系

2019 年 7 月，由英国 Anglia Ruskin 大学的两位专家 Jörg Fachner 教授和 Clemens Maidhof 博士领导的团队在“*Frontiers in Psychology*”上发表了一篇文章，揭示在音乐治疗的过程中，在治疗师和患者达到同步的时刻，患者和治疗师的脑电波出现了同样的模式：当患者的大脑从消极情绪转变为积极情绪时，EEG 记录清楚地显示了这一点。紧接着，治疗师的大脑也出现了完全相同的改变模式。治疗师和患者后来都认为这一刻是治疗有效的时刻。他们不仅思想同步，而且大脑活动也是同步的（图 18 – 3）。这个研究启示我们以一种新的方式来研究治疗过程，或者更广义地讲：人和人之间的互动。

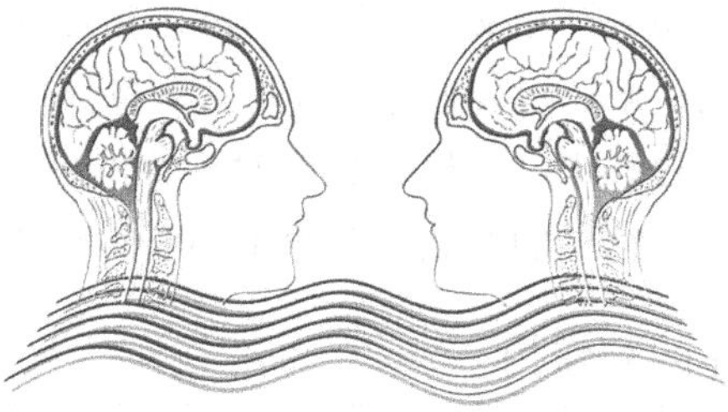

图 18 – 3　音乐治疗中患者和治疗师的脑波出现同样的模式

（引自：Neuroscicence News，2019. 07，https：//neurosciencenews. com/brain – sync – music – 14569）

18. 4　生物反馈治疗中的注意事项

18. 4. 1　生物反馈治疗不等于生物反馈治疗仪治疗

生物反馈治疗仪只是治疗过程中使用的设备，是学习和训练的工具，不是单纯的治疗仪。生物反馈仪只是向受训者提供了生理指标的可视化，需要受训者参与进来，从而改变生理指标，才能达到生物反馈治疗。生物反馈治疗师是此治疗过程的指导者，他让受训者更好地参与。任何将生物反馈单纯理解为仪器治疗的观点都是不全面的，并可能影响疗效。在本书中我们通过详细的案例描述，包括谈话技巧等，就是想告诉读者，生物反馈治疗不仅仅是生物反馈治疗仪。

18. 4. 2　患者与生物治疗师之间密切协作

由于生物反馈治疗可能治疗时间较长，疗效逐渐显现，因而需要在治疗前向患者进行充分的介绍，讲明治疗的原理和方法，树立信心，得到患者的理解和支持。在治疗过程中，对出现的疗效进行鼓励；症状无明显改善时进行必要的心理安慰，并寻找原因，必要时停止治疗。

另外，生物反馈需要患者有良好的神经功能和意识能力及良好的依从性，能够配合，意识清楚。所以，一些年龄太小的患者、精神疾患者及神经系统器质性疾病的患者，如心因性精神障碍等不适合此种治疗方法。生物反馈需要治疗一段时间才逐渐显现疗效，因而不能单独应用于严重的精神疾病、抑郁症或者强迫性神经症、过度疲劳和病态人格的患者。

18.4.3 先诊断后治疗

由于生物反馈可以缓解患者症状，因此可能导致疾病症状被掩盖，从而加重疾病，不利于疾病的早期诊断和治疗。因此，在使用生物反馈治疗前，应明确诊断，禁用于病因不明的患者。由于生物反馈多为门诊治疗，所以需要考虑患者住址及交通便利，方便定期治疗。

18.4.4 个体化治疗

生物反馈治疗是治疗师和患者互相交互的治疗过程。治疗师在治疗初期除了对患者的病历、已发生的治疗要有清晰的了解，更要通过 qEEG 的测量分析、生物反馈压力测试等，制定个性化的训练方案。在治疗过程中，要根据患者对训练的反应，进行必要的调整和优化，鼓励患者在诊所之外练习对生物信号的控制，并给予必要的心理支持。

18.4.5 生物反馈治疗的副作用

因为不服用任何药物，生物反馈比药物治疗疾病的传统方法更安全。但是，也存在一些潜在的担忧。例如，美国斯坦福大学的神经学家 Dora Hermes 就提醒，γ 波非常容易诱使光敏性癫痫患者癫痫发作。生物反馈的副作用包括：使患者焦虑，思路不清，注意力不集中，对结果过分关注，烦躁不安，疲劳和睡眠困难等，所以生物反馈治疗要在专业人员的指导下进行。

18.5 生物反馈尚需解决的问题

随着现代医学理论对疾病发生与发展的进一步认识，社会、心理因素在人体功能紊乱中的作用越来越受到医疗人员的重视。作为一种心理、生理上的联合治疗方法，生物反馈治疗必在多种疾病的辅助治疗中发挥重要的作用。

18.5.1 有效性的进一步验证

生物反馈治疗这种训练方式很难进行对照组设计，因为涉及训练和训练师两个可变因素，很难设计出严格意义上的对照组。另外，生物反馈治疗针对的很多疾病，如 ADHD、焦虑障碍、自闭谱系障碍等，疾病的诊断以及训练前后的评测多采用问卷形式，会引入很多主观因素，这些都增加了有效性验证的难度。另外，如何巩固疗效、降低复发率是生物反馈治疗面临的又一问题，目前的临床研究尚缺少对远期愈后进行观察。

18.5.2 训练的监测和评估

如何保证训练过程中的信号质量？如何评估训练中受训者是否在尝试自我学习、自我调整？设计的反馈方式是否对此受训者合适？是否还有优化的可能？如何判断此受训者是反应者还是无反应者？这些都是训练的监测和评估要解决的问题。目前的系统很少实现这样的评估功能，也缺乏统一的规范来指导生物反馈治疗师的分析和评估。

18.5.3 规范化和标准化

由于生物反馈治疗开展较晚，尚无统一的治疗方案和操作规范，造成了各治疗中心疗效不一，很难对其疗效进行客观评价。因此，我们主张对生物反馈治疗制定规范化治疗方案。在神经反馈方面，基于频段的训练、SCP 训练、*z* - Score 训练的对症疾病，它们的有效性有何差别，需要进一步研究并给出指导意见。

18.5.4 生物反馈系统的评估

各个系统的反馈控制参数、反馈的实时性（在生物信号改变后多长时间通过反馈来可视化）及不同的反馈形式各不相同，到底什么样的设置有利于受训者的自我学习，还有没有更优的组合形式？这就要求医疗设备厂商公布必要的实现参数，支持研究者进行实验和评价。

18.5.5 专业人员的培养

在欧美等地，生物反馈治疗师、训练师的培训体系已经建立，但是生物反馈作为一个跨学科的领域，除了医学外，还需要工程、心理、精神等学科的加入，要鼓励对跨界人才的培养。对于我国来说，在生物反馈发展之初，就要吸引不同行业的人才加入，而不要仅仅限于医学。要逐步建立起中国生物反馈治疗师的培养体系、认证体系，保证从业人员的质量，大力发展这一非药物、非侵入的绿色疗法。

18.6 生物反馈的未来

18.6.1 生物反馈——电子化的禅修

冥想、禅修、正念正越来越受到重视，这为生物反馈的应用提供了环境。体察控制自己的注意力、思维、呼吸、肌肉及姿态来改善和提高成为很多人的首选，而生物反馈让体察和控制可视化，更高效。所以，生物反馈也称为“西方的瑜伽”或者“电子化的禅修”。

另外，医疗方面的高支出促使人们寻找更有效、更经济的治疗手段。而且，药物在一些疾病、一些患者身上作用有限甚至并不起作用，或者一些患者不能承受药物的副作用，他们开始不愿意服药，一些医生也不把药物当作首选。

同时，公共卫生方面发生了一个重要的观念转变：“治未病”，预防在人们心中的地位变得越来越重要。一些强调整体治疗的医生们也开始强调自我调整、自我控制的重要性。越来越多的人开始明白：从疾病中恢复需要个体更主动地参与，“保持我的健康需要我的参与”。生物反馈中蕴含的“自我调整，自我控制”的原理正好与这一理念不谋而合，这也使生物反馈被越来越多的人接受。

18.6.2 可穿戴设备——让生物反馈随时发生

随着技术的发展，生理指标可以通过可穿戴设备随时随地获得，再加上手机等智能终端，生物反馈可以随时随地发生。另外，通过云端的数据分析、远程专家的支持，个体化的训练方案会随时下载到可穿戴设备，让生物反馈个性化地进行。

18.6.3 生物反馈在面向健康群体的训练方面会普及化

生物反馈不应该只是作为一种治疗手段，而应该作为一种健康个体的提高手段。生物反馈系统向可穿戴设备的发展，会让它成为普通人的提高手段，让大学生的焦虑度降低，小学生更专注，提高老年人的记忆力等。

18.6.4 我们需要大量的生物反馈治疗师

生物反馈的普及离不开高质量的生物反馈治疗师和训练师。按照 2019 年 7 月在瑞士神经反馈协会注册的生物反馈师的人数，可以推算出在瑞士每 100 万人口中有大约 35 名生物反馈治疗师。假设中国在 10 年后达到此水平，那么届时中国需要生物反馈治疗师 45 500 人。因此，需要建立中国的生物反馈治疗师和训练师的培养和认证体系，培养出大量的生物反馈治疗师和训练师，让他们将生物反馈带给更多的人。

本章小结

生物反馈已经有60 多年的历史了，它仍旧面临着很多挑战，如有效性的验证、训练的监测和评估、训练的规范化、不同生物反馈系统的评估和验证，以及人员的培养。但是，人们对自身健康的关注，医疗行业从治病到向治未病的转化，健康管理是一自我体察自我调整的过程，这些都促使生物反馈治疗和训练越来越被接受。另外，技术的发展使生物反馈随时随地进行成为可能，所以更多的家用训练设备、远程方案系统会被开发出来。中国的生物反馈治疗和训练才刚刚开始，指导中国生物反馈行业的专业协会——中国医学救援协会神经生物反馈治疗与干预分会（China Association for Disaster & Emergency Rescue, Biofeeback and Brain Science Branch）才成立不久。但是，中国人追求健康的生活，需要成千上万的中国生物反馈治疗师，将生物反馈这一非药物、非侵入的、自我体察、自我调整、自我改善的绿色疗法，带给更多的人。

参考文献

[1] Dr. Martijn Arns, Sabine de Ridder, Ute Strehl, et al. Efficacy of Neurofeedback Treatment in ADHD: The Effects on Inattention, Impulsivity and Hyperactivity: A Meta - Analysis [J]. Clinical EEG & Neuroscience, 2009, 40 (3): 180 - 189.

[2] Micoulaud - Franchi J A, Geoffroy P A, Fond G, et al. EEG Neurofeedback treatments in children with ADHD: An updated meta - analysis of Randomized Controlled Trials [J]. Frontiers in Human Neuroence, 2014 (8): 906.
[3] Santosh, Paramala, sterenson, et al. Neurofeedback for Attention - Deficit/Hyperactivity Disorder: Meta - Analysis of Clinical and Neuropschological Outcomes from Randomized Controlled Trials [J]. Journal of the American Academy of Child & Adolescent Psychiatry, 2016.
[4] Jessica Van Doren, Martijn Arns, Hartmut Heinrich, et al. Sustained effects of neurofeedback in ADHD: a systematic review and meta analysis [J]. European Child & Adolescent Psychiatry, 2018, 28 (3): 293.

彩　插

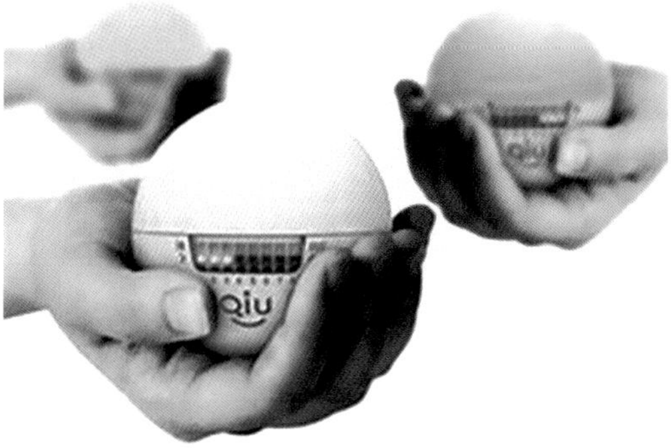

图 2－16　反馈球，颜色发生变化

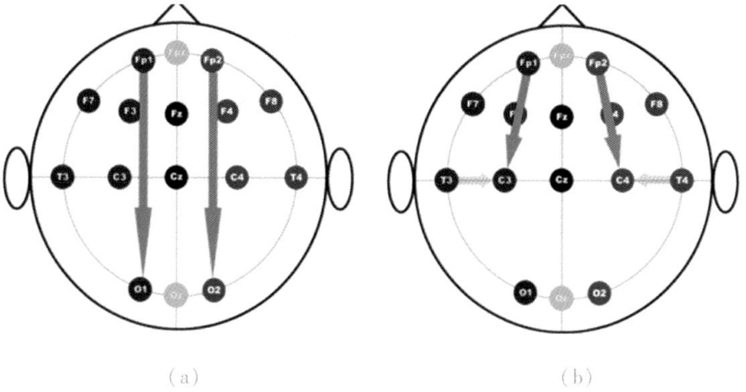

图 4－21　相对位置示意

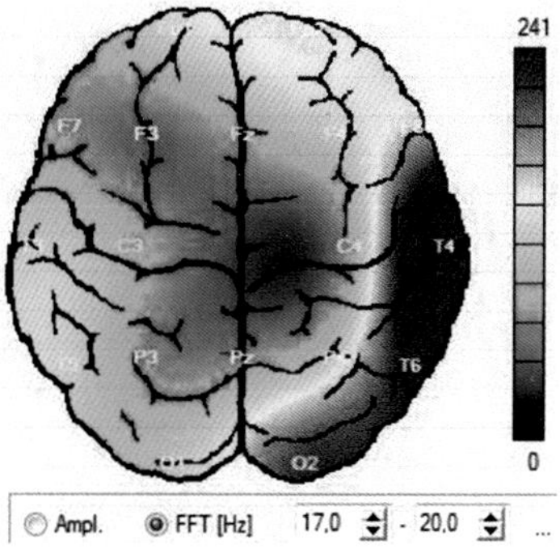

图 4－29　EEG 脑映射图

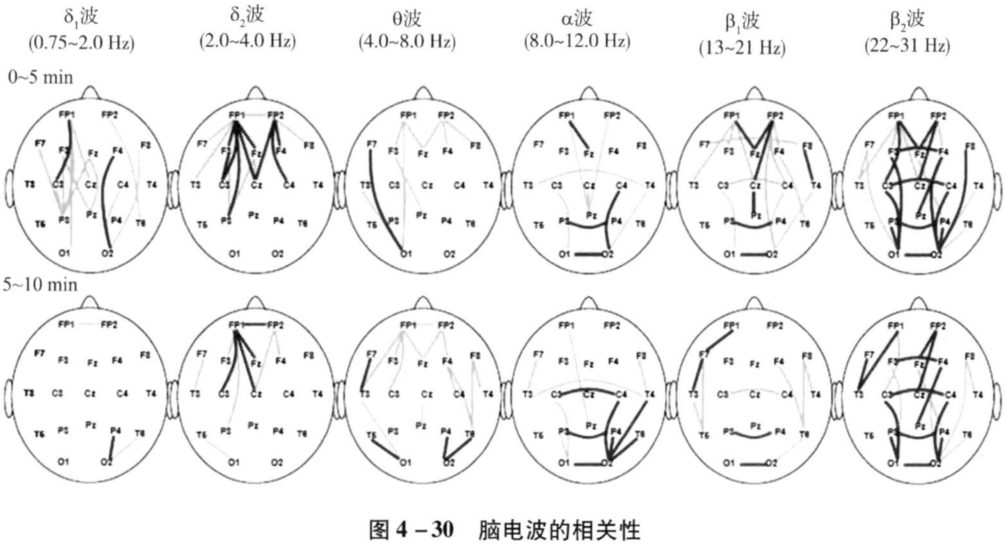

图 4－30　脑电波的相关性

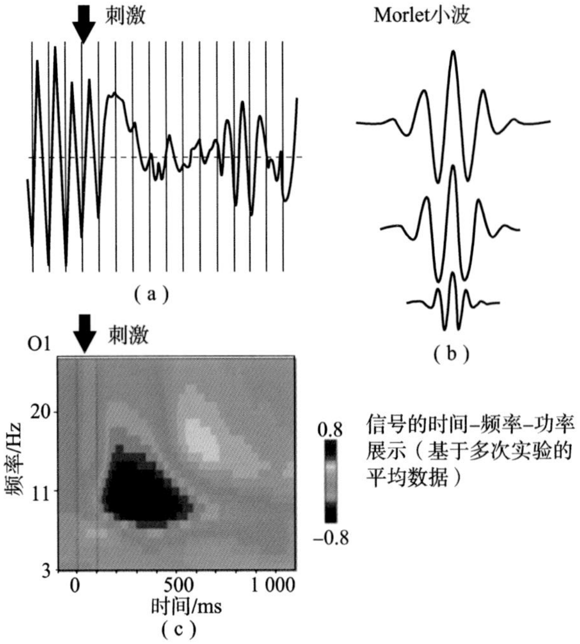

图 4－32　小波分析示意图

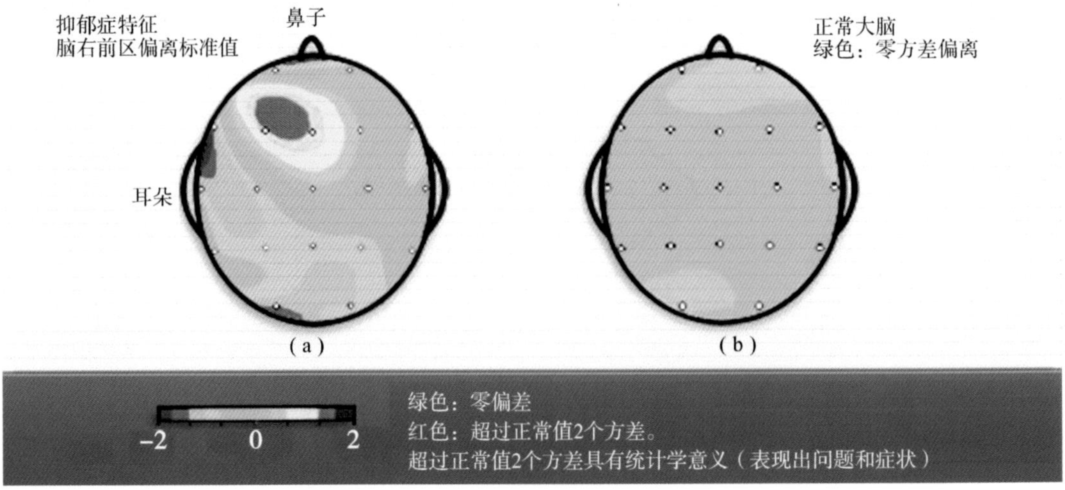

图 4－38　脑图

(a) 异常；(b) 正常

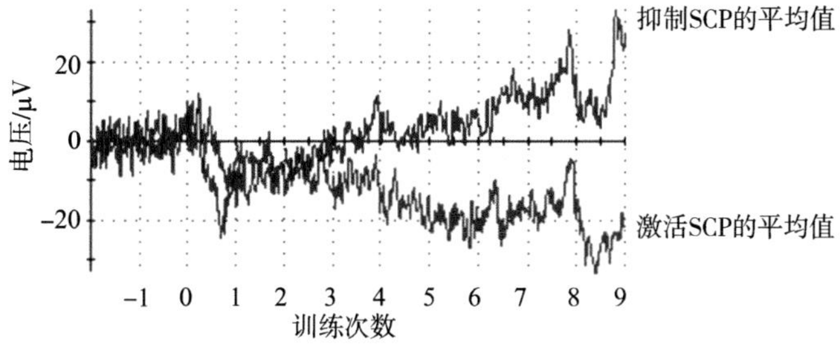

图 4－41　SCP 平均激活和抑制的示例

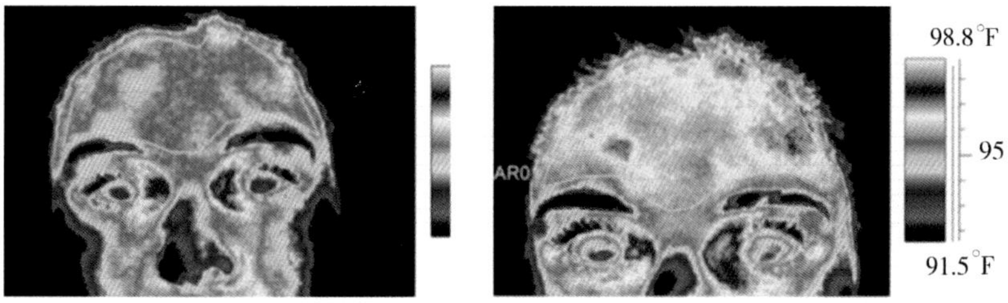

（a）　　　　　　　　　　　　　　（b）

图 5－10　HEG 训练前、后红外图像对比

（a）训练前；（b）20 次 HEG 训练后

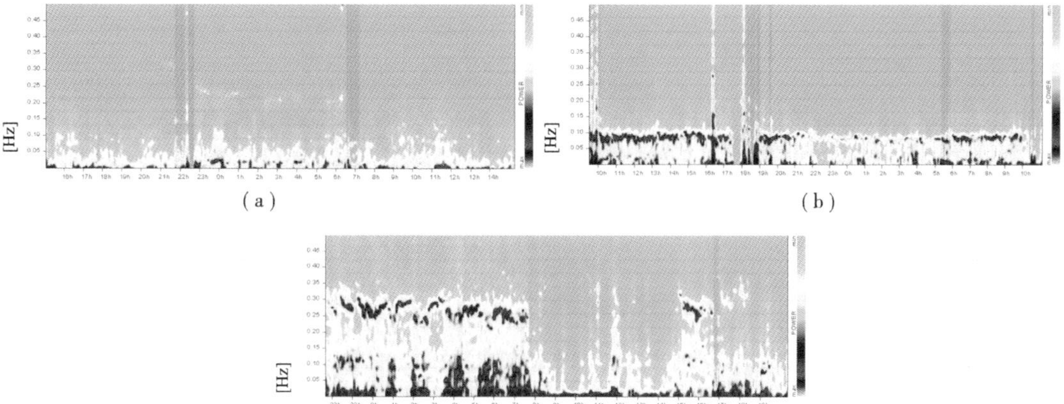

图 6－4　不同个体 24h HRV 频谱图

（引自：**IMSB Austria，Olympic Center Suedstadt**）

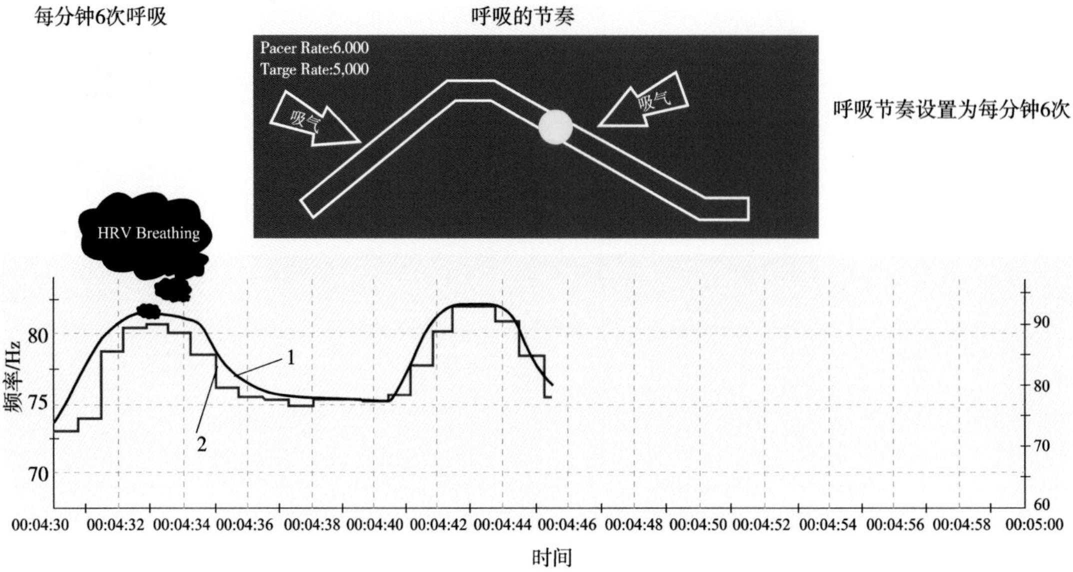

图 6-5　呼吸和 HRV 的共振

1—心率；2—实际呼吸的节奏（由呼吸带测量）

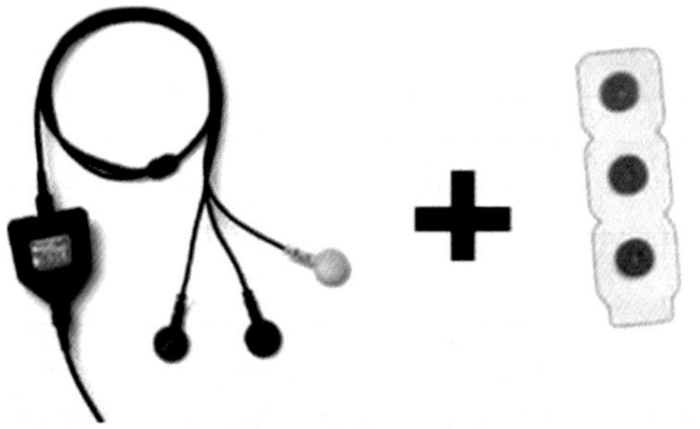

图 7-2　电缆连接器和电极

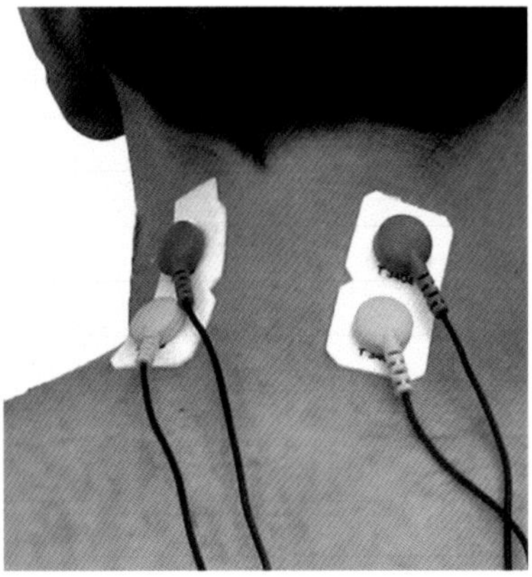

图 7-3　有源电极的位置

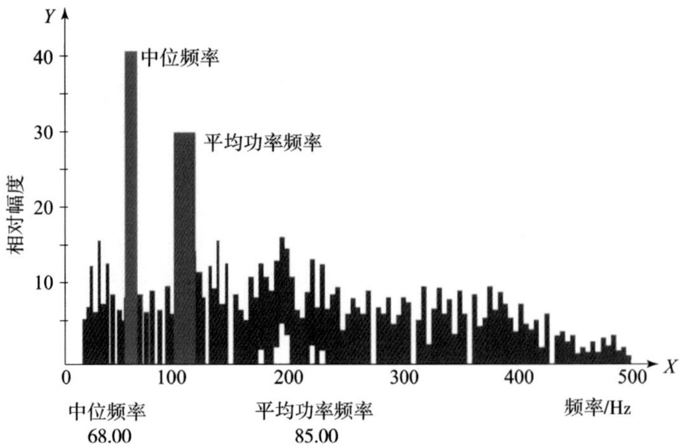

图 7-10　肌电的频域信息

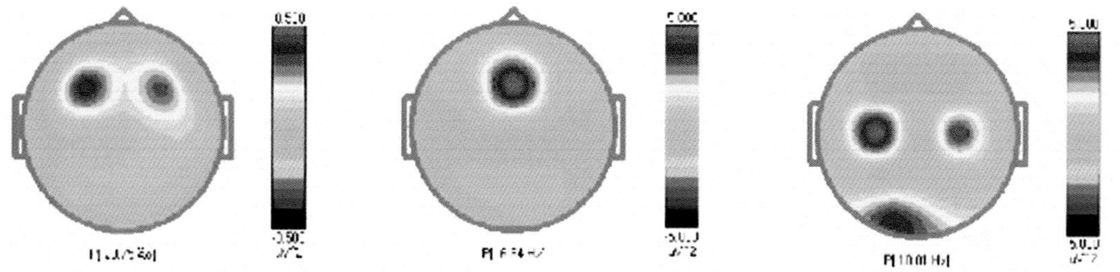

脑前区过多的β波（高频范围） 脑前中线过多的θ波（低频范围） 运动感觉统合过多的α波（α波未在期望的区域出现）

（a） （b） （c）

图 9－2　ADHD 的三种不同类型

（引自：Family Counseling，San Diego EMDR）

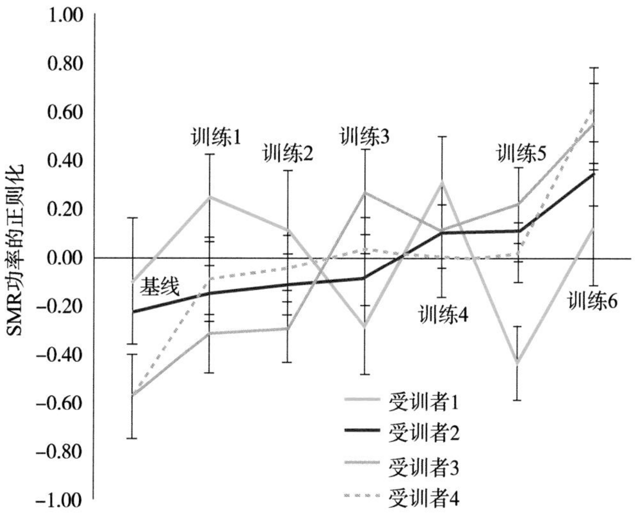

图 9－3　不同受训者在同一次训练单元中增强 SMR 训练的学习曲线

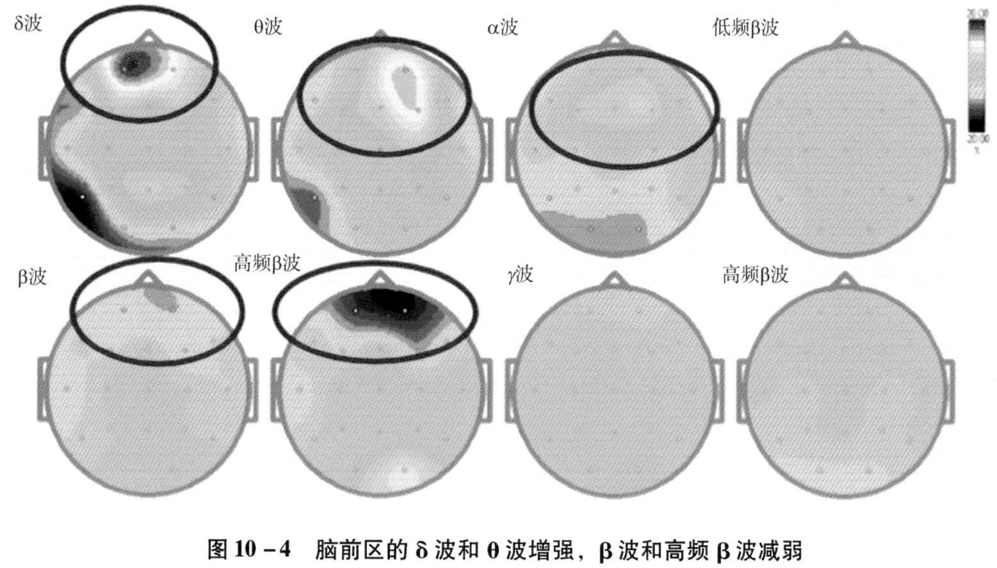

图 10－4　脑前区的 δ 波和 θ 波增强，β 波和高频 β 波减弱

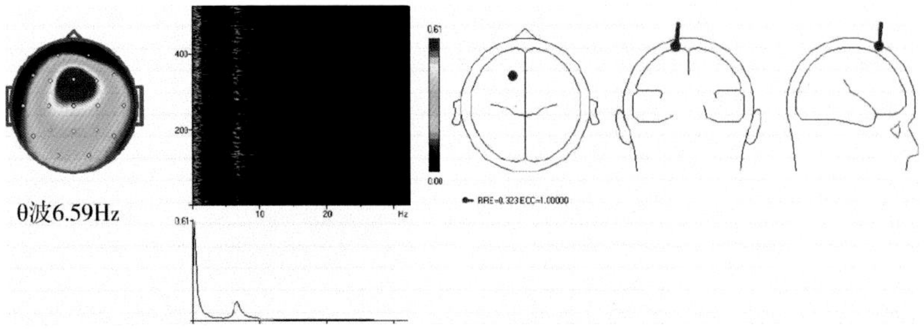

图 10－5　脑前区中间位置 θ 波增强

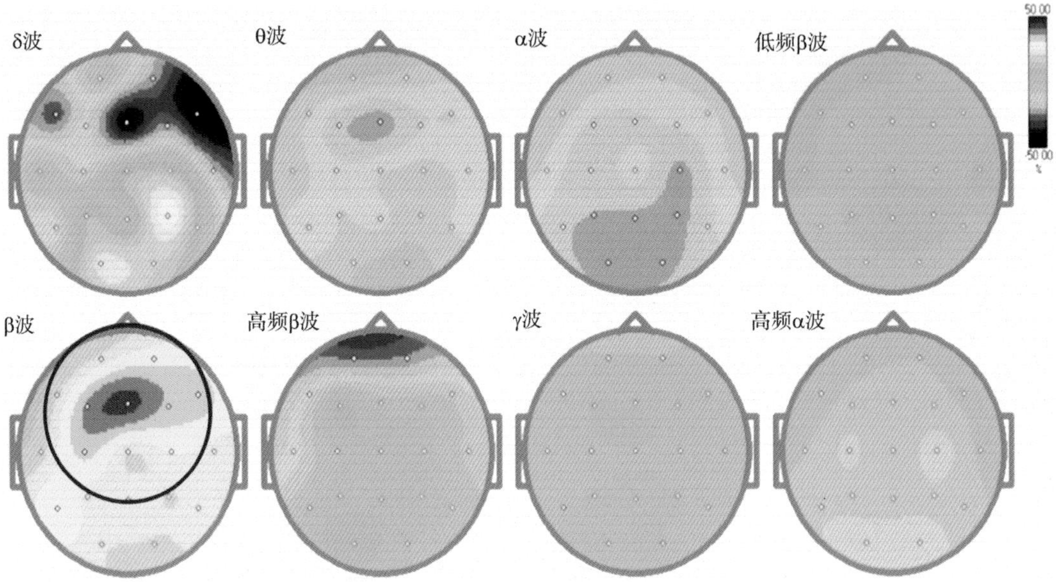

图 10－6　过度兴奋的大脑皮层

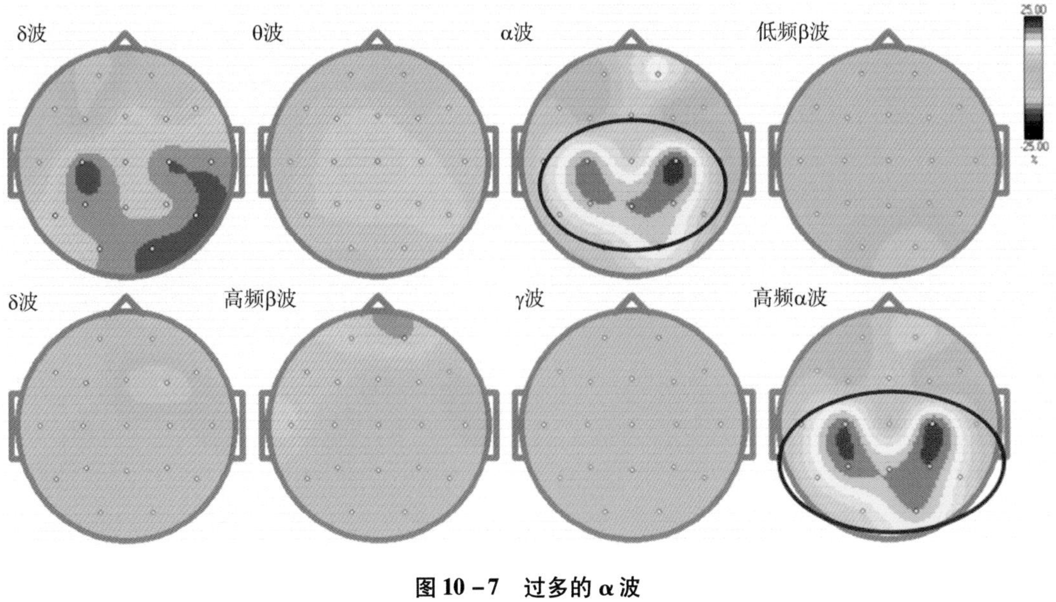

图 10－7　过多的 α 波

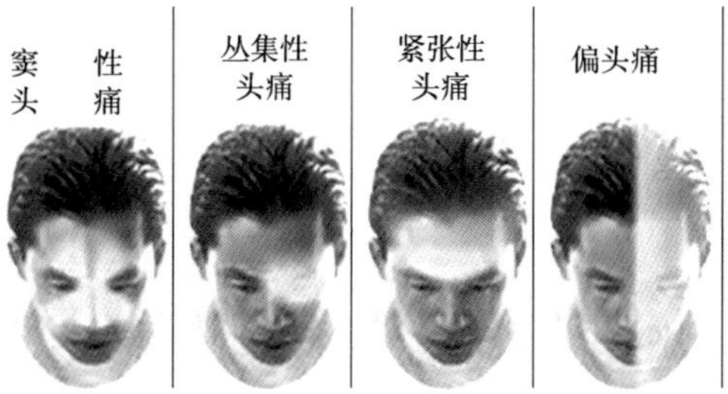

图 13 - 1　不同头痛的疼痛位置

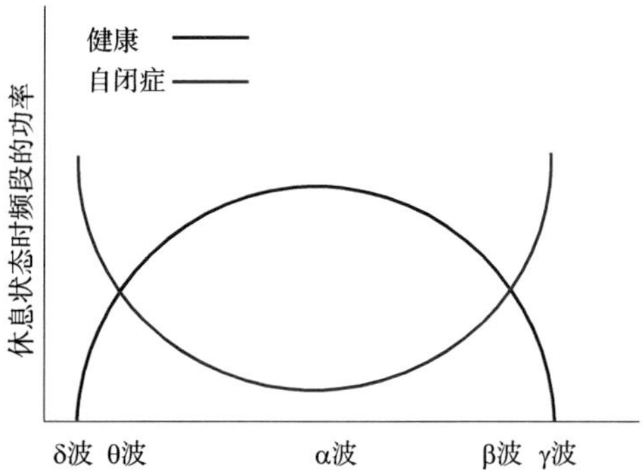

图 14 - 3　静息态时 EEG 自闭症谱系和正常群体的示意性说明

（源自：**Resting state EEG abnormalities in autism spectrum disorders**，

2013. 09. 16 发表于 **Journal of Neurodevelopmental Disorders**）

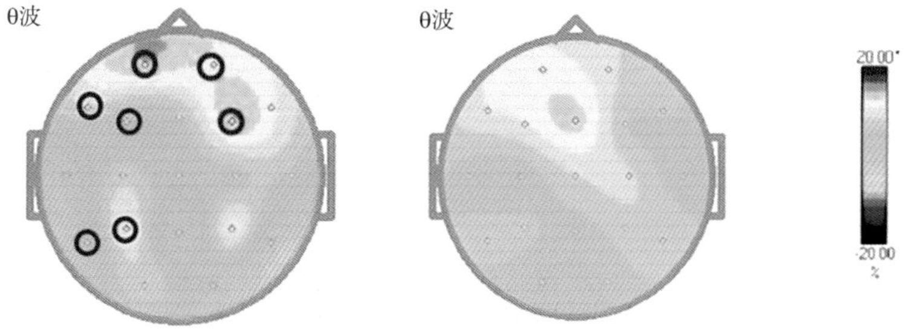

治疗前θ波(4~8Hz)功率分布图
(a)

治疗13h后θ波功率分布图
(b)

图 15 - 3　训练位置和训练前后 θ 波对比

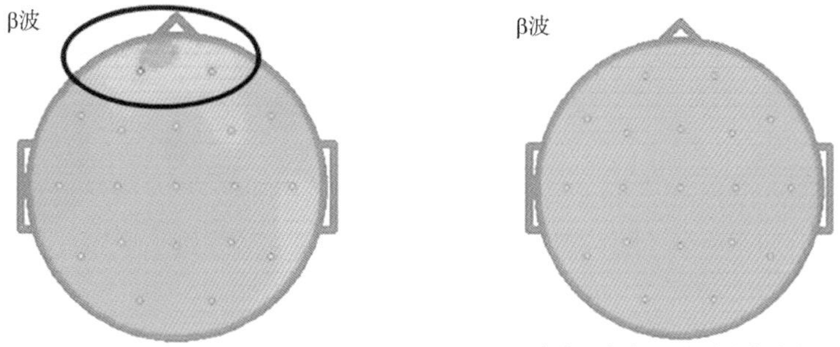

治疗前β波(15~18Hz)功率分布图
(a)

治疗13个疗程后β波功率分布图
(b)

图 15 - 4　训练前后 β 波的变化

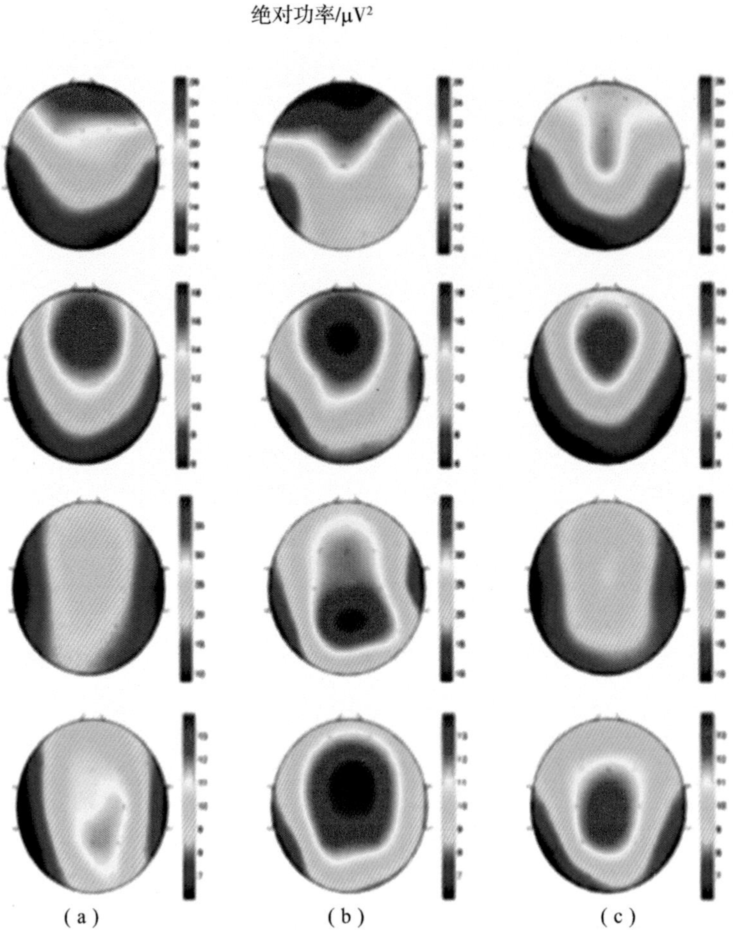

图 17－4　网瘾、酗酒和健康群体在激活状态下的脑电波比较

（a）网瘾组；（b）酒精滥用组；（c）健康组

（引自：奥地利维也纳的心理科诊所，Diana Siedek）

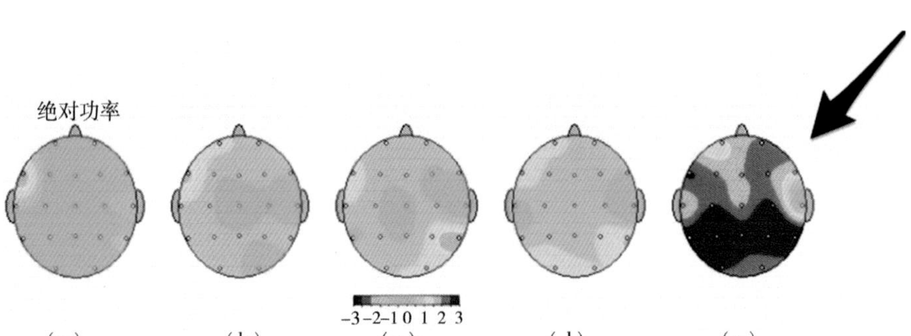

图 18－2　通过 qEEG 选择药物

（a）δ 波；（b）θ 波；（c）α 波；（d）β 波；（e）高频 β 波